U0825447

高等职业教育食品营养与健康专业教材

食品毒理学基础与实训教程

金　刚　主编

中国轻工业出版社

图书在版编目（CIP）数据

食品毒理学基础与实训教程 / 金刚主编. —北京：中国轻工业出版社，2024.1
ISBN 978-7-5019-7423-8

Ⅰ.①食… Ⅱ.①金… Ⅲ.①食品—毒理学—高等学校：技术学校—教材 Ⅳ.①R994.4

中国版本图书馆 CIP 数据核字(2009)第 221191 号

责任编辑：张　靓　　责任终审：滕炎福　　封面设计：锋尚设计
版式设计：王培燕　　责任校对：晋　洁　　责任监印：张　可

出版发行：中国轻工业出版社（北京鲁谷东街 5 号，邮编：100040）
印　　刷：北京君升印刷有限公司
经　　销：各地新华书店
版　　次：2024 年 1 月第 1 版第 9 次印刷
开　　本：720×1000　1/16　　印张：17
字　　数：342 千字
书　　号：ISBN 978-7-5019-7423-8　　定价：36.00 元
邮购电话：010-85119873
发行电话：010-85119832　010-85119912
网　　址：http://www.chlip.com.cn
Email：club@chlip.com.cn
如发现图书残缺请与我社邮购联系调换
232057J2C109ZBW

前　言

食品毒理学是保障人类食品安全和身体健康的重要科学，越来越多的高职院校食品专业开设了相关内容的教学。遗憾的是，目前还没有一本适合高职教学模式的食品毒理学教材。根据高职教育特色和高职学生的知识基础背景，为了在较短学时（50~60学时）内，掌握食品毒理学基础知识和开展实验操作训练，我们编写了这本《食品毒理学基础与实训教程》。高职院校学生学习食品毒理学的最终目的应该在于应用，即能够对食品（尤其是新型保健食品）的毒理学安全性进行评价。所以，我们安排了较多的实训内容。这应该算是本教材的特色吧。涉及法规与标准的毒理学内容因有专门课程介绍，本书省略之。

本书的主要内容包括毒理学基本概念（第一章）、毒物的体内过程（第二章）、食品中的毒物及毒作用（第三章）、保健食品安全性毒理学评价（第四章）、转基因食品的安全性毒理学评价（第五章）、食品安全风险分析及毒理学评价（第六章）、基本技能训练（第七章）、专项技术操作训练（第八章）和综合实训（第九章）。

参与本书编写的教师有：深圳职业技术学院金刚和马立农、辽宁农业职业技术学院张广燕、江苏食品职业技术学院焦宇知、内蒙古农业大学职业技术学院刘敏和天津开发区职业技术学院金鹏。

本书在编写过程中得到了广东韶关学院彭珊珊教授的热情帮助和大力支持，特在此表示衷心感谢！

由于编者水平有限，加上是第一次编写高职毒理学教材，不当和错误之处还望使用者批评指示。来函请发 Email：jg6501@yahoo.com.cn。

编者

目　　录

第一章　毒理学基本概念

【教学目的与要求】

1. 掌握毒物、毒性、毒作用、靶器官等概念及剂量–反应关系曲线；

2. 掌握致死剂量、阈剂量、最大无作用剂量和毒作用带四种表示毒性的常用指标；

3. 了解损害与非损害作用、毒效应谱、生物学标志；

4. 了解食品中有毒残留物的安全限量的几种表示方式。

第一节　毒物、毒性和毒作用

一、毒　物

（一）毒物定义

在一定条件下，一定量的某一物质，经过一定的途径进入机体以后，在组织器官内发生化学或物理化学的作用，引起机体机能性或器质性的病理变化，甚至造成死亡，此种物质便称毒物。毒物与非毒物之间并无绝对的界限，条件不同、剂量不同，二者之间常常可以相互转化。譬如，食盐是不是毒物？回答这个问题关键是看剂量，适宜剂量的食盐为人体每日所必需，但过量食入即为毒物，如食盐摄入剂量超过 1g/kg 体重可致中毒。蛇毒是不是毒物？这与接触途径有关，众所周知，毒蛇咬人致命是由于蛇毒经伤口而入，也就是说蛇毒若经伤口接触则为毒物，但若经口饮下则不会中毒（除非消化道有损伤）。

（二）毒物分类

1. 按毒物的毒性作用分类

可分为腐蚀毒，如强酸、强碱及酚类等；实质毒，如砷、汞重金属毒；酶系毒，如有机磷农药、氰化物等；血液毒，如一氧化碳、亚硝酸盐及某些蛇毒等；神经毒，如醇类、麻醉药、安定催眠药等。

2. 按毒物的化学性质分类

可分为挥发性毒物，如氰化物、醇、酚类等；非挥发性毒物，如巴比妥催眠药、生物碱、吗啡等；金属毒，如砷、汞、钡、铬、锌等；阴离子毒物，如强酸、强碱、亚硝酸盐等；其他毒物，如箭毒碱、一氧化碳、硫化氢等。

3. 按毒物的应用范围分类

可分为工业性毒物、农业性毒物、生物性毒物、药物性毒物、军事性毒物等。

二、毒　　性

（一）毒性定义

毒性是指外源化学物质与机体接触或进入体内的易感部位后，能引起损害作用的相对能力。也可简述为，毒性是外源化学物在一定条件下损伤生物体的能力。外源化学物对机体的损害能力越大，则其毒性就越高。

毒性与剂量、接触途径、接触期限等许多因素有密切关系。评价外源化学物的毒性，不能仅以急性毒性高低来表示，有一些外源化学物的急性毒性是属于低毒或微毒，但却有致癌性，如 $NaNO_2$；有些外源化学物的急性毒性与慢性毒性完全不同，如苯的急性毒性表现为中枢神经系统的抑制，但其慢性毒性却表现为对造血系统的严重抑制。

（二）毒性分级

衡量毒物毒性大小的指标是剂量。某物质引起动物机体中毒反应的剂量愈小，说明其毒性愈大；反之，则说明其毒性愈小。

为了比较各种化学物质的毒性强弱，可根据动物一次经口（或经皮肤、呼吸道等）的半数致死量的大小，而分成若干个级别，即为毒性分级。目前全世界尚缺乏统一的毒性分级标准，较多引用的是美国环境保护局所制定的标准和世界卫生组织（WHO）对农药危害性建议标准（表 1－1 和表 1－2）。

表 1－1　化学物质的急性毒性分级

毒性分级	大鼠一次经口 LD_{50}/（mg/kg）	兔涂皮染毒 LD_{50}/（mg/kg）	对人可能致死量	
			g/kg	总量（按 60kg 体重）
剧毒	< 1	< 5	< 0.05	0.1
高毒	1～50	5～44	0.05～0.5	3～30
中等毒	50～500	44～350	0.5～5	30～250
低毒	500～5000	350～2180	5～15	250～1000
微毒	>5000	>2180	> 15	> 1000

表 1－2　世界卫生组织（WHO）对农药危害性分级建议标准

危害性分级	大鼠经口 LD_{50}/（g/kg）		大鼠经皮 LD_{50}/（g/kg）	
	固体	液体	固体	液体
Ⅰ a 极度危害性	≤5	≤20	≤10	≤40
Ⅰ b 高度危害性	5～50	20～200	10～100	40～400
Ⅱ 中度危害性	50～500	200～2000	100～1000	400～4000
Ⅱ 轻度危害性	> 500	> 2000	> 1000	> 4000

三、毒 作 用

毒作用，又称毒性效应，是指毒物对动物机体产生的生物学损害作用。两种或两种以上的毒物同时或先后作用于机体，二者之间可以相互加强或减弱其毒性作用，这种现象称联合毒性作用。食品工业中常有此种情况，如在一个食品体系中常常可能同时使用几种添加剂的情况等，各添加剂之间可能会产生一些毒性联合作用。

（一）毒作用的特点

按照化学物毒作用的特点常分为速发作用与迟发作用、局部作用与全身作用，以及可逆作用与不可逆作用。

1. 速发作用与迟发作用

速发作用是指机体接触化学物后，在短时间内出现的毒性效应；迟发作用是指机体接触化学物后，经过一定时间间隔才表现出来的毒性效应。

2. 局部作用与全身作用

局部作用是指发生在化学物与机体接触部位的损害作用；全身作用是指化学物与机体接触后以一定途径被吸入体内，经血液循环到达体内其他组织器官引起的毒性效应。食品中的危害物一般引起的是全身效应。

3. 可逆作用与不可逆作用

可逆作用是指机体停止接触化学物后，所造成的损害作用可以消除；不可逆作用是指机体停止接触化学物后，所造成的损害作用不能消除，甚至损害作用进一步发展。

（二）毒作用的描述

一般以毒物引起机体产生的生物学效应或反应来描述毒作用。

1. 效应（effect）

效应指一定量的某一物质与机体接触后所引起的生物学变化，此种变化的程度可以用计量单位来表示。

如：机体接触毒物后单位容积血液中红细胞数、白细胞数变化了 x 个/mm^3（个/μL），血糖变化了 $x$mg/100mL，某种酶变化了 x 单位等。

2. 反应（response）

反应指一定剂量的某一物质与机体接触后呈现某种效应程度的个体数在该群体中所占的比率，一般以% 表示。

如：某食物中毒，吃该食物的 100 人中，80 人出现呕吐、腹泻，5 人中毒死亡，则该食物中毒的中毒发生率为 80%，死亡率为 5%。此百分率即为反应。

效应与反应的区别为：效应是对个体而言；而反应则涉及群体。

3. 毒效应谱（spectrum of toxic effect）

机体接触外源化学物后可引起多种生物学变化，称为毒效应谱。

（三）联合毒性作用的五种情况

1. 相加作用

两种或两种以上的毒物作用于机体，对机体产生的总效应等于各毒物单独效应之和，这种情况称为相加作用（即 1 + 1 = 2）。

2. 协同作用

两种或两种以上的毒物作用于机体，其产生的总效应大于各个毒物单独效应之和，这种情况称为协同作用（即 1 + 1 > 2）。

3. 拮抗作用

两种或两种以上的毒物作用于机体，二者之间的毒性可以相互削弱，使其对机体产生的总效应小于各毒物单独效应之和，这种情况称为拮抗作用（即 1 + 1 < 2）。

4. 独立作用

两种或两种以上的毒物作用于机体，由于各自毒作用的受体、部位、靶器官不同，且所引起的生物学效应亦不相互干扰，各自表现各自的毒性效应，这种情况称为独立作用。

5. 加强作用

一种化学物对某器官或系统并无毒性，但与另一种化学物同时暴露时使其毒性效应增强，这种情况称为加强作用。

四、损害与非损害作用

毒理学评价实际上就是常常要区分或者判断外源化合物对机体产生的作用为损害作用还是非损害作用。外源化合物的损害作用是毒理学研究的主要对象。

（一）非损害作用

外源化合物对机体产生的作用如果属于非损害作用，应具有以下特点：① 不引起机体的机能形态、生长发育和寿命的改变；② 不引起机体某种功能容量的降低；③ 不引起机体对额外应激代偿能力的损伤；④ 当机体停止接触该种外源化合物之后，机体维持内稳态的能力不应有所降低，机体对外界其他不利因素影响的易感性也不应增高。外源化合物对机体产生的作用如果属于以上情况，即认为属非损害作用。在非损害作用中，机体所发生的一切生物学变化应在机体的代偿能力范围之内。

（二）损害作用

损害作用与非损害作用相反，应具有以下特点：① 机体的正常形态、生长发育过程受到严重影响，寿命亦缩短；② 机体的功能容量或对额外应激状态的代偿能力降低；③ 机体维持内稳态的能力下降；④ 机体对其他某些不利环境因素影响的易感性增高。

应该指出，损害作用与非损害作用都属于外源化合物在机体内引起的生物学效应，而在生物学效应中，有些可能是代偿性的，有些可能是损害性的，生物学效应量的变化往往引起质的变化，所以损害作用与非损害作用具有一定的相对意义。此外，确定损害作用与非损害作用的观察指标也在不断地发展。

（三）损害作用和非损害作用的确定

损害作用和非损害作用的确定，往往涉及机体许多指标的正常值范围，有时需要对正常值进行测定。在实际工作中，按目前认识水平，认为“健康”或“正常”的个体，对其进行某项观察指标测定，以其平均值 ±2 个标准差作为正常值范围。分析时可采用统计学方法，确定此项指标变化是否偏离正常值范围，凡某种观察指标符合下列情况之一者，即可认为已偏离正常值范围，属于损害作用。

（1）与对照组相比，具有统计学显著性差异（即 $p<0.05$），并且其数值不在正常值范围内，则属于损害作用。

（2）与对照组相比，具有统计学显著性差异（即 $p<0.05$），而其数值却在一般公认的“正常值”范围内，但如在停止接触此物质后，此种差异仍然持续一段时间，则属于损害作用。

（3）与对照组相比，具有统计学显著性差异（即 $p<0.05$），而其数值却在一般公认的“正常值”范围内，但如机体处于功能或生物学应激状态下，此种差异更为明显，则属于损害作用。

五、靶　器　官

毒物进入机体后，可随血液循环分布到全身组织器官，但并不是对每一个器官都产生毒性作用，而往往只作用于一个或几个组织器官。毒物吸收进入体内以后直接选择性发挥毒性作用的组织器官称为毒作用的靶器官（target organ）。许多有毒化学物质都有自己特定的靶器官，也有一些化学物可作用于多个靶器官，或多个化学物作用于同一个靶器官的情况，这主要与化合物的化学结构和性质有关。

化学物之所以作用于特定靶器官原因是多方面的，如化学物本身的结构与性质、机体对化学物的代谢转化、组织器官的结构与生理功能、组织器官上的特殊受体等，都是毒物选择性作用的原因。

六、生物标志物

生物标志物（biomarker，biological marker）是指各种环境（化学的、物理的和生物学的）因子对生物机体作用所引起的机体组织器官、细胞、亚细胞水平的生理、生化、免疫和遗传等任何可测定观测值的改变，也包括通过生物学屏障进入体内的化学物质或其代谢产物的可监测指标。生物标志物可分为暴露生物标志物、效应生物标志物和易感生物标志物三类。

1. 暴露生物标志物（biomarkers of exposure）

暴露生物标志物是指各种组织、体液或排泄物中存在的外源化学物质及其代谢产物，或它们与体内靶分子或细胞相互作用的产物。可提供有关化学物质暴露的信息。

暴露生物标志物又分为体内剂量标志物和生物效应剂量标志物。体内剂量标志物可反映机体中特定化学物质及其代谢产物的含量，即内剂量或靶剂量。如检测人体中某毒物的含量可以准确判断其机体暴露水平。生物效应剂量标志物可以反映化学物质及其代谢产物与某些组织细胞或靶分子相互作用所形成的加合物含量，如致癌物与 DNA 形成的加合物，以及一些毒物与蛋白质形成的加合物等。这种加（结）合物的形成往往预示着毒性效应的开始，是外源物质的生物有效剂量，其含量则决定了毒性效应的强度。

2. 效应生物标志物（biomarker of effect）

效应生物标志物是指在一定的暴露物作用下，机体产生的相应可测出的生理、生化、行为等方面的异常或病理组织学方面的改变。可以反映与不同靶剂量的化学物质或其代谢产物有关的对健康有害效应的信息。

效应生物学标志物包括早期效应生物学标志、结构与功能改变效应生物学标志及疾病效应生物学标志。早期效应生物学标志物主要反映化学物与机体作用以后在分子水平产生的改变，其中分子生物标志物则侧重研究外来因子与机体细胞，特别是生物大分子（核酸、蛋白质）相互作用所引起的生物体分子水平上的改变。如某些酶的活性改变、特殊蛋白质的形成、代谢酶的诱导、其他生化物质含量的改变，基因的损伤、癌基因的激活或失活等。结构与功能改变效应生物标志物反映的是化学物质造成的组织器官功能失调或形态学改变。疾病效应生物标志物是从暴露到疾病整个过程中的最后一组标志物，这一标志物与机体亚临床或临床症状的出现密切相关，是机体疾病的反映。

3. 易感生物标志物（biomarker of susceptibility）

易感生物标志物是反映机体对化学物质毒作用敏感程度的信息。这种易感性的差异与多种因素有关，其中遗传因素十分重要。如某些疾病高发人群与相关基因多态性或某些遗传缺陷有关。易感生物标志物主要用于某些疾病易感人群的筛选与监测。

生物标志物的可测量变化是信息实体，具有一定的标识作用，代表着外源物从暴露到疾病连续过程各阶段中的每个不可分割的信号，是阐明毒物接触与健康损害关系的一种重要工具。

第二节 剂量-反应（效应）关系

一、剂 量

剂量是决定外源化合物对机体损害作用的重要因素。剂量的概念较为广泛，可包括以下几种。

1. 接触剂量（exposure dose）

接触剂量又称外剂量，是指外源化学物与机体（如人、指示生物、生态系统）的接触剂量，可以是单次接触或某浓度下一定时间的持续接触。

2. 吸收剂量（absorbed dose）

吸收剂量又称内剂量，是指外源化学物穿过一种或多种生物屏障，吸收进入体内的剂量。

3. 到达剂量（delivered dose）

到达剂量又称靶剂量或生物有效剂量，是指吸收后到达靶器官（如组织、细胞）的外源化学物和/或其代谢产物的剂量。

由于内剂量不易测定，所以一般剂量的概念指给予机体化学物质的数量或被吸入体内的数量或在体液或组织中的浓度。一般多指进入机体的数量。剂量通常采用每千克体重摄取的质量（mg/kg）来表示。

二、剂量－反应（效应）关系的概念及意义

（一）剂量－反应（效应）关系的概念

1. 剂量－反应关系（dose－response relationship）

剂量－反应关系表示一种化学物的剂量与其在某一群体中引起某种反应强度的关系。

2. 剂量－效应关系（dose－effect relationship ）

剂量－效应关系表示一种化学物的剂量与其在某一个体所呈现的效应之间的关系。

（二）分析剂量－反应（效应）关系的意义

如果某种受试物在某试验动物上出现某种损害作用，并且有剂量－反应关系或剂量－效应关系，说明此种损害作用肯定是该受试物所致。否则，就不能肯定这种损害作用是何种有害因素引起。

三、剂量－反应（效应）关系曲线

剂量－效应关系和剂量－反应关系都可以用曲线表示，即以表示效应强度的计量单位或表示反应的百分率或比值为纵坐标，以剂量为横坐标，绘制散点图，可得出一条曲线，此即为剂量－效应或剂量－反应关系曲线。

不同外源化合物在不同具体条件下，所引起的效应或反应类型不同，即效应或反应与剂量的相关关系不同，可呈现不同类型的曲线。在一般情况下，剂量－效应或剂量－反应曲线有下列几种基本类型。

1. 直线型

效应或反应强度与剂量呈直线关系（图1－1）。随着剂量的增加，效应或反应的强度也随着增加，呈正比关系。此种直线关系在整体动物试验中较少出现，仅在某些体外试验中并且在一定的剂量范围内存在。

2. 抛物线型

剂量与效应或反应呈非线性关系，即随着剂量的增加，效应或反应的强度也随之增加，但最初增加急速，然后变为缓慢，以致曲线先陡峭，然后平缓，呈抛物线型（图1－2）。此曲线类似于数学上的对数曲线，故也称为对数曲线关系。

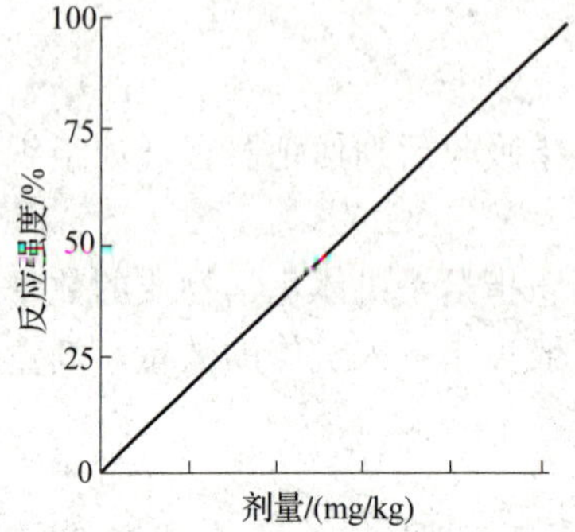

图1－1　直线型

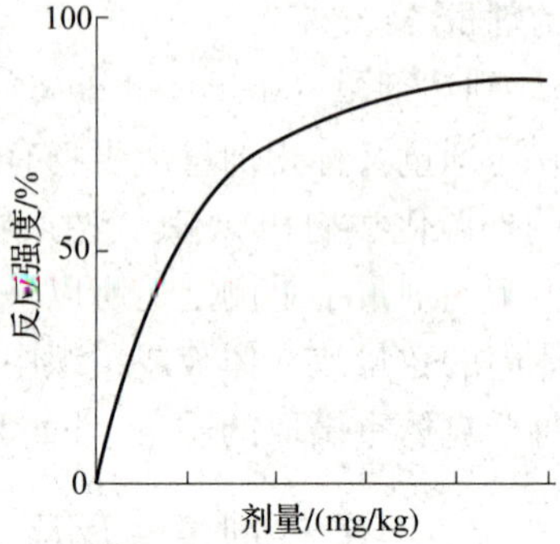

图1－2　抛物线型

3. S形曲线

此种曲线的特点是在低剂量范围内，随着剂量增加，反应或效应强度增高较为缓慢，剂量较高时，反应或效应强度也随之急速增加，但当剂量继续增加时，反应或效应强度增高又趋向缓慢，即曲线开始平缓，继之陡峭，然后又趋平缓，呈不甚规则的S形。曲线的中间部分，即反应率为50%左右，斜率最大，剂量略有变动，效应或反应强度即有较大增减。此种曲线类型在剂量－反应关系中较为常见。

S形曲线又分为对称型和非对称型两种（图1－3）。当群体中的全部个体对某一化学物质的敏感性差异呈正态分布时，剂量与反应率之间的关系表现为对称S形曲线，对称S形曲线往往见于试验组数和每组动物数足够多时，在实际试验

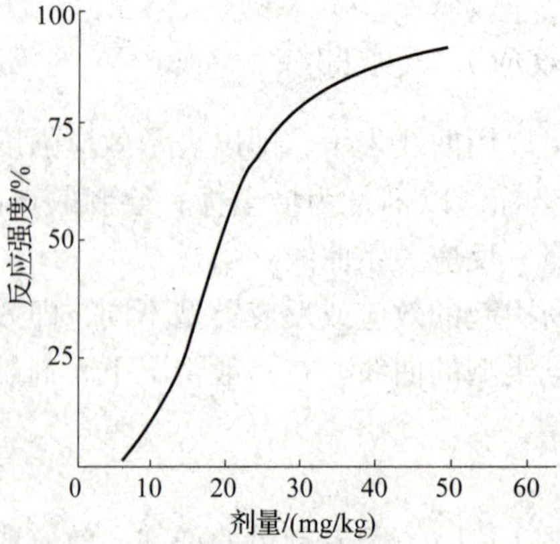

（1）非对称型

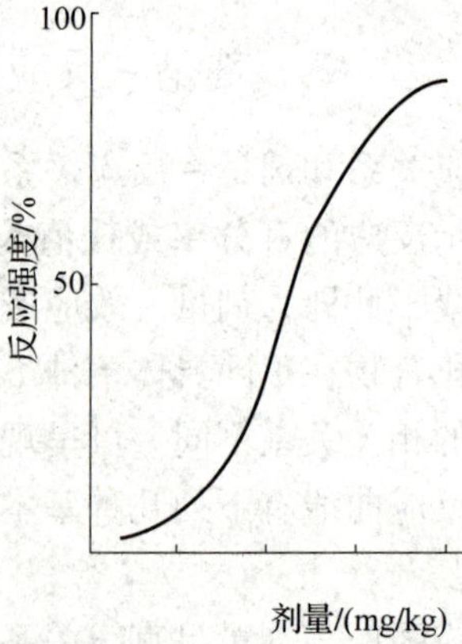

（2）对称型

图1－3　S形曲线型

中少见。非对称S形曲线两端不对称，一端较长，另一端较短，它表示随着剂量增加，反应率的变化呈偏态分布，由于实际试验中使用的试验组数和动物数有限，动物群体中存在个体差异，即常存在一些耐受性高的个体或耐受性低的个体，故实际试验中此型曲线较为常见。

第三节　表示毒性的常用指标

一、毒性指标

毒物毒性的大小主要取决于该毒物的化学结构和物理特性，同时还与机体接触毒物的剂量（即单位体重吸收毒物的质量，其单位为mg/kg）、接触方式（经呼吸道、皮肤、消化道）、接毒时间分布（一次或多次接毒）有关。当毒物进入机体的速度或数量超过机体对毒物的消除速度或数量时，毒物就会在机体内不断地积累，当积累毒物的剂量超过该物质的中毒阈剂量时，则造成中毒。为评价毒物毒性大小及潜在危险程度，通常选用如下毒性指标。

（一）致死剂量

致死剂量（LD，lethal dose或LC，lethal concentration）指引起实验动物死亡的剂量或浓度，用mg/L表示。

这一概念并没有明确一组实验动物中死亡动物数，即不能反映死亡程度。因此，致死剂量又具有下列不同概念。

1. 绝对致死剂量（LD_{100}，absolute lethal dose）

绝对致死剂量指引起全组实验动物全部死亡的最小剂量或浓度。

2. 半数致死剂量（LD_{50}，median lethal dose）

半数致死剂量指引起受试动物组中一半动物死亡的剂量或浓度，也称致死中量。LD_{50}的单位为mg/kg体重。LD_{50}数值越小，表示化合物毒性越强；反之，LD_{50}数值越大，则表明该化合物毒性越弱。

3. 最小致死剂量（MLD，minimal lethal dose）

最小致死剂量指引起实验动物组中个别动物死亡的剂量或浓度。

4. 最大耐受剂量（MTD，maximal tolerance dose）

最大耐受剂量指全组受试动物全部存活的最大剂量或浓度。

以上表示毒性大小的概念都是以某种剂量下动物的死或活来评定的，那么对将死而又未死的动物，虽然其中毒严重，甚至已濒临死亡，但试验结束时并未死亡，统计结果时就不能计入死亡。这就说明，上述指标只能反映某种剂量下引起动物死亡的情况，并不能反映中毒的程度。因此，又提出了以下指标。

（二）最大无作用剂量

最大无作用剂量（MNED或ED_0，maximal no - effect dose）是指受试物在一

定时间内，以一定的方式和途径与机体接触，根据现今的认识水平，用目前最灵敏的检测方法和观察指标，未检查出对动物造成血液性、化学性、临床或病理性改变等损害作用的最大剂量，即未能观察到对机体造成任何损害作用或使机体出现任何异常反应的最高剂量，也称为未观察到作用剂量或未观察到损害作用剂量，亦称最高无毒剂量。由于受现有的观察和分析水平及检查方法所限，绝对意义上的最大无作用剂量是不可能获得的，而按现有水平可最大限度地获得未观察到损害作用剂量，因此，本概念使用未观察到损害作用剂量较为准确。

未观察到损害作用剂量的确定系根据亚慢性毒性或慢性毒性试验而得，是评定外源化合物对机体损害作用的重要依据。常以此为基础制定某种外源化合物在食品中的每日允许摄入量和最高容许残留限量。

（三）最小有作用剂量

最小有作用剂量（MED，minimal effect dose）是指在一定时间内，一种外源化合物按一定方式或途径与机体接触，能使某项观察指标开始出现异常变化或使机体开始出现损害作用所需的最低剂量，也称最低观察到损害作用的剂量、最低毒剂量或阈剂量。MED 分为急性毒性阈剂量（Lim_{ac}，acute threshold dose）和慢性毒性阈剂量（Lim_{ch}，chronic threshold dose）两种。Lim_{ac} 为一次接触危害物产生急性毒作用的剂量阈限值；Lim_{ch} 为长期反复多次接触危害物产生慢性毒作用的剂量阈限值。

理论上，最大无作用剂量和最小有作用剂量应该相差极微，因为任何微小、甚至无限小的剂量增加，对机体损害作用理论上也应该有相应的增加。但由于对损害作用的观察指标受观测方法灵敏度的限制，可能检不出细微的变化。只有两种剂量的差别达到一定的程度，才能明显地观察到损害作用程度的不同。所以最大无作用剂量与最小有作用剂量之间仍然有一定的差距。

当外源化合物与机体接触的时间、方式、途径和观察指标发生改变时，最大无作用剂量和最小有作用剂量也将随之改变。不同的试验方法和观察指标可能得出不同的阈剂量值。所以表示一种外源化合物的最大无作用剂量和最小有作用剂量时，必须说明试验动物的物种品系、接触方式或途径、接触持续时间和观察指标。

二、毒性的敏感指标

在上述各指标中，LD 比较笼统，用它不能准确地说明一个化合物的毒性，故其不适合做毒性敏感指标。最小致死剂量 MLD 和绝对致死剂量 LD_{100} 由于受到动物群体中个体易感性的影响，个别个体耐受性可能很高，而有的个体耐受性又可能很低，所以 MLD 和 LD_{100} 常随实验动物的数量增减而变化。动物数增多时，可能会有更为敏感的或更具有耐受性的动物，则 MLD 会进一步下降，而 LD_{100} 会不断提高。所以用 MLD 和 LD_{100} 表示毒性，变动范围太大，既不敏感，也不集中。因此，一般也不用 MLD 和 LD_{100}作为毒性敏感指标。

从剂量-反应关系的曲线（图 1-4）可以看出，在曲线的中段，即在 50%死亡率附近，斜率最大，剂量的略微变动就可能引起动物死亡率（反应）的较大改变。也就是说，用 LD_{50}作为毒性指标最为敏感。因此，我们常以 LD_{50}值表示一个化合物的毒性大小，用于化学物急性毒性的分级。

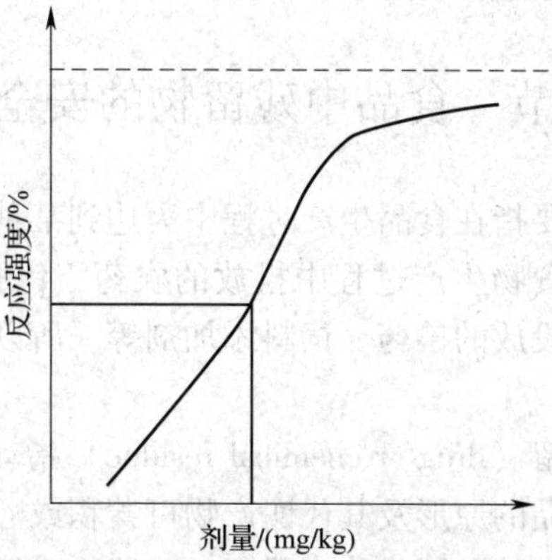

图 1-4　LD_{50}的测定：剂量-反应关系曲线

三、毒 作 用 带

LD_{50}是一个化合物的重要毒理学参数，可作为化合物急性毒性大小的敏感指标，但它只是一个统计量，是试验动物群体反应的一个点估计，只反映了一半动物死亡、一半动物存活的剂量点的临界值，是一个质反应指标，所以，仅以 LD_{50}还不能全面反映受试物的毒性特征。为了对此加以补充，提出了另一个毒理学参数，即毒作用带（toxicity effect zone），用它来描述化合物毒性危险性的大小。

毒作用带又分为急性毒作用带和慢性毒作用带。

1. 急性毒作用带

急性毒作用带（Zac，acute effect zone）一般是指化合物的毒性上限与毒性下限的比值，即指引起半数以上实验动物的死亡剂量与最低毒作用剂量之间的范围宽窄。毒性上限常以 LD_{50}代表，毒性下限 Lim_{ac}以急性毒性阈剂量代表。计算式为：

$$Zac = \frac{LD_{50}}{Lim_{ac}}$$

Zac 值的大小反映急性毒性阈剂量至 LD_{50}之间范围的宽窄。Zac 值越大，表明化合物引起急性毒性死亡的危险性越小；Zac 值越小，表明化合物引起急性毒性死亡的危险性越大。

2. 慢性毒作用带

慢性毒作用带（Zch，chronic toxicity effect zone）指从慢性毒性阈剂量 Lim_{ch}

到急性毒性阈剂量之间的距离，计算式为：

$$Zch = \frac{Lim_{ac}}{Lim_{ch}}$$

慢性毒作用带的宽窄反映的是产生慢性毒性作用危险性的大小。慢性毒作用带愈大，说明慢性中毒发展愈不易察觉，其危险性就越大；相反，慢性毒作用带愈小，说明慢性中毒的危险性就越小。

第四节　食品中残留物的安全限量

食品中的残留物主要指在食品生产过程中为达到某种生产目的人为投放的一些化学物质。如植物性食物生产过程中投放的农药、化肥、植物生长调节剂等；畜牧及水产养殖过程中投放的兽药、饲料添加剂等。所以食品中的残留物常称药物或化学物质残留。

药物或化学物质残留（drug or chemical residue）指动植物在应用药物或化学药品后，药物或化学药品的原形及其代谢产物可蓄积或贮留于动植物的组织器官内，这些在动植物组织中的贮留物称为残留、残留物或残毒。残留物的表示单位为 mg/kg 或 mg/L，μg/kg 或 μg/L。

食品中许多残留物是不可避免的，也就是说寻求获得绝对的无任何残留物的食品是不现实的，但将其控制在一定的安全限量范围以内是可以通过努力实现的。所以，研究和制定合理的安全限量具有重要的现实意义。安全限量也称为安全限值，常有以下几种概念。

一、每日允许摄入量

每日允许摄入量（ADI，acceptable daily intake）指人终生每日摄入某种化学物质，对健康没有任何可测知的不良影响的剂量。即对健康不引起任何可觉察有害作用的剂量。

ADI 的单位，常以 mg/(kg 体重 · d)表示。计算公式为：

$$ADI = \frac{NOAEL}{SC}$$

式中　NOAEL——未观察到损害作用剂量

SC——安全系数，也可写作 SF

二、最高容许残留量

最高容许残留量（MRL，tolerance level or maximal residue limit）是指允许在食物表面或内部残留药物或化学物质的最高含量。具体来说，是指在屠宰或收获以及加工、贮存和销售等特定时期内，直到被人体消费时，食物中药物或化学物质残留的最高容许量或浓度。最高容许残留量根据 ADI 计算。

$$MRL=\frac{ADI[mg/(kg\text{体重}\cdot d)]\times bw(kg)}{\text{人每日食物摄入量}(kg)\times\text{食物系数}(\%)}$$

三、暂行容许量

暂行容许量（temporary to tolerance）是指在一定时期内有效的容许量，在掌握了新的资料以后再行修正。美国食品和药物管理局（FDA）、EPA和美国农业部（USDA）常称暂行容许量为“行政容许量”或“临时容许量”。

在美国，FDA和EPA负责确定动物饲料和人食物中各种残留危害物的MRL。FDA专管食品；EPA主管杀虫剂、杀真菌剂、化学药品对环境的污染及其残留的MRL。USDA必须执行由FDA及EPA规定的有关食物中MRL标准。

四、参考残留限量

参考残留限量（guide - line level）是指在ADI及MRL尚未确定之前，而“暂行容许量”又被取消之后，提出的一个参考性残留量标准，以供有关机构工作中参考。

五、无关残留量

无关残留量（extraneous residue limits）是指在粮食及动物性食品生产过程中，并非由于消灭病虫害、控制疾病或改善生产性能而人为施加的某种药物或化学药品残留，而是一些无关因素，直接或间接地造成了食品中一些无法避免的化学物质残留，此残留的最高限量便称无关残留量。

无关因素主要包括一些偶然因素，或其他一些不确定因素。例如，在动物产品加工、包装、贮存过程中，无意带入饲料或食品中的一些外源化学物质；环境污染所造成的污染物在农产品中的残留。这些都不是人为施药而引起的，所以称无关因素。

六、阈　限　值

阈限值（TLV，threshold limit value）是美国政府工业卫生学委员会（ACGIH）推荐的生产车间空气中有害物质的职业接触安全限值。其定义为绝大多数工人每天反复接触该类物质不致引起损害作用的浓度。

七、参 考 剂 量

参考剂量（RfD，reference dose）是由EPA（美国环保署）提出的用于非致癌物的危险度评价的一个指标，是环境介质（空气、水、土、食品）中，外源化学物质的日平均接触剂量的估计值。人群在终生接触该剂量水平下，预期一生中发生非致癌或非致突变效应的危险度可降低至不能检出的程度。

RfD可根据试验中可获得的NOAEL和LOAEL两个具体参数值计算而来。

$$RfD = NOAEL（或 LOAEL）/SF \times MF$$

式中 NOAEL——未观察到损害作用剂量

LOAEL——最低观察到损害作用剂量

SF——安全系数

MF——修正系数

SF（safety factor）为安全系数，是根据毒理学试验所得的未观察到损害作用剂量（NOAEL）提出安全限值时，为解决由动物试验资料外推至人的不确定因素及人群毒性资料本身所包含的不确定因素而设置的转换系数。这些不确定因素是由实验动物和人的种间差异和人群间的个体差异所致。上述两方面的差异值来源于毒代动力学与毒效应动力学的资料。国际规章机构承认非致癌物的100倍安全系数。采用100倍安全系数的依据是，人对各种有毒有害物质的敏感性一般要比最敏感的动物还要敏感10倍，而实验动物种内个体差异又约10倍，所以，对非致癌物安全限值计算中就使用了100倍安全系数。为了确保安全，慎重起见，致癌、致畸物的安全系数制定得要大一些，根据不同情况有不同规定。

MF（modifying factor）为修正系数，是主要考虑研究的科学性以及各种未能包括的不确定因素。例如，有无作用机制方面的资料，受试物所致实验动物的损害作用是否与人类相似等。一般 $MF < 10$。当研究中的不确定因素可由SF予以充分估计时，MF取值为1。

【本章小结】

毒物是在一定条件下，一定量的某一物质，经过一定的途径进入机体以后，在组织器官内发生化学或物理化学的作用，引起机体机能性或器质性的病理变化，甚至造成死亡的物质。

毒性是指外源化学物质与机体接触或进入体内的易感部位后，能引起损害作用的相对能力。

毒作用是指毒物对动物有机体产生的生物学损害作用。两种或两种以上的毒物同时或先后作用于机体，二者之间可以相互加强或减弱其毒性作用，这种现象称联合毒性作用。

靶器官是毒物吸收进入体内以后直接选择性发挥毒性作用的组织器官。

生物标志物是指各种环境（化学的、物理的和生物学的）因子对生物机体作用所引起的机体组织器官、细胞、亚细胞水平的生理、生化、免疫和遗传等任何可测定观测值的改变，也包括通过生物学屏障进入体内的化学物质或其代谢产物的可监测指标。

剂量是决定外源化合物对机体损害作用的重要因素。包括接触剂量、吸收剂量、到达剂量。

剂量－反应关系表示一种化学物的剂量与其在某一群体中引起某种反应强度

的关系。

剂量－效应关系表示一种化学物的剂量与其在某一个体所呈现的效应之间的关系。

毒物毒性的大小主要取决于该毒物的化学结构和物理特性，同时还与机体接触毒物的剂量（即单位体重吸收毒物的质量，其单位为 mg/kg）、接触方式（经呼吸道、经皮肤、经消化道）、接毒时间分布（一次或多次接毒）有关。表示毒性的指标有：致死剂量、最大无作用剂量、最小有作用剂量、毒作用带。

食品中的残留物主要指在食品生产过程中为达到某种生产目的人为投放的一些化学物质。食品中许多残留物是不可避免的，也就是说寻求获得绝对的无任何残留物的食品是不现实的，但将其控制在一定的安全限量范围以内是通过努力可以实现的。可用每日允许摄入量、最高容许残留量、暂行容许量、参考残留限量、阈限值、参考剂量等来表示。

【练习题】

一、名词解释

毒物、毒性、毒作用、靶器官、最小致死量、半数致死量、每日允许摄入量

二、填空

1. 毒物的联合作用大致可分为相加作用、______、______、______和______。
2. 剂量－反应关系曲线中________类型较为常见。
3. 外源化学物进入机体后，对该外源化学物或其生物学后果的测定指标可分为________标志、________标志和________标志。
4. 表示毒性的最敏感指标是________。

三、判断题

1. 毒物与非毒物之间界限明显。（　　）
2. 某物质引起动物机体中毒反应的剂量愈小，说明其毒性愈小。（　　）
3. 一种有毒化合物作用于一个特定靶器官。（　　）
4. 最大耐受量指在一群个体中不引起死亡的最高剂量。（　　）
5. 剂量－反应关系与剂量－效应关系是同一个概念。（　　）

四、问答题

1. 表示毒性的常用指标有哪些？
2. 剂量－反应曲线是如何得到的？有哪几种类型？

第二章　毒物的体内过程

【教学目的与要求】

1. 了解毒物动力学的概念及意义；
2. 了解生物膜的结构和功能，掌握毒物跨膜运转的几种方式；
3. 掌握外源化学物在人体的吸收、分布、转化、排泄的过程。

第一节　毒物动力学

毒物进入人体后，分布在不同的部位，参与体内的代谢过程，发生转化，有些可解毒或排出体外，有些则在体内蓄积起来，久而久之，导致各种中毒症状。毒物进入人体后要经过吸收、分布、转化、排泄及蓄积等体内过程。

毒物动力学（toxicokinetics）以速率论的观点出发，用数学模型分析和研究化学毒物在体内吸收、分布、代谢和排泄的过程及其动力学的规律。毒物动力学研究能够为毒性试验的剂量设计、确定动物在受试物中的实际暴露水平、解释出现毒性的原因，以及将毒性资料从动物外推到人类等方面提供科学和定量的依据。毒物动力学研究的数学处理一般利用计算机程序，进行房室数、计算模型、权重和收敛精度选择，并输出各种参数和作图。

一、经典毒物动力学

经典毒物动力学的基本原理是速率论和房室模型。房室模型（compartment model）是用来描述毒物在体内的分布情况，房室模型是假设机体像房室，毒物进入体内可分布于房室中，根据分布速率的快慢，可分为一室开放模型、二室开放模型或多室模型。通常将化学毒物内转运的速率过程分为一级、零级和非线性三种类型。

血浆毒物浓度随时间变化的动态过程可用时量关系来表示。在染毒后不同时间采血样，测定血毒物浓度，以血毒物浓度为纵坐标，时间为横坐标作图即为毒物浓度 - 时间曲线（concentration - time curve），简称时量曲线，通过曲线可定量的分析毒物在体内的动态变化。毒物在体内的吸收、分布、代谢及排泄过程是同时进行的。时量曲线实际上是吸收、分布速率和消除速率的代谢值。

非静脉染毒的时量曲线可分为三个期：潜伏期、持续期及残留期。潜伏期是染毒后到开始出现毒作用的一段时间，主要反应毒物的吸收和分布过程。静脉染毒时一般无潜伏期。持续期是指毒物维持有害浓度的时间，其长短与毒物的吸收及消除速率有关。残留期是指体内毒物已降到有害浓度以下，但尚未从体内完全消除的时间。残留期的长短与消除速率有关。残留期长反映毒物在体内贮存，多次反复染毒易引起蓄积中毒。

二、生理毒物动力学

生理毒物动力学模型是指一种比较符合毒物在体内动态变化的具体状况的模型。在该模型中，以"生理学室"分别代表与毒物体内分布有主要关系的单个或多个脏器、组织或体液。毒物以血液的传送为驱动力透过各种生物膜被送入某"生理学室"，而毒物离开该"生理学室"时可能发生的消除，则应以该"生理学室"的各种清除率进行描述（代谢清除率、排泄清除率）。根据质量平衡关系、按模型建立速度方程、对方程组进行求解、得出各个组织或器官的毒物浓度与时间的关系。采用这种方法，可基本明确阐述毒物在体内动态增加或减少的真实情况。

第二节　生物膜及毒物的跨膜转运

生物膜是组织细胞及细胞器等与周围环境进行物质交换的界面。它保证了内、外环境中物质选择性地摄入和排出，维持了组织细胞乃至整个机体的正常生命活动。因此，在某种意义上它是机体的重要生物学屏障。外源化学物在机体内的吸收、分布、再分布及排泄，都需要通过生物膜，即都存在着跨膜过程。

一、生物膜的结构与功能

生物膜是细胞膜及细胞器膜的总称。如细胞膜、线粒体膜、核膜，以及胸膜、腹膜、消化道黏膜。它主要是以类脂质组成的液晶态的双分子层脂膜为基本骨架，其中镶嵌着具有许多重要功能的蛋白质分子。这些蛋白质分子，有的贯穿整个脂膜，有的镶嵌在脂膜的内侧和外侧。它们分别具有酶、泵、受体、载体或离子通道等功能，其外侧还附着有树枝状的具有受点及信息识别等作用的糖链。膜上还有贯通膜内外的亲水性孔道，称为膜孔。生物膜选择性地使膜内外的物质通过（图 2 –1）。

二、毒物的跨膜转运

毒物透过生物膜的过程称为毒物的跨膜转运。跨膜转运根据其是否耗能，是否能逆浓度梯度，可分为被动转运和主动转运两种方式。

（一）被动转运

外源化学物只能从浓度高的一侧到浓度低的一侧，转运速度与膜两侧的浓

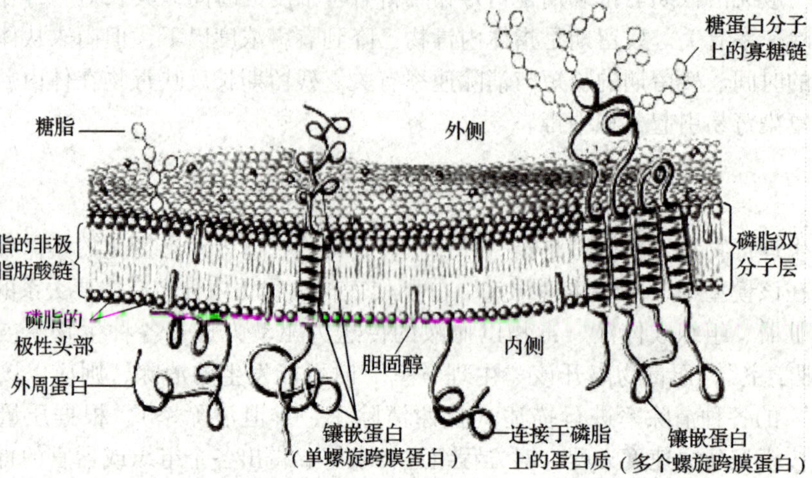

图 2－1 生物膜分子结构示意图

度差呈正相关，膜两侧浓度相等时，不再转运，这种不消耗膜上能量的顺差转运，称为被动转运（passive transport）。它包括简单扩散、膜孔扩散和易化扩散。

1. 简单扩散

简单扩散指外源化合物从生物膜的高浓度侧向低浓度侧扩散的过程。简单扩散过程中，化学物以其可以溶于脂的特性溶解于液晶态的类脂质层中，再到达膜的对侧，化学物不与膜起化学反应，也不消耗膜上的能量。这是脂溶性化学物透过生物膜的主要形式。

2. 膜孔扩散

膜孔扩散指外源化合物透过生物膜上的亲水性孔道的过程。生物膜上具有一些亲水性孔道或间隙，这种孔道是由嵌入双分子脂质层中的蛋白质的亲水性氨基酸构成的，孔道中充满水分子，实际上也是通过膜孔滤过。不同部位的生物膜，膜孔大小亦不相同，一般哺乳动物细胞膜膜孔直径约为 0.4nm，肾小球内皮的约为 7～10nm。只有那些小分子的水溶性物质可依此跨膜。相对分子质量小于 100～200 的化合物一般可以通过直径为 0.4nm 的孔道。

3. 易化扩散

易化扩散指溶于脂质的外源化学物，利用载体由高浓度处向低浓度处移动的过程。例如，某些毒物很难溶于脂质，不能以简单扩散的方式跨膜，并且分子有效直径大，亦难以由膜孔透过，但是它可以与镶嵌于液晶态脂质膜上的蛋白质分子可逆性地结合，这些与蛋白质分子结合成的复合体浮动于液晶态脂膜层，通过翻转滚动至膜的对侧，然后把所结合的毒物释放，这种扩散称为易化扩散。生物膜上镶嵌的蛋白质分子起载体作用。

一些水溶性大分子物质如葡萄糖、氨基酸和核苷酸等都可以易化扩散的方式跨膜转运（由胃肠道→血液，由血液→中枢神经系统，由血浆→红细胞）。

（二）主动转运

主动转运（active transport）是指在消耗生物膜上能量的条件下，将某种化学物分子逆浓度梯度转运的过程。主要有以下两种方式。

1. 膜泵转运

镶嵌在液晶态类脂质层的某些具有载体功能的蛋白质分子，在消耗生物膜上的能量的条件下，能把大分子的水溶性毒物等化学物，逆浓度梯度跨膜转运，这些膜上的蛋白质分子被形象地称为膜泵，而把这种转运方式称为膜泵转运。膜泵具有高度的选择性，仅能转运那些与膜泵有亲和力的物质。中枢神经系统的生物膜上有转运有机酸和有机碱的两种转运系统，均位于脉络膜丛，能将有机酸和有机碱从脑脊液中转运出来。肝脏除了有机酸和有机碱转运系统外，还有排泄铅、镉、锰、砷等重金属和类金属的转运系统。因此，胆汁中这些物质的浓度大大高于血浆浓度。肾脏中也有有机酸和有机碱转运系统。许多水溶性大分子毒物等化学物、离子和极性物质都可以通过这种方式转运。膜泵转运的速率与膜泵数目及膜上储存的能量多少有关，两种物质都由同一膜泵转运时有竞争性，与膜泵亲和力强者，首先被转运。

2. 胞饮与胞吐

胞饮作用是细胞对外来大颗粒、大分子物质、微生物和细胞碎片等，通过细胞表面凹陷，将它们包围并摄入胞内的过程。多数人的肠黏膜上皮细胞可以吸收微量未消化的全蛋白，还可以吸收镉、铅、汞等金属离子。婴幼儿的肠黏膜上皮细胞的胞饮作用更为显著，可以吸收母乳中的免疫球蛋白。胞吐与胞饮正好相反，如突触末梢中的递质释放入突触间隙等。

毒物以各种方式跨膜的过程中，生物膜对于毒物的跨膜具有阻滞的屏障作用，但同时毒物对生物膜的结构和功能也必然产生毒害作用，即膜毒性。

第三节 毒物的吸收

毒物通过染毒部位进入血液循环的过程，称为毒物的吸收。污染食物的毒物，主要是随食品经消化道吸收，其他途径也可以吸收少量，如皮肤、呼吸道等，这仅发生在与被污染食品直接接触的时候，如加工和食用过程等。

一、消化道吸收

消化道各部位是指组成消化道的各个器官，如口腔、食道、胃、小肠以至直肠等。

1. 口腔和食道

口腔和食道的吸收作用甚微，主要是以被动转运的形式吸收少量小分子物质及脂溶性物质，如甲醇、乙醇、脂溶性毒物等。

2. 胃

胃的吸收能力也很低，仅可吸收少量小分子物质。因是偏酸性环境，一些弱酸性物质可被吸收。吸收入血液中的弱碱性毒物可以随胃液分泌进入胃中。

3. 小肠

小肠的许多结构特点，决定了它在吸收中的重要地位。它的长度长，如人的小肠全长约5 ~6m，毒物在其中停留的时间也相当长，这就保证了充分的吸收时间。小肠黏膜有许多皱褶和绒毛，其黏膜表面积是肠腔面积的200 倍，人的约达 $300m^2$，这又构成了广大的吸收面积。小肠前端呈偏酸性，后部呈偏碱性，因此，绝大多数毒物都可在小肠以主动或被动转运的方式被吸收，吸收的数量也很大，是消化道中吸收毒物的最主要部位。

4. 大肠

虽然大肠的长度和吸收面积也相当可观，也有一定的吸收作用，但由于处于消化道后部，毒物经过前部消化道的吸收，至大肠，毒物的相对含量已很低，加之大肠本身的组织结构特点，主要是吸收水分和一些水溶性物质等，其吸收毒物的量要比小肠少。

另外，消化道对毒物的吸收程度要受毒物溶解度、胃肠道的 pH、胃肠内容物、胃肠蠕动状态等因素的影响。

二、呼吸系统吸收

呼吸系统包括呼吸道（鼻腔、咽、喉、气管、支气管）和肺，其共同特点是壁薄，面积大，湿润，有丰富的毛细血管分布。所以气体、挥发性液体的蒸气和细小的气溶胶在肺部吸收完全。在加工和食用食品时，其中污染的具有挥发性的毒物，如沙林毒剂和一些有害的赋香剂等，可随吸入的空气流动，在呼吸道黏膜或在肺泡进行气体交换时，进入血液循环而被吸收。其吸收量取决于毒物的挥发度和机体呼吸的深度和频率。肺泡中的吞噬细胞对随气流进入肺泡的外源性微粒物质可以通过胞饮的方式吸收。食品中所污染的毒物由呼吸系统吸收量很少，在食品毒理学中是个不太重要的吸收途径。

三、皮 肤 吸 收

皮肤的表面是角质层及表面被覆的类脂质薄膜，既可以延缓水和电解质类透入，又可防止角质层下各层和全身水分过度地向外渗出，使其他正常组织能与周围环境维持动态平衡以及防止大多数毒物的侵袭。因此，皮肤是机体抵御外界生物性、机械性、物理性和化学性刺激的第一道防线，对机体的健康有重要的屏障作用。但有不少化合物可以通过皮肤吸收，其数量足以引起全身毒性作用。例如，四氯化碳即可通过皮肤吸收而引起肝损害；还有不少农药，如某些有机磷农药可经皮肤吸收，引起中毒以及死亡。因此，皮肤也有一定的渗透能力和吸收作用，其中毛孔是重要的吸收门户，由毛孔经过角质层、毛囊孔、毛囊，再通过皮脂腺及毛囊壁进入真皮内，再由真皮向四周渗布。通过皮肤吸收的主要是脂溶性物质、酚类化合物等毒物，如芥子气、沙林、路易氏毒气及许多农药等，在皮肤干裂时则更易被吸收，食品直接与皮肤接触的机会比较少，这也不是一个主要吸收途径。

但对于长期从事食品加工的人员和那些爱吃“抓饭”的少数民族来说，也是不容忽视的。

四、其他吸收途径

在毒理学试验中，除了上述吸收途径外，还要根据试验设计要求采用其他吸收途径。如经胎盘吸收、红细胞吸收、各种注射途径等的吸收。

第四节　毒物的分布

毒物的分布是指被吸收的毒物经血液循环分散到全身各组织细胞的过程。毒物被吸收后在各组织器官的分布是不均匀的，一般组织血流量大者，分布得较为迅速，因此，血流量大的器官就有可能含有较多的转移毒物，血液在肝、肾、肌肉、脑和皮肤等组织和器官中最多。一般来说，毒物在这些器官中分布就较多。但在其他组织如肾上腺和甲状腺，虽然血流总体积小，但对其相对组织重量而言，血流量较大，因而，这些器官也有较高的毒物浓度。此外，影响毒物分布的因素主要还有以下六种。

一、脂 肪 贮 库

机体内脂肪组织总量很大，脂溶性毒物能大量地贮存于其中，在此并不产生毒效应，故称为脂肪贮库。脂肪贮库的贮存量有一定限度，一旦达到饱和，那些脂溶性毒物就要分布于作用部位。因此，脂肪贮库在某种意义上说，是脂溶性毒物对机体产生毒害作用的一个缓冲区。这也是较肥胖的人脂溶性物质中毒时，症状比较缓和的重要原因。但是脂肪贮库中的毒物，将随外周游离态毒物量的减少而逐渐释放出来，到达作用部位，显示其毒性作用。这也是较肥胖的人脂溶性物质中毒后，中毒症状持续时间较长的原因。

二、蛋 白 贮 库

吸收入血液中的毒物以游离型和结合型两种形式存在：

$$游离型 \rightleftharpoons 结合型$$

结合型主要是与血浆中的某种成分结合而成。结合型分子较大，不易透出毛细血管而循环于血液中，在其中也不显示毒性。这种结合是可逆的、暂时的结合，在一定条件下，可以打破这种动态平衡。这主要取决于其浓度，当血浆中游离型浓度高于结合型浓度时，该动态平衡主要向结合型方向移动，即游离型转化成结合型是主要的，相反，当血浆中游离型浓度低于结合型时，结合型就会重新解离成游离型。血浆中可以结合毒物的成分有一定限度，既有一定饱和度，也有选择性和竞争性，与其亲和力强者，首先被结合。结合型仅是毒物的一种暂时性贮存形式，并主要是与血浆蛋白结合，所以形象地称这种贮库为蛋白贮库。

三、在肝肾中分布

机体各种组织器官中，肝脏和肾脏与外源化学物的亲和力较强，许多外源化学物往往可在肝肾中浓集。肝和肾还可通过主动转运并利用某种结合力特别强的组织成分，借助置换将已与血浆蛋白结合的外源化学物转运至肝肾组织，并经肾脏排出体外，为肝、肾成为主要代谢和排泄器官创造条件，也有利于减少外源化学物对机体的损害作用。还应该强调说明的是，与组织细胞结合形成的外源化学物并非皆为惰性物质。例如，二氧化硫可与血红蛋白结合，使血红蛋白失去携带氧的功能，影响机体内氧的供应。

四、在骨骼中沉积

骨骼也是外源化学物沉积贮存的场所，骨骼是活性相对低的组织。铅、钡、锶、镭、铍等金属，甚至四环素等有机药物都能贮存在骨骼中。其中，较重要的有铅和锶。体内90%的铅可沉积在骨骼内。这种贮存的机制是由于细胞间液中的毒物与骨组织中的无机盐经磷灰盐结晶的互换吸附作用。由于其大小和电荷相同，F^-很容易取代OH^-，而钙可被铅和锶所取代。这些贮存在骨中的物质，可进行离子交换和骨中结晶物的溶解而释放出来。它们从骨中释放的速度非常缓慢，铅的生物半衰期约10年，而且不同部位也不一样，骨小梁最快，骨密质部很慢，骨膜则几乎不再释出。

一般认为，贮存沉积在骨骼中的外源化学物，例如铅对骨骼本身并无损害，但并非所有外源化学物都如此。骨骼中沉积的铅，虽为惰性状态，对骨骼并无直接损害，但在一定情况下，将重新转化成游离状态，进入血液循环，呈现毒性作用。在生理状态下，体液反应趋向于弱碱性，骨骼中的铅主要以磷酸三铅[$Pb_3(PO_4)_2$]形式存在。但当体液反应趋向酸性时，此物质具有高度水溶性，可随同血液到达身体其他组织并造成损害。体液的酸碱反应受很多因素的影响而变化，也可通过摄入呈酸性食品或呈碱性食品进行适当调节。蔬菜水果和乳类是呈碱性食品，其最终代谢产物呈碱性；而粮食、豆类和含蛋白质丰富的鱼、肉等为呈酸性食品。通过这些食品的调配可以适当控制调节体内的酸碱反应。借此可使机体的酸碱反应趋向于碱性，促进铅在骨骼中沉积；也可使其趋向酸性，增加铅的游离状态，易于由体内排出。镭在骨中可能以其放射性影响近旁的骨髓或其他器官；锶可诱发骨肉瘤。其他有毒金属在骨中不呈现毒性。被机体吸收的氟除3/4左右随同尿液排出体外，其余大部分将在骨骼及牙齿沉积，并可引起骨骼中钙磷代谢紊乱，造成骨骼氟损害。

五、再　分　布

贮库内的毒物，随着其他组织或作用部位游离型毒物的消除而游离出来，分布到其他组织或作用部位，这种机体内的毒物重新分布的动态平衡过程称为再分布。再分布的意义就在于毒物种类不同，达到新的动态平衡的时间也不同，这是决定毒物在机体内残存时间的重要因素之一。一般毒物在机体内残存时间愈长，对机体的损害就愈严重。

六、生物学屏障

生物学屏障是指机体内某些部位的组织结构比较特殊，仅允许某些物质出入其中。例如中枢的毛细血管壁不同于其他部位，它的管内皮的基底膜上紧密地贴附了一层胶质细胞（星状细胞），使内皮成为一层无孔道的连续薄膜，这就构成了所谓的血脑屏障。外源化学物和内源性物质，要进入脑组织，必须通过毛细血管的管内皮基底膜和胶质细胞两道“关卡”，脂溶性的或小分子的物质，易通过“关卡”进入其中，其他物质要通过“关卡”就比较困难，这可能就是为什么有些毒物对中枢神经有损害，而有的毒物就没有中枢神经毒性的原因之一。除了血脑屏障外，还有胎盘屏障、血眼屏障、胃肠屏障、皮肤屏障等，这些生物学屏障对机体及机体的某些紧要部位都有重要的保护作用。一般脂溶性强的毒物易逾越生物学屏障，例如脂溶性的甲基汞很容易进入脑组织，引起中枢神经系统中毒。动物初出生时，血脑屏障尚未完全建立，许多毒物对新生动物的中枢神经毒性比成年动物大。如铅会在初生大鼠引起一些脑病变，而在成年动物则不明显。

第五节　毒物的生物转化

吸收入机体的外源化学物，在排泄前由于机体内生物酶的作用，发生不同程度的化学结构的变化，称为生物转化（biotransformation）。

一、转 化 部 位

（一）肝脏

生物转化可以在全身各组织中进行。肝脏中存在着微粒体酶系统，它位于肝细胞光滑型内质网中，对机体的物质转化有着非常重要的作用。目前，已证实有300多种外源化学物可被该酶系统转化。肝脏是机体最重要的转化器官。

（二）其他

机体转化外源化学物的生物酶，除了微粒体酶系外，还有非微粒体酶，如醇脱氢酶、过氧化氢酶、醛氧化酶、黄嘌呤氧化酶、二胺氧化酶、谷胱甘肽等，主要分布于肺、肾、消化道、胎盘、肾上腺、心脏、脑、脾、胰、肌肉等组织中。

二、转化结果

（一）毒性降低

被机体吸收的外源性化学物经生物酶的作用，发生化学结构的变化。一般是把毒性较强的亲脂性化合物转化成毒性较低的亲水性化合物。亲水性化合物透过生物膜的能力较低，与脂肪、血浆或组织蛋白的结合力减弱，从而经肾小球滤过率增加，肾小管重吸收减少，便于从体内排出。

（二）毒性增强→毒性降低

一部分外源化学物经生物酶转化后，其毒性增强。这是其代谢产物显示的毒性。这可能是某些物质原来的分子结构或构型，不能有效地发挥其生物活性（或毒活性），经转化后其分子结构或构型发生变化，使其毒活性得以充分显示。也可能是其原分子结构或构型中的某些活性基团被某些化学基团遮掩，转化后该活性基团暴露，使其毒活性充分发挥。例如，大部分致癌物是前致癌物，没有致癌活性，在机体内被生物酶活化后，成为具有致癌活性的终致癌物。生物酶的活化作用，实质上是转化作用，即可使底物发生化学结构的变化。但是，毒活性增强是转化过程中显示的现象，是中间代谢产物所产生的，经进一步转化后的最终代谢产物，一般是毒性较低，或无害的物质，由机体排泄。

三、转化方式

机体对外源化学物的转化方式，主要是氧化、还原、水解和结合，无论何种方式，均需相应的生物酶参与。

（一）氧化反应

机体对外源化学物的氧化，根据反应中参与酶的特性可分为微粒体酶系的氧化和非微粒体酶系的氧化两种。微粒体是内质网在细胞匀浆过程中形成的碎片，并非独立的细胞器。内质网分粗面和滑面两种，因而形成的微粒体也有粗面和滑面两种，但都含有混合功能氧化酶，后者活力更强。

1. 微粒体酶系的氧化

在微粒体酶中主要是加氧酶类参加氧化，加氧酶类分为加双氧酶类和加单氧酶类。

加双氧酶类（dioxygenase）催化氧分子直接加到底物上，如：

$$R + O_2 \xrightarrow{\text{加双氧酶}} RO_2$$

加单氧酶（monooxygenase）又称为混合功能氧化酶、羟化酶系或细胞色素P450 酶系。在该酶的催化和还原型辅酶Ⅱ的参与下，把一个氧原子加到底物上，另一个氧原子被氢还原成水。P450 催化氧化反应的总反应为：

$$底物（RH）+O_2+NADPH+H^+ \longrightarrow 产物（ROH）+H_2O+NADP^+$$

混合功能氧化酶系活性很强，但专一性很低。凡是具有一定脂溶性的化学物，几乎都能在它的催化下被氧化。

2. 非微粒体酶系的氧化

非微粒体酶系氧化主要有线粒体氧化体系和过氧化物酶氧化体系。

（1）线粒体氧化体系　含脱氢酶类、递氢体及细胞色素，是体内生物氧化的重要场所。其特点是通过呼吸链、氧化与磷酸化的偶联作用和脱偶联作用，将底物脱下的成对氢原子（2H），由多种酶和辅酶所组成的连锁反应的逐步传递，使之最终与氧结合成水，并且在递氢过程中释放出能量。而微粒体酶系氧化不伴随释放能量。

（2）过氧化物酶氧化体系　不同于线粒体的氧化酶类，也是生物氧化的重要场所。肝、肾、嗜中性粒细胞和小肠黏膜细胞等都含有过氧化物酶体，过氧化物酶体中含有产生过氧化氢的氧化酶及分解利用过氧化氢的酶类。机体内的 L－氨基酸、D－氨基酸、黄嘌呤等在相应的氧化酶催化下氧化生成过氧化氢。过氧化氢在粒细胞和巨噬细胞中是杀死被吞噬细菌的重要物质。但过量的过氧化氢亦有一定的损害作用，如氧化具有特殊生理功能的巯基酶和蛋白质，使之失去活性，将生物膜磷脂分子中高度不饱和脂肪酸氧化成脂性过氧化物，使生物膜破损，是组织老化的重要因素。过氧化物酶氧化体系中的过氧化氢酶、过氧化酶及谷胱甘肽过氧化酶可以把过氧化氢及外源过氧化物氧化成无害或毒害较小的物质。如食品腐败产生的组胺、酪胺、尸胺等，均可在过氧化物酶催化下，被 H_2O_2 直接氧化成无害或毒害较小的物质；杀虫剂 DDT 在 DDT 脱氯化氢酶和谷胱甘肽氧化酶的催化下，被氧化成毒性较小的 DDE。

（二）还原反应

还原反应大多是在胞浆和肝微粒体中，由各种还原酶（如醇脱氢酶、醛脱氢酶、硝基还原酶、偶氮还原酶等）催化下进行的。如芳香族和偶氮类化合物，在硝基化物还原酶和偶氮还原酶作用下，被还原成胺类；DDT 经过还原性脱卤作用被还原成 DDD。

（三）水解反应

许多外源化学物（如酯类、酰胺类）的磷酸盐取代物极易水解。在机体内参与水解反应的主要是水解酶类，如脂肪酶、胃蛋白酶、淀粉酶、脂酶和酰胺酶等，在机体内不仅种类多，分布也广，不仅存在于胃肠细胞，肝、肾、血浆、神经等组织及细胞液中都有。在它的催化下，内源性和外源性的酯、酰胺等化学物被水解转化。如农药 1605 在假性胆碱酯酶催化下，被水解成二乙基硫酸和对硝基苯酚；含有酰胺基的乐果、敌敌畏、对氧磷等，被酰胺酶水解而解毒。也有水解后毒性更大者，如农药氟乙酰胺，经酰胺酶水解后生成毒性更强的氟乙酸。

（四）结合反应

结合反应是进入机体的外源化学物与其他内源化学物或基团在代谢过程中发

生的生物合成反应。参与生物合成的内源性化学物或基团主要是葡萄糖醛酸、硫酸、甘氨酸、甲基、谷胱甘肽等，由专一性强的各种转移酶催化。主要反应类型有以下几种。

（1）葡萄糖醛酸结合　葡萄糖醛酸结合是人和哺乳动物中最常见的结合方式。葡萄糖醛酸是糖类在体内的中间代谢产物，酚、醇、羧酸、磺胺、胺、硫醇等外源化学物，均可在葡萄糖醛酸转移酶催化下发生结合反应，如图2－2所示。结合后的产物，水溶性增强，便于排泄。因此，有人把葡萄糖醛酸称为可转运物质的载体。该结合反应主要在肝脏进行，肾脏、胃肠黏膜和皮肤中亦可进行。

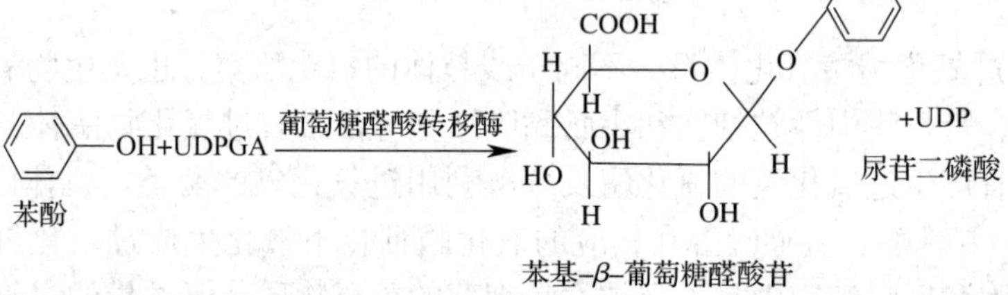

图2－2　结合反应

（2）硫酸结合　醇、酚、芳香胺等，均可在硫酸基转移酶催化下与硫酸结合生成硫酸结合物，硫酸来源于含硫氨基酸的代谢产物，此结合大多发生在肝脏、肾脏和胃肠组织中。一般情况下，结合后的产物较结合前毒性减弱或丧失。如雌酮硫酸化后其活性明显减弱。亦有毒性增强者，如2－乙酰氨基芴（AAF）结合后生成的2－乙酰氨基芴硫酸的致癌活性比前者强得多。生成的硫酸结合物主要经尿排泄。体内的内源性硫酸来源有限，易于耗竭，所以较葡萄糖醛酸结合要少得多。

（3）谷胱甘肽结合　卤化物、硝基化合物、环氧化物等在谷胱甘肽－*S*－转移酶催化下生成无毒活性的巯基尿酸，随尿排出。有致癌活性的环氧化物，经与谷胱甘肽结合后失去致癌活性。污染食品的多环芳香烃、农药六六六以及重金属毒物等均可由此解毒。

（4）乙酰基结合　乙酰辅酶A在*N*－乙酰基转移酶催化下，与胺、芳香胺、氨基化合物等结合，生成乙酰化物。此反应主要发生在肝脏、胃肠黏膜及乳腺等组织中，因为这些部位富含*N*－乙酰基转移酶。生成的乙酰化物较之结合前的化合物毒性降低或消失，最后经尿排出。但乙酰化物在酸性尿中易析出结晶，对尿道有损伤作用。各种食品色素还原后生成的衍生物，大多经乙酸化解毒。

（5）甲基结合　多元酚、硫醇、胺、*N*－杂环化合物等在甲基转移酶作用下甲基化，甲基化后毒性降低或消失。该反应在肝脏、肾脏、肺脏的细胞微粒体及心脏和脑组织中进行，所需的甲基由蛋氨酸经ATP活化后供给，这不是机体内结合解毒的主要方式。

（6）甘氨酸结合　羧酸类化合物等在辅酶 A 和消耗 ATP 的条件下，在甘氨酸酰基转移酶催化下进行。如：

$$\underset{\text{苯甲酸}}{C_6H_5COOH} + \underset{\text{甘氨酸}}{NH_2CH_2COOH} \xrightarrow{\text{甘氨酸酰基转移酶}} \underset{\text{马尿酸}}{C_6H_5CONHCH_2COOH} + H_2O$$

以上是外源化学物在机体内的四种主要转化方式。一般情况下，某些化学物仅需一种方式即可转化，有的则需要多种转化方式接续转化，不同的转化方式可先后进行。对于某种化学物来说，究竟应该如何转化，要具体问题具体分析，主要视其结构及理化特性，但最终都要转化成无毒的或者毒性较弱的、易从机体排出的物质。

四、影响生物转化的因素

生物转化无论何种转化方式，都必需有相应的生物酶参与，转化方可进行。在某些情况下（如结合方式转化）除了相应的生物酶之外，尚需内源性化学物或基团参与，有的转化需要消耗能量。此外，还需要一定的物理条件，如温度、pH 等。

（一）影响酶活性的因素

某些化学物可影响机体内同生物转化有关酶的活性，这种影响可分为两种：

1. 酶诱导

酶诱导是指一种外源化学物使某种生物酶活性增强或数量增加，从而促进另一种外源化学物的转化。如杀虫剂六六六使大鼠肝微粒体的联苯 - 2 - 羟化酶活性升高，该酶能催化多环胺的转化，从而使多环胺类的转化率升高。又如，苯巴比妥可诱导葡萄糖醛酸转移酶。苯巴比妥与 2 - 乙酰氨基芴同时使用，可减弱或降低后者的致癌性。

2. 酶抑制

酶抑制是指某一种外源化学物使另一种外源化学物的转化酶活性降低或生成减少，从而抑制了后一种化学物的转化。例如农药对氧磷能抑制羧酸酯酶的活性，该酶可催化马拉硫磷的水解，若两者同时使用，由于对氧磷的作用使马拉硫磷水解速度变慢，毒性增强。

（二）种属和个体差异的影响

生物进化过程中，由于特定的条件，铸成了生物种属、品系、性别、个体等差异性，除了酶活性不同之外，各个个体内酶的种类、数量以及体温、血液循环等也不尽相同，因此对外源化学物的转化方式和速度也不一样。如，鱼类缺乏氧化酶系，鸟类有必不可少的增加脂溶性物质极性的酶系，哺乳类新生儿肝微粒体酶系很弱，雄性个体中的雄激素可促进微粒体酶活性及葡萄糖醛酸与化学物的结合能力，雌性个体中雌激素的作用则相反。差异性在食品毒理学评价中有其重要的意义。如婴幼儿与成人肝微粒体氧化酶系的差异，就使婴幼儿食品卫生标准比成人严格。

（三）其他

由于机体内生物转化需要能量，有的还需要辅基和微量元素。因此，食物的状况和机体的营养状态对生物转化有一定的影响。如：Ca^{2+}、P^{3+}对细胞色素P450有一定影响，维生素C、维生素D、维生素A、维生素B_2都可促进化合物的转化。

第六节 毒物的排泄

毒物的排泄是指吸收的毒物及其代谢产物被机体消除的过程。毒物经过转化和排泄，使机体内毒物浓度降低的过程，则称为毒物的消除。经口摄入但未吸收的毒物随粪便排出体外。肾脏是毒物的主要排泄器官，肺、肠道、胆汁、乳腺、皮肤、汗腺及毛发亦可消除部分毒物。

一、肾脏排泄

毒物由肾随尿排泄时，由于尿液浓缩，其中毒物的浓度远远大于血中浓度，可刺激或损害泌尿系统。如重金属汞离子可致肾实质损伤，使肾小管、肾小球甚至间质发生水肿和炎性细胞浸润，大肠杆菌、链球菌等病原菌毒素引起肾炎等。当肾功能不佳时，可导致毒物在机体内蓄积，加大中毒的强度和速度。肾脏的三种功能与毒物的排泄有关。

1. 肾小球滤过

肾小球滤过属于膜孔扩散。因其膜孔大，除与大分子蛋白结合者之外，几乎所有的毒物（相对分子质量<2000）都能由此进入肾小管。毒物在肾小球滤液中的浓度，基本与肾小球滤过率成正比。

2. 肾小管分泌

某些毒物可通过肾小管分泌而排泄。这是通过肾小管生物膜上的膜泵转运的，其排泄速度很快。例如，对氨基马尿酸盐通过有机酸转运系统排泄，一些胺类（如儿茶酚胺、*N*-甲基烟酰胺等）通过有机酸转运系统排泄。如果两种毒物通过同一载体转运时，有竞争现象。这对制定食品卫生标准有重要意义。

3. 肾小管再吸收

通过滤过和分泌机制进入原尿中的毒物，并非全部排出体外，多数弱酸性及弱碱性毒物可通过简单扩散等转运机制，有一部分自尿中再吸收入血液。这种再吸收与尿液的pH有关，弱碱性毒物在弱酸性尿中因解离型多而不易被再吸收，易于排泄，这对中毒时的解毒有一定的价值。

二、肺的排泄

挥发性毒物，一般在吸收后，大部分在肺泡随气体交换排出体外。

三、胆 汁 排 泄

肝脏是机体的重要解毒器官，随食品摄入体内的有害物质，随门静脉至肝脏。有害物质及其代谢产物在肝脏中浓度很高，其中一部分可经主动或被动转运的方式至胆汁，由于胆汁浓缩，其中有害物质浓度很高，再随胆汁进入肠腔，其中一部分被再吸收入肝，进而进入胆汁。这种由肠入肝再入肠的周而复始的过程，称为肝肠循环。凡是能参与肝肠循环的物质，其生物半衰期较长。那些未被再吸收的毒物则随粪便排出体外。这也是机体排泄毒物的一个重要途径。

四、乳 腺 排 泄

乳腺排泄属于简单扩散。乳汁比血液偏酸性，那些弱碱性毒物易至乳汁中而污染乳汁及乳制品。

五、其他途径排泄

某些毒物还可以通过汗腺、唾液腺等排泄。那些富集于表皮细胞、肠黏膜及毛发中的毒物，可随这些组织的脱落而离开机体。

【本章小结】

毒物动力学从速率论的观点出发，用数学模型分析和研究化学毒物在体内吸收、分布、代谢和排泄的过程及其动力学的规律。毒物进入人体后要进行吸收、分布、转化、排泄及蓄积等体内过程。

跨膜转运是毒物透过生物膜的过程。跨膜转运可分为被动转运和主动转运两种方式。被动转运包括简单扩散、膜孔扩散、易化扩散；主动转运包括膜泵转运、胞饮与胞吐。

毒物的吸收是毒物通过染毒部位进入血液循环的过程。污染食物的毒物，主要是随食品经消化道吸收，其他途径也可以少量吸收，如皮肤、呼吸道等。

毒物的分布是指被吸收的毒物经血液循环分散到全身各组织细胞的过程。毒物被吸收后在各组织器官的分布是不均匀的，一般组织血流量大者，分布得较为迅速，因此，血流量大的器官就有可能含有较多的转移毒物，血液在肝、肾、肌肉、脑和皮肤等组织和器官中最多。

生物学屏障是指机体内某些部位的组织结构比较特殊，仅允许某些物质出入其中。

生物转化是吸收入机体的外源化学物，在排泄前由于机体内生物酶的作用，发生不同程度的化学结构的变化。转化部位主要在肝脏；转化结果使毒性降低或毒性增强→毒性降低；机体对外源化学物的转化方式，主要是氧化、还原、水解和结合，无论何种方式，均需相应的生物酶参与。

毒物的排泄是指吸收的毒物及其代谢产物被机体消除的过程。肾脏是毒物的主要排泄器官，肺、肠道、胆汁、乳腺、皮肤、汗腺及毛发亦可消除部分毒物。

【练习题】

一、填空

1. 跨膜转运根据其是否耗能，是否能逆浓度梯度，可分为＿＿＿＿＿＿和＿＿＿＿＿＿两种方式。

2. 简单扩散是＿＿＿＿＿＿＿＿＿＿＿＿＿＿＿＿＿＿＿＿。

3. 生物转运中，颗粒物和大分子常通过＿＿＿＿＿＿和＿＿＿＿＿＿方式进出细胞。

4. 外源化学物在人体内常以＿＿＿＿、＿＿＿＿、＿＿＿＿、＿＿＿＿作为贮存库。

5. 一般脂溶性高的毒物在体内停留时间＿＿＿＿＿＿，毒性＿＿＿＿＿＿。

6. 毒物的生物转化是＿＿＿＿＿＿＿＿＿＿＿＿＿＿。

7. 机体对外源化学物的转化方式，主要是＿＿＿、＿＿＿、＿＿＿和＿＿＿。

二、判断题

1. 毒物动力学以速率论的观点出发，用数学模型分析和研究化学毒物在体内吸收、分布和排泄的过程及其动力学的规律。(　　)

2. 膜孔扩散是外源化学物透过生物膜上的亲水性孔道的过程。(　　)

3. 外源化学物水解作用主要由酯酶、细胞色素 P450 酶、酰胺酶、肽酶催化。(　　)

4. 毒物进入机体的方式主要是扩散而不是主动运输。(　　)

5. 消化道的胃部是吸收毒物的主要部位。(　　)

6. 肾脏是毒物的主要排泄器官，肺、肠道、胆汁、乳腺、皮肤、汗腺及毛发亦可消除部分毒物。(　　)

三、问答题

1. 简述外源化学物的生物转运过程。

2. 影响外源化学物的生物转化的因素有哪些?

第三章　食品中的毒物及毒作用

【教学目的与要求】

1. 掌握食品中常见的生物毒素的种类；
2. 熟悉常见食物中毒的原因及其预防措施；
3. 掌握食物中常见的农药残毒和兽药残留的种类；
4. 了解重金属对食品的污染途径，掌握其毒理作用及机制；
5. 了解食品添加剂和食品包装材料对食品的危害，掌握其毒理作用；
6. 了解食品加工过程及由环境迁移进食物的有害物质，掌握其毒性。

第一节　食品中的生物毒素毒理

一、细 菌 毒 素

（一）肉毒毒素

1. 概述

在厌氧环境中，肉毒梭菌能分泌强烈的神经毒素——肉毒毒素，能引起特殊的神经中毒症状，致残率、病死率极高。肉毒毒素对酸的抵抗力特别强，胃酸溶液24h内不能将其破坏，故可被胃肠道吸收，损害身心健康。

肉毒毒素由胃肠道吸收后，经淋巴和血行扩散，作用于颅脑神经核和外周神经肌肉接头以及植物神经末梢，阻碍乙酰胆碱释放，影响神经冲动的传递，导致肌肉的松弛性麻痹。

肉毒杆菌的芽孢具有很高的耐热性，在100℃煮沸的情况下能存在数小时；然而，暴露在120℃湿热30min就能杀死其芽孢。在温度低至3℃的条件下，仍能产生毒素，例如在冰箱内，而且不需要严格的厌氧条件。而肉毒毒素却容易为加热所破坏，在80℃烹调食物30min就能避免肉毒毒素中毒。

家庭自制罐装食品是肉毒毒素中毒最常见的原因，但也有约占10%暴发流行是由市售品所引起的。蔬菜、鱼、水果和作料是最常见的载体，肉及肉制品、乳制品、家禽和其他食物也可成为感染载体。在由海产品引起的肉毒中毒暴发流行中，E型毒素约占50%，其余是由A型和B型毒素引起的。

食物源型肉毒中毒起病急骤，通常在摄入毒素后18～36h发生，但是其潜伏期可从4h到8d不等。恶心、呕吐、腹痛及腹泻常常先于神经症状发生。

神经症状特征呈双侧性和对称性，始于颅神经，继之发生下行性松弛或麻痹。常见的初始症状和体征有口干、复视、上睑下垂、眼的调节作用丧失，瞳孔对光反射减弱或完全丧失；可出现延髓麻痹症状（例如构语障碍、吞咽困难、发音困难、面无表情）；吞咽困难会导致吸入性肺炎；四肢、躯干的肌肉和呼吸肌呈下行性进行性无力；无感觉功能障碍，神志通常保持清醒；不发热，脉搏正常或缓慢，除非同时并发感染。血、尿、脑脊液的常规检查常属正常。在神经损害出现后常有便秘。主要的并发症是由膈肌麻痹所致的呼吸衰竭和肺部感染。

2．肉毒中毒的防治

正确地灌装食品以及在食用前充分加热家制的罐装食品是必需的。一旦发现罐装食品腐败或罐子隆起、渗漏即应弃去。不满 12 个月的婴儿不应喂以蜂蜜，因为蜂蜜中可能含有肉毒梭菌的芽孢。

对于接触或怀疑接触过污染食物的任何人，必须严密观察。通过活性炭的胃肠灌洗会有帮助。肉毒中毒的患者呼吸道反射减弱，所以活性炭应通过胃管给予，并且呼吸道应用气管内套管保护。对于工作中接触肉毒杆菌或其毒素的工作人员，用类毒素主动免疫是有效的。

对生命威胁最大的是呼吸功能的损害及其并发症。患者都应该住院治疗，并严密监护，进行系列肺活量的测定。进行性麻痹使患者在肺活量下降时并不表现呼吸窘迫的可视体征。呼吸障碍需在监护中心处理，准备随时进行气管插管及机械性通气。由于这类支持性治疗的改进，已使该病的死亡率下降到 10% 以下。

可能需要静脉补充营养，但是一般不推荐在婴儿中使用，而更主张通过鼻胃管补充营养，因为其简化了热量和液体的制备；它可促进肠蠕动，有助于胃肠道消除肉毒杆菌；也允许应用母乳。另外，应用鼻胃管补充营养可避免因静脉补充营养导致的感染性和血管性并发症的可能。

（二）沙门氏菌毒力因子

1．概述

沙门氏菌有多种毒力因子，主要有脂多糖、肠毒素、细胞毒素、毒力基因等。

（1）脂多糖　脂多糖（LPS）是沙门氏菌外胞壁的基本成分，构成细菌的 O 抗原和内毒素，是沙门氏菌重要的毒力因子，在防止宿主吞噬细胞的吞噬和杀伤作用上起着重要作用。可引起宿主发热、黏膜出血、白细胞减少、弥散性血管内凝血、循环衰竭等中毒症状以及休克死亡。

（2）肠毒素　已知有些沙门氏菌血清型可产生肠毒素。在鼠伤寒沙门氏菌中发现一种热敏的、细胞结合型的霍乱毒素（CT）样肠毒素。它在结构、功能和抗原性上与 CT 相似，即可引起 CHO 细胞伸长，在兔结扎肠中诱导液体分泌，与 GM1 神经节苷脂结合，可提高兔肠细胞内 cAMP 和前列腺素 E2 的水平。

（3）细胞毒素　自然的和试验性沙门氏菌型肠炎的一个重要特征是肠上皮细胞的损伤，而造成这种损伤的因素可能是 3 种细胞毒素。

（4）毒性质粒与毒力基因　沙门氏菌具有毒性质粒（spv）和染色体上的毒

力基因（毒力岛）。它编码的产物有助于病原体在宿主体内定居和造成机体损伤。含毒性质粒的血清型菌株对小鼠的毒力要比其相应的无质粒菌株强数百至数万倍不等。截至目前已先后在鼠伤寒、猪霍乱、都柏林、肠炎、羊流产、鸡伤寒、鸡白痢等沙门氏菌中鉴定出不同相对分子质量的毒性质粒。

2. 预防沙门氏菌食物中毒的措施

(1) 控制传染源　妥善处理病人和动物的排泄物，保护水源，禁止食用病畜病禽。

(2) 平时注意饮食卫生，切断传播途径　注意饮食、饮水卫生和食物加工管理，不喝生水。肉、禽、乳、蛋类的处理、加工、贮存均应严防污染，食用时应煮熟煮透。生熟分开，腹泻病人不应接触熟食。吃生的蔬菜和水果要洗干净；不喝不合格的市场饮料，并注意剩下的饭菜要冷藏，冷藏时间过久的切勿再吃，超过 1 天也应再次烧开后食用。

(三) 大肠埃希氏菌致病物质

1. 概述

大肠埃希氏菌（*E. coli*）通常称为大肠杆菌，具有很多毒力因子，包括内毒素、荚膜、黏附素和外毒素等。

(1) 黏附素　能使细菌紧密黏着在泌尿道和肠道的细胞上，避免因排尿时尿液的冲刷和肠道的蠕动作用而被排除。

(2) 外毒素　大肠杆菌能产多种外毒素，包括：志贺毒素Ⅰ和Ⅱ；耐热肠毒素Ⅰ和Ⅱ；不耐热肠毒素Ⅰ和Ⅱ。此外，溶血素 A 在尿路致病性大肠杆菌所致疾病中有重要作用。

大肠杆菌引起的食物中毒一般是摄入了大量致病性活菌体所致。其感染剂量为 $10^7 \sim 10^8$ 个/g。一类是毒素型大肠埃希氏菌引起的急性胃肠炎，主要症状表现为呕吐、腹泻，粪便呈水样，伴有黏液，无脓血。腹泻次数每日可达 5 ~ 10 次。患者体温升高，约为 38 ~ 40℃。另一类为急性菌痢，主要症状表现为腹痛、腹泻、发热，体温可达 37.8 ~ 40℃，持续 3 ~ 4d。大便为伴有黏液脓血的黄色水样便。

2. 大肠埃希氏菌在卫生细菌学检查中的应用

大肠埃希氏菌为人和动物肠道寄生菌之一，它的存在表明，外环境、水和食物被人或动物粪便污染，且污染程度与其数量相关；或间接提示有肠道致病菌污染的可能。大肠菌群数及细菌总数，已列为水、食物和药品的卫生检测指标。中国饮用水的卫生标准（GB 5749—2006）规定，每升水的大肠菌群数不得超过 3 个，每 100mL 瓶装汽水或果汁中，不得超过 5 个。

(四) 金黄色葡萄球菌肠毒素

1. 概述

金黄色葡萄球菌肠毒素是个世界性卫生问题，在美国由此肠毒素引起的食物中毒占整个细菌性食物中毒的33%，加拿大则更多，占45%，我国每年发生的此类中毒事件也非常多。金黄色葡萄球菌的流行病学一般有如下特点：季节分布，多见于春夏季；中毒食品种类多，如乳、肉、蛋、鱼及其制品。此外，剩饭、油煎蛋、糯米糕及凉粉等引起的中毒事件也有报道。上呼吸道感染患者鼻腔带菌率83%，所以人畜化脓性感染部位常成为污染源。一般来说，金黄色葡萄球菌可通过以下途径污染食品：食品加工人员、炊事员或销售人员带菌，造成食品污染；食品在加工前本身带菌，或在加工过程中受到了污染，产生了肠毒素，引起食物中毒；熟食制品包装不严，运输过程受到污染；奶牛患化脓性乳腺炎或禽畜局部化脓时，对肉体其他部位的污染。肠毒素形成条件：与食物存放温度直接相关，在37℃内，温度越高，产毒时间越短；与存放地点相关，通风不良氧分压低易形成肠毒素；也与食物种类有关，含蛋白质丰富，水分多，同时含一定量淀粉的食物，肠毒素易生成。

2. 致病性及控制措施

金黄色葡萄球菌是人类化脓感染中最常见的病原菌，可引起局部化脓感染，也可引起肺炎、伪膜性肠炎、心包炎等，甚至败血症、脓毒症等全身感染。金黄色葡萄球菌的致病力强弱主要取决于其产生的毒素和侵袭性酶：① 溶血毒素：外毒素，分α、β、γ、δ四种，能损伤血小板，破坏溶酶体，引起肌体局部缺血和坏死；② 杀白细胞素：可破坏人的白细胞和巨噬细胞；③ 血浆凝固酶：当金黄色葡萄球菌侵入人体时，该酶使血液或血浆中的纤维蛋白沉积于菌体表面或凝固，阻碍吞噬细胞的吞噬作用。葡萄球菌形成的感染易局部化与此酶有关；④ 脱氧核糖核酸酶：金黄色葡萄球菌产生的脱氧核糖核酸酶能耐受高温，可用来作为依据鉴定金黄色葡萄球菌；⑤ 肠毒素：金黄色葡萄球菌能产生数种引起急性胃肠炎的蛋白质性肠毒素，分为A、B、C、D、E及F六种血清型。肠毒素可耐受100℃煮沸30min而不被破坏。它引起的食物中毒症状是呕吐和腹泻。此外，金黄色葡萄球菌还产生溶表皮素、明胶酶、蛋白酶、脂肪酶、肽酶等。

控制金黄色葡萄球菌及其毒素的主要措施如下：

（1）防止金黄色葡萄球菌污染食品，防止带菌人群对各种食物的污染：定期对生产加工人员进行健康检查，患局部化脓性感染（如疥疮、手指化脓等）、上呼吸道感染（如鼻窦炎、化脓性肺炎、口腔疾病等）的人员要暂时停止其工作或调换岗位。

（2）防止金黄色葡萄球菌对乳及其制品的污染：如牛奶厂要定期检查奶牛的乳房，不能挤用患化脓性乳腺炎的牛奶；奶挤出后，要迅速冷却至－10℃以下，以防毒素生成、细菌繁殖。乳制品要以消毒牛奶为原料，注意低温保存。

（3）对肉制品加工厂，患局部化脓感染的禽、畜尸体应除去病变部位，经高温或其他适当方式处理后进行加工生产。

（4）防止金黄色葡萄球菌肠毒素的生成：应在低温和通风良好的条件下贮存

食物，以防肠毒素形成；在气温高的春夏季，食物置冷藏或通风阴凉地方不应超过 6h，并且食用前要加热充分。

（五）蜡状芽孢杆菌食物中毒

1. 中毒机理及症状

蜡状芽孢杆菌食物中毒与食物中的带菌量和该菌产生的肠毒素有关，当食物中的带菌量达到 10^5个/g 以上时，就可能使食用者发生中毒。一般以每克食品中含该菌 1.8×10^7个菌作为食物中毒的判断依据之一。蜡状芽孢杆菌食物中毒症状有两种：一种是呕吐型，由耐热型肠毒素引起，该种中毒潜伏期一般为0.5～5h，表现为恶心、呕吐、头昏、四肢无力、口干、寒战、眼结膜充血，病程约为 8～12h。第二种是腹泻型，由不耐热型肠毒素引起，发病潜伏期较长，平均为 10～12h，主要表现为腹泻、腹痛、水样便、不发烧，可有轻度恶心，病程 16～36h，一般愈后良好。

2. 传播来源及防治措施

蜡状芽孢杆菌在自然界中分布广泛，其主要污染源是灰尘和土壤，污染的食品种类繁多，包括肉制品、乳制品、调味汁、凉拌菜、米粉和米饭等。引起蜡状芽孢杆菌食物中毒的食品大多数无腐败变质现象，陈米饭有时微黏，入口不爽或稍有异味外，大多数食品的感官性状正常，所以在夏季人们很易因误食此类食品而引起中毒。为了预防蜡状芽孢杆菌食物中毒，应着重注意如下几点：① 食品应冷藏于 10℃以下，食前应彻底加热处理。② 尽量避免将食品保藏于 16～50℃的环境中，若无条件不得超过 2h。③ 剩饭可于盘中摊开，快速冷却，必须在 2h 内冷藏，如无冷藏设备，则应置于通风阴凉和清洁场所，并加覆盖，但不要放置过夜。

二、真 菌 毒 素

真菌在新陈代谢过程中可产生大量化学结构各异的生物活性物质，其中许多物质对人和动物具有毒性，被称为真菌毒素，通常是指丝状真菌产生的毒素。

（一）黄曲霉毒素

1. 黄曲霉毒素化学结构及在食物中的分布

黄曲霉毒素（Aflatoxin，AF）不仅可引起剧烈的急性中毒，而且还是目前所知致癌性最强的化学物质。

黄曲霉毒素是一类化学结构相似的二呋喃香豆素的衍生物（图 3－1），有 10 余种之多。根据其在紫外光下可发出蓝色或绿色荧光的特性，分为黄曲霉毒素 B_1（AFB_1）、黄曲霉毒素 B_2（AFB_2）、黄曲霉毒素 G_1（AFG_1）和黄曲霉毒素 G_2（AFG_2）。其中以 AFB_1的毒性最强。黄曲霉毒素 B_2和黄曲霉毒素 G_2的羟基衍生物称作黄曲霉毒素 B_{2a}和黄曲霉毒素 G_{2a}。黄曲霉毒素微溶于水，易溶于油脂和一些有机溶剂，耐高温（280℃下裂解），故在通常的烹调条件下不易被破坏。黄曲霉毒素在碱性条件下或在紫外线辐射时容易降解。

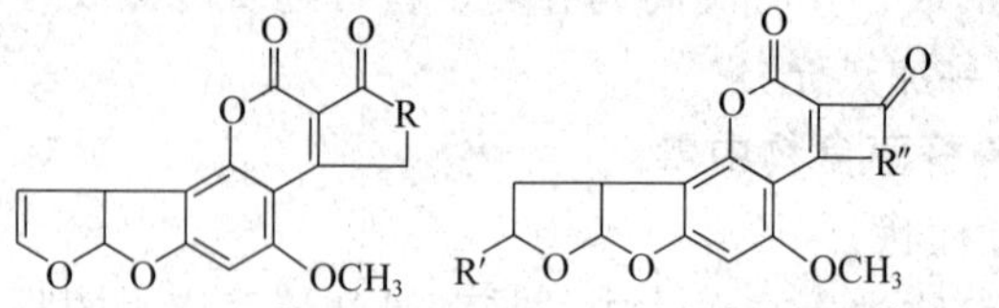

	R		R′	R″
黄曲霉毒素B_1	CH_3	黄曲霉毒素B_2	H	CH_2CH_2
黄曲霉毒素G_1	CH_2O	黄曲霉毒素G_2	H	CH_2CH_2O

图 3-1 黄曲霉毒素的化学结构式

随着对黄曲霉毒素分析水平的提高，许多食物原料和食物中的黄曲霉毒素被检测出来。世界各地，特别是从亚洲和非洲收集的食物样品的分析显示，黄曲霉毒素可存在于小麦、木薯、玉米、花生、豌豆、小米、芝麻、高粱、大豆和甘薯中。其中玉米的阳性检出率为3.2% ~94%，黄曲霉毒素含量为0.18 ~12.5mg/kg；花生的阳性检出率为6.2% ~97.5%，黄曲霉毒素含量为3.3 ~10mg/kg。我国南方地区、印度、美国和一些东南亚国家的黄曲霉毒素污染率较高。一般而言，如果食物和食物原料的贮存条件足够潮湿，允许黄曲霉生长但又并不足以潮湿到使其他生物生长时，都有可能含有黄曲霉毒素。

2. 黄曲霉毒素的转化

黄曲霉毒素 B_1 在生物体内的代谢和转化过程如图 3-2 所示。AFB_1 至少可转化为7 种代谢产物。给奶牛饲喂含黄曲霉毒素 B_1 的食物时，可在牛奶中检出黄曲霉毒素 M_1。用含黄曲霉毒素 B_1 的食物饲喂绵羊和小鼠，也可在其肝、肾和尿中发现这一代谢物。在生物体内的黄曲霉毒素 M_1 约占总黄曲霉毒素代谢物量的2%，尽管黄曲霉毒素 B_1 和黄曲霉毒素 M_1 的急性中毒剂量几乎完全相同，但黄曲霉毒素 M_1 对小鼠的致癌活性只及黄曲霉毒素 B_1 的 1/10。

黄曲霉醇（Aflatoxical）是黄曲霉毒素 B_1 在生物体内的还原产物，其急性毒性是黄曲霉毒素 B_1 的 1/20（用雏鸭测定）。Ames 分析显示黄曲霉醇的致突变活性是黄曲霉毒素 B_1 的 1/15，对鳟鱼的致癌活性约为黄曲霉毒素 B_1 的 1/2。由于黄曲霉醇在体内可完全氧化形成黄曲霉毒素 B_1，故其很可能是黄曲霉毒素 B_1 在体内的存储池。黄曲霉毒素 B_1 的其他两种代谢物是黄曲霉毒素 P_1 和黄曲霉毒素 Q_1，它们的急性毒性均低于黄曲霉毒素 B_1，其中，黄曲霉毒素 Q_1 对鳟鱼无致癌作用。

3. 黄曲霉毒素的毒性

（1）急性毒性 黄曲霉毒素 B_1 的急性毒性如表 3-1 所示。雏鸭和初生的小鼠对黄曲霉毒素最为敏感，随年龄增长，敏感性逐渐降低。黄曲霉毒素 B_1、黄曲霉毒素 G_1、黄曲霉毒素 G_2、黄曲霉毒素 M_1 和黄曲霉毒素 M_2 对雏鸭的经口 LD_{50} 分别为 12、84.8、39.2、172.5、16.6 和 62μg/只。人对黄曲霉毒素 B_1 也较敏感，日摄入黄曲霉毒素 B_1 2 ~6mg 即可发生急性中毒甚至死亡。黄曲霉毒素的

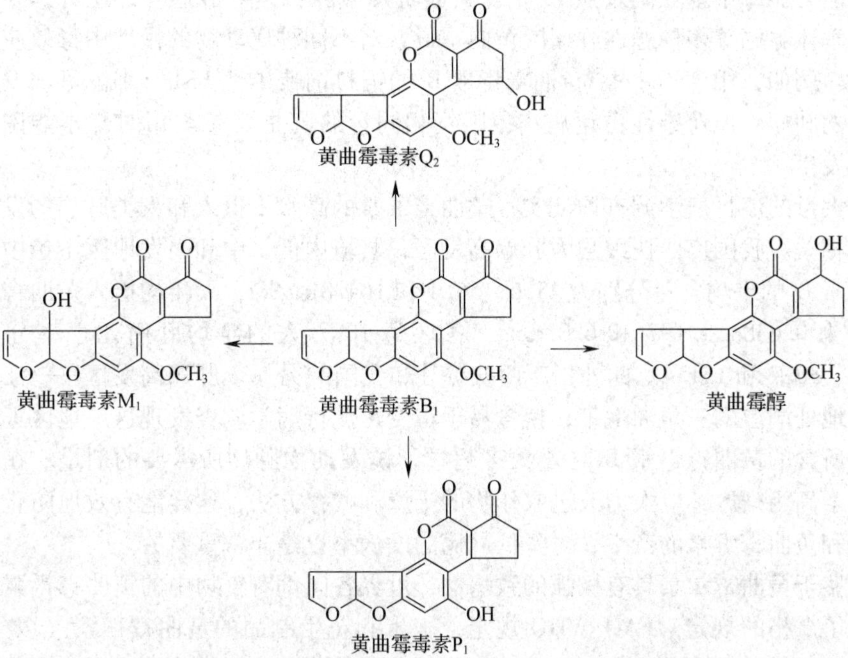

图3－2　黄曲霉毒素 B_1 在生物体内的代谢和转化

表3－1　　黄曲霉毒素单剂量的 LD_{50}　　单位：mg/kg 体重

物种	年龄	LD_{50}	物种	年龄	LD_{50}
雏鸭	1d	0.24～0.3	猫	—	0.55
小鼠	1d	1.0	狗	—	0.62
小鼠	21d	5.5	恒河猴	—	2.2
地鼠	21d	10.2	人	成年	10.0

急性中毒症状主要表现为呕吐、厌食、发热、黄疸和腹水等肝炎症状。小鼠的急性中毒反应包括伴有水肿的肝损害、胆管增生和实质性细胞坏死，恒河猴的急性中毒反应为肝脏脂肪浸润和胆管增生，并伴有静脉纤维化。因此，黄曲霉毒素的急性毒性主要表现为肝毒性。

（2）致突变性、致癌和致畸性　黄曲霉毒素在 Ames 实验和仓鼠细胞体外转化实验中均表现为强致突变性，它对大鼠和人均有明显的致畸作用。大鼠妊娠第15天静脉注射黄曲霉毒素 B_1 80mg/kg 体重可导致其出现畸胎。

黄曲霉毒素是目前所知致癌性最强的化学物质。黄曲霉毒素不仅能诱导鱼类、禽类、各种实验动物、家畜和灵长类动物的实验肿瘤，而且其致癌强度也非常大，并诱导多种癌症。当饲料中的黄曲霉毒素 B_1 含量低于 100μg/kg 时，26周即可使敏感生物如小鼠和鳟鱼出现肝癌，其致癌活性是奶油黄的900倍，诱导肝癌的能力比二甲基亚硝胺强 75 倍。黄曲霉毒素除可诱导肝癌外，还可诱导前胃癌、垂体腺癌等多种恶性肿瘤。黄曲霉毒素对不同种属动物的慢性中毒效应有所不同。例如，用含 2mg/kg 黄曲霉毒素 B_1的饲料饲喂雄性 Fisher 小鼠可诱发高百分率的肿瘤，但对雄性白化病小鼠喂饲相同量的黄曲霉毒素 B_1时却不能诱发肿瘤的发生。

大量的流行病学调查均证实，黄曲霉毒素的高水平摄入和人类肝癌的发病率密切相关。我国广西扶绥县为肝癌高发区，县境内低、中和高发地区主粮中黄曲霉毒素 B_1的平均含量分别为 25.6、56.4 和 164.8μg/kg，人年均摄入黄曲霉毒素分别为 0.638、1.197 和 6.016mg，各区每 10 万人的年均肝癌死亡率分别为 14.1、30.7 和 131.4。此外，广西扶绥县和我国的另一个肝癌高发区——江苏启东市地处潮湿的三角洲地带，粮食易于霉变，流行病学调查发现这一地区玉米和花生所含的黄曲霉毒素 B_1含量大多超过了诱发动物肿瘤所需要的剂量。在黄曲霉毒素高污染区，应大力改进农作物的干燥和贮存方法，这样能有效地防止真菌污染和黄曲霉毒素的产生，对降低肝癌的发病率也是非常重要的。

鉴于黄曲霉毒素具有极强的致癌性，世界各国都对食物中的黄曲霉毒素含量作出了严格的规定。FAO/WHO 规定，玉米和花生制品的黄曲霉毒素（以 AFB_1表示）最大允许含量为 15μg/kg；美国 FDA 规定牛奶中黄曲霉毒素的最高限量为 0.5μg/kg，其他大多数食物为 20μg/kg，动物性原料中的黄曲霉毒素最大允许含量为 100g/kg，超标的污染食物和原料产品将被没收和销毁。我国食品中黄曲霉毒素的允许量如表 3 - 2 所示。

表 3 - 2　我国黄曲霉毒素的最大允许量　单位：μg/kg

食品种类	最大允许量
玉米、花生及其制品	20
大米和食用油脂（花生油除外）	10
其他粮食、豆类和发酵食品	5
酱油和醋	5
婴儿代乳品	0

4. 黄曲霉毒素的脱毒方法

除控制仓储粮食的含水量，防止发霉外，还可采用其他方法降低污染食物中的黄曲霉毒素含量。黄曲霉和其他几种真菌在紫外光照射下可发出明亮的黄、绿色荧光，利用这个特征可将污染的花生、玉米和其他谷物分离开来；同时，紫外线照射也可使毒素的含量下降。对污染的谷物进行加热处理也常用于黄曲霉毒素的脱毒。虽然在干热处理时黄曲霉毒素非常稳定，但普通烘烤 0.5h 后，花生中的黄曲霉毒素 B_1也可减少 80%。一般而言，湿热处理比干热处理能更有效地降低黄曲霉毒素的含量。

许多化学品如过氧化氢、臭氧和氯气曾被用于降解食物中的黄曲霉毒素，这些物质容易同食物中的黄曲霉毒素反应，但同时也和维生素等营养物质反应。较为有效的化学去毒方法是使用氨水，可用于玉米和粗棉籽的脱毒。将严重污染黄曲霉毒素的棉籽（含黄曲霉毒素 800μg/kg）和氨水混合，密封于大塑料袋中，保存于阳光下几周，可使其黄曲霉毒素含量降至 FDA 要求的低于 100μg/kg 的水平。脱毒后的食物原料可促进鳟鱼、母牛和其他动物的生长而没有明显的疾病反应。

（二）杂色曲霉素和赭曲霉素

杂色曲霉素（Sterigmatocystin）是一类结构类似的化合物（图 3－3），主要由杂色曲霉（*Aspergillus versicolor*）和构巢曲霉（*A. nidulans*）等真菌产生。杂色曲霉主要污染玉米、花生、大米和小麦等，但污染范围和程度不如黄曲霉毒素。在肝癌高发区居民所食用的食物中，杂色曲霉素污染较为严重；在食管癌的高发地区居民喜食的霉变食品中也较为普遍。杂色曲霉素的急性毒性不强，对小鼠的经口 LD_{50} 为 800mg/kg 体重以上。杂色曲霉素的慢性毒性主要表现为肝和肾中毒。该物质也有较强的致癌性。以 0.15～2.25mg/只的剂量饲喂大鼠 42 周，有 78% 的大鼠发生原发性肝癌，且有明显的量效关系。该物质在 Ames 实验中也显示出强致突变性。

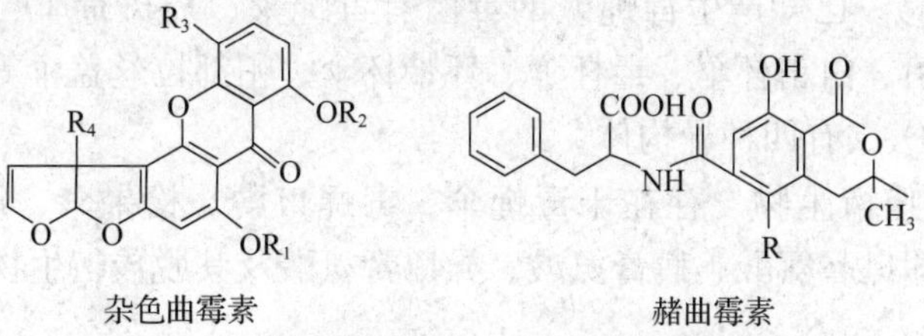

图 3－3　杂色曲霉素和赭曲霉素的结构式

赭曲霉素（Ochratoxin）的产毒菌株有赭曲霉（*A. ochratoxin*）和硫色曲霉（*A. sulphureus*）等。赭曲霉素的污染范围较广，几乎可污染玉米、小麦等所有的谷物，而且从样品检测来看，国内外均有污染。赭曲霉素的急性毒性较强，对雏鸭的经口 LD_{50} 仅为 0.5mg/kg 体重，与黄曲霉素相当；对大鼠的经口 LD_{50} 为 20mg/kg 体重。赭曲霉素的致死原因是肝、肾的坏死性病变。已发现赭曲霉素具有致畸性，尚未发现其具有致癌和致突变作用。

三、毒蕈毒素

蕈类又称蘑菇，是人们喜食的一种美味，而毒蕈则是有毒的蘑菇，由于毒蘑菇与可食蘑菇在外观上较难区别，容易造成人误食而引起中毒。我国的 800 多种蘑菇中已知约有 80 种可对人产生毒性反应，其中极毒和剧毒者有 10 多种。食用了低毒性的蕈类，多数只有简单的胃肠不适，症状很快消失。许多有潜在毒性的蕈类，经过特别的烹调过程可将其变得可食。只有少数有剧毒的种类，食用后可导致死亡。

（一）毒蕈毒素的主要类型

到目前为止，结构、性质比较清楚并已被命名的毒蕈毒素有以下几种：

（1）环型多肽类　包括毒肽和毒伞肽两大类。产生这两类毒素的毒菌有毒伞、白毒伞、白鳞粗柄毒伞、鳞柄白毒伞、片鳞毒伞、纹缘毒伞、残托斑毒伞、肉褐鳞小伞、褐鳞小伞、秋生盔孢伞、包脚黑褶伞等。毒肽类至少有五种毒肽，即一羟毒肽、二羟毒肽、三羟毒肽、羧基毒肽、苄基毒肽。其共同的基本化学结构是环状七肽（缩七氨酸）碳架。毒伞肽类至少有6种物质，它是环状八肽（缩八氨酸）碳架，即α－毒伞肽、β－毒伞肽、γ－毒伞肽、ε－毒伞肽、三羟毒伞肽、一羟毒伞肽酰胺。这两类环型多肽毒素的主要差别在于某些化学特征和毒性作用速度的不同。

（2）色胺类化合物　这类毒素包括蟾蜍素、裸头草碱及裸头草辛等。蟾蜍素存在于橙黄鹅膏、褐云斑鹅膏、毒蝇伞和豹斑毒伞中，是5－羟基－N－二甲基色胺的吲哚衍生物；裸头草碱及裸头草辛，存在于墨西哥裸盖伞、古巴裸盖伞、日本裸盖伞、网纹斑褶菇、钟形斑褶菇、糙环球盖菇等毒菌中，是4－羟色胺的衍生物。

（3）毒蝇碱　已知产生毒蝇碱的毒菌有毒蝇伞、豹斑毒伞、松果伞、毒红菇、红网牛肝菌、白霜杯伞、毒杯伞、环带杯伞、帕都拉丝盖伞等。毒蝇碱的分子式为$C_9H_{20}NO_2$，有四种异构体。

（4）异噁唑衍生物　存在于毒蝇伞、毒蝇口蘑、松果伞、毒伞等毒菇中，已知有4种，即口蘑氨酸、鹅膏氨酸、异鹅膏氨酸及其脱羧衍生物异鹅膏胺（毒蝇母）。

（5）鹿花菌素　从鹿花菌中分离得到，系甲基联氨化合物，分子式为$C_4H_8N_2O$。

毒菌种类较多，一种毒菌经常含有多种毒素，一种毒素又常存在于多种毒菌中；同一毒菌所含毒素的种类和量的多少，又可因季节、分布地区的不同而有所差异。

（二）几种重要的毒蕈毒素

1．毒伞毒素

毒伞又名毒鹅膏、绿帽菌、蒜叶菌，是最著名的一种致死性菌类，约有90%～95%的蕈中毒死亡事件与之有关。这种蕈通常生长于夏末或秋季，菌体较大，能生长到20cm高。这种菌的菌盖颜色可由绿褐色到黄色。毒伞和白毒伞因为其尺寸大小与其他可食的蘑菇种类相似，因而经常被误食。

毒伞的主要毒性物质是几个环状肽化合物，即毒伞素和α－鹅膏蕈碱（图3－4）。它们的化学结构相当复杂，分别是由七肽和八肽构成的环肽化合物。有证据表明，这些环肽只不过是更复杂的多糖成分的一些片段。这个多糖物质的分子质量约60000u，用温和的溶剂可将其从毒伞中提取出来，对提取物用强酸和碱处理可解离出毒伞素和α-鹅膏蕈碱。鹅膏蕈碱对人和小鼠的致死剂量为0.1mg/kg体重以下，经口或经静脉给予均可致中毒。毒伞素在经静脉给予时具有剧毒，与鹅膏蕈碱毒性相当，而口服毒性甚低，仅为鹅膏蕈碱的1/20。α-鹅膏蕈碱引起中毒的原因是它专一抑制细胞mRNA合成的关键酶——RNA聚合酶的活性，终止了核糖体和蛋白质的合成，从而可导致严重的肝损伤。同时α-鹅膏蕈碱也破坏了肾的卷曲小管，使肾不能有效地滤过血中的有毒物质。

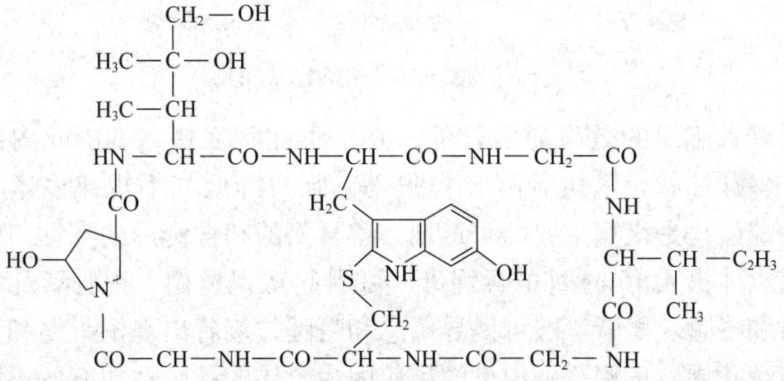

图3-4　α-鹅膏蕈碱的化学结构式

食用毒伞数小时即可出现中毒症状，人体出现恶心、呕吐、腹泻和腹痛等胃肠炎症状。毒伞素与初期的胃肠中毒过程相关。如果一个成人食用了两个以上的毒伞而又没有采取有效的解毒措施的话，很容易中毒死亡。即使在这一阶段能够存活，也很可能死于后续的毒性效应。食用毒伞死亡的原因是严重的肝、肾损伤，与α-鹅膏蕈碱同中毒发生后3~5d的肝、肾反应过程紧密相关。毒伞中毒比较有效的解毒剂是细胞色素C。动物实验表明，细胞色素C可有效缓解毒伞中毒的症状，尽管这一过程的机理仍然不清楚，但在临床上发现用细胞色素C可有效提高毒伞中毒者的存活率（超过50%）。

2. 毒蝇碱

许多毒蘑菇含有使食用者出现幻觉甚至导致残废的神经毒素，其中最著名的是毒蝇蕈（*Amanita muscaria*）。这种真菌主要生长在温带地区。几个世纪以来，毒蝇蕈一直被用作麻醉药和致幻剂而不作为食物。食用毒蝇蕈后能产生异常和长时间的欣快感，并产生视听的幻觉，这使之成为世界上许多原始部落备受推崇的宗教仪式用品。除毒蝇蕈外，裸伞属（*Gymnopilus*）和光盖伞属（*Psilocybe*）也可产生嗜神经毒素。食用毒蝇蕈的个体的神经病学症状是变化的，症状通常是在摄入1h左右时出现，产生与酒醉相似的症状，出现意识模糊、狂言谵语、手舞足蹈、视物体色泽变异幻觉屡现，并伴有恶心、呕吐。轻者数小时可恢复，重者可导致死亡。

毒蝇蕈的麻醉/致幻效果的主要相关物质是羟色胺类化合物，如毒蝇蕈碱、毒蝇母和鹅膏氨酸（图3－5）。捕蝇蕈碱是毒蝇蕈和其他蕈类中的主要成分，很小的剂量（0.01mg/kg）即可降低血压。这类物质与肾上腺素和5－羟色胺结构近似。毒蝇蕈碱像乙酰胆碱一样作用于平滑肌和腺体细胞上的毒蝇蕈碱受体。

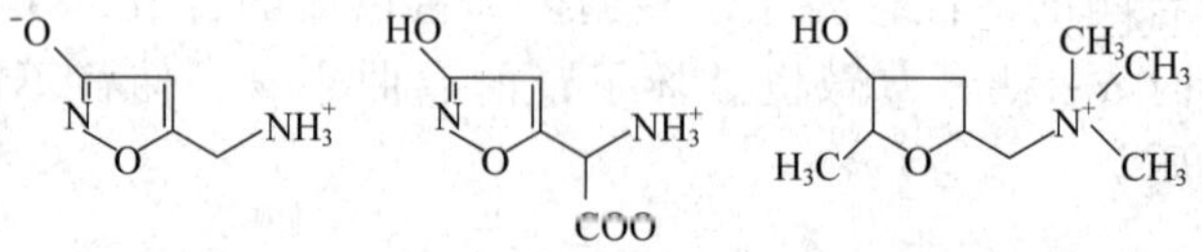

毒蝇母　鹅膏氨酸　毒蝇蕈碱

图3－5　毒蝇蕈毒素的化学结构式

毒蝇蕈碱致麻痹的效果通常较低，其中毒症状在摄入30min内出现，有多涎、流泪和多汗症状，紧接着呕吐和腹泻，脉搏降低、不规律，哮喘，少见死亡。阿托品硫酸盐是该病主要的解毒剂。鹅膏氨酸和毒蝇母的毒性与毒蝇蕈碱相似。据报道人体摄入15mg纯的毒蝇母，可引起意识模糊、视觉紊乱、色彩视觉疾病、疲劳和嗜睡。鹅膏氨酸可诱导倦怠和嗜睡，接着出现偏头疼和更小的局部疼痛，可持续几周，毒蝇蕈碱中毒的反应因为个体的敏感性而有所不同，环境和遗传因素也起一定作用。

四、植物性毒素

（一）概述

植物性毒素是指植物体本身产生的对食用者有毒害作用的成分，不包括那些污染的和吸收入植物体内的外源化学物，如农药残留和重金属污染物等。植物的毒性主要取决于它所含的化学成分。有毒植物一般可分成以下几类。

1．非食用部位有毒

有些植物的可食部位无毒，其有毒成分在非食用部位。一些常见水果，如杏、苹果、樱桃、桃、李、梨等，其果肉鲜美无毒，但其种仁、叶、花芽、树皮等含氰苷，因食用水果核仁造成中毒，甚至死亡的事件并不少见。

2．在某个特定的发育期有毒

麦类、玉米等粮食作物在幼苗期含氰苷，如放牧时不慎被牧畜采食，则可引起牧畜中毒；未成熟的蚕豆、发芽的马铃薯都含有有毒成分。

3．有毒成分经加工可去除

富含淀粉的块根植物，如木薯，含有有毒成分，经水浸、漂洗等处理去除后可安全食用，但未经处理或处理不彻底均可引起中毒。菜豆、小刀豆等含有血球凝集素等物质，经煮沸可除去毒性。菜籽油、棉籽油等必须经过炼制，以除去毒蛋白、毒苷、棉酚等有毒成分。

4. 含有微量有毒成分，食用量过大时引起中毒

蔬菜是人们膳食中的重要组成之一，它们都含有硝酸盐，一般情况下是安全的。但是，如果大量单独连续食用含硝酸盐最高的蔬菜或腐败的蔬菜都能引起中毒。

（二）植物性毒素的分类

（1）有毒酚类与醇类　银杏果含枸橼酸，它在高温加热时脱羧基转变为如酚类或腰果酚类。这些化合物均会引起皮炎。木薯、苦杏仁、银杏均含氰基的苷类，在肠胃内被水解，释放出氢氰酸，被吸收入血液中，导致组织缺氧，严重可致死亡。

（2）胆碱酯酶抑制剂　多种蔬菜和水果（如龙葵科中的马铃薯、番茄和茄子）含有胆碱酯酶抑制剂，其中以马铃薯中的龙葵素最重要。龙葵素不溶于水，对热稳定，烹调不能破坏。青皮或变黑（受晚疫病霉菌感染的）或发芽薯含龙葵素最高。

（3）蚕豆嘧啶葡糖苷与蚕豆中毒　蚕豆含有两种核苷——蚕豆嘧啶葡糖苷和伴蚕豆嘧啶核苷，它们在弱酸环境中被β-糖苷酶分别水解为蚕豆嘧啶和异乌拉米尔。这两个糖苷配基在体内能降低红细胞的 GSH 含量，使红细胞不能将氧化的谷胱甘肽还原，干扰 G-6-PD（6-磷酸葡萄糖脱氢酶），造成 NADPH（还原型辅酶Ⅱ）缺乏，最终发生溶血。维生素 C 对两个糖苷配基有协同作用。有的人吸入蚕豆花粉也能发生中毒。多数蚕豆中毒发病于餐后 5~24h。曾有死亡报道。中毒症状有乏力、头晕、肠胃不适、黄疸、呕吐、腰痛甚至血尿。无论吃煮蚕豆或鲜生蚕豆后都可能发生中毒。

（4）致癌物　作为食品或草药的某些植物含有内源性前致癌物，如单宁、亚硝胺、苏铁素、黄樟素、多环芳烃、苯并芘、萜烯等。

（5）抗营养物　能产生营养缺乏或干扰身体对营养素吸收利用的物质称为抗营养物。主要分为三类：① 干扰蛋白质消化或氨基酸及其他营养素的吸收与利用的物质，如消化性蛋白酶抑制物（黄豆含有）、植物凝集素（黄豆、蚕豆含有）、皂角苷等；② 干扰矿物元素的吸收或代谢利用的一切物质，如肌醇六磷酸、草酸盐、膳食纤维；③ 抗维生素：抗维生素是在一定条件下摄入后能够引起或有可能引起相应维生素缺乏而表现出中毒症状的任何物质。有些药物和农药具有抗营养作用。

（三）几种重要的植物天然毒素

1. 致甲状腺肿物

在世界的许多地区，甲状腺肿仍然严重困扰着人们。虽然仅有 4% 的甲状腺肿病例是由碘缺乏以外的因素引起的，但地方性甲状腺肿的病例往往起因于碘缺乏和某种食物成分的共同作用，以十字花科甘蓝属植物为主的膳食成分就是一个重要的致病因素。

甘蓝属植物如油菜、包心菜、菜花、西兰花和芥菜等是世界范围内广泛食用的蔬菜。甘蓝植物的可食部分（茎、叶）一般不会引起甲状腺肿，但如果大量食用这类蔬菜则可能引起甲状腺肿。在某些碘摄取量较低的偏僻山区，以甘蓝植物为食是其甲状腺肿发病率高的原因之一。据估计，一般人每天通过食用甘蓝蔬菜可摄入约200mg的这类化合物。表3－3所示为不同甘蓝属蔬菜可食部分的芥子硫苷衍生物含量。

表3－3　甘蓝属蔬菜可食部分（茎叶）的芥子硫苷衍生物含量　单位：mg/kg

植物	硫苷种类	含量
包心菜	3－甲亚磺酰丙基硫苷，3－吲哚甲基硫苷，2－烯丙基硫苷	0.42～1.56
中国甘蓝	3－氮吲哚甲基硫苷，2－苯乙基硫苷，3－西烯基硫苷	0.13～1.51
花椰菜	3－甲亚磺酰丙基硫苷，3－吲哚甲基硫苷	0.61～1.16
球茎甘蓝	3－丁烯基硫苷，2－羟基－3－丁烯基硫苷，3－氮吲哚甲基硫苷	0.6～3.9
油菜	2－羟基－3－丁烯基硫苷，3－氮吲哚甲基硫苷	0.13～0.76

致甲状腺肿物质的毒性和其他药理性质：甘蓝属食品中抑制甲状腺功能的物质可分为两类——致甲状腺肿大素和硫氰酸酯。致甲状腺肿大素主要抑制甲状腺素的合成，硫氰酸酯和腈类化合物抑制甲状腺对碘的吸收。5－乙烯基噁唑硫酮（OZT）是一种致甲状腺肿素，可使实验动物的甲状腺肿大和碘吸收水平的下降。单剂量口服25mg的OZT可降低人体对碘的吸收。欧洲一些山区的奶牛以甘蓝属蔬菜为饲料，牛奶中含有高达100μg/L的OZT，该地区居民甲状腺肿大症也较为普遍。致甲状腺肿素的活性随物种的不同而有所不同，对人而言，其活性约为抗甲状腺素药物——丙基硫尿嘧啶的1.33倍；但该物质对老鼠的抗甲状腺活性不高，实验表明用含0.23%致甲状腺素（OZT）的饲料长期喂养老鼠，其甲状腺只有轻微肿大。甲状腺激素的释放及浓度的变化对氧的消耗、心血管功能、胆固醇代谢、神经肌肉运动和大脑功能具有很重要的影响。甲状腺素缺乏会严重影响生长和发育。

硫氰酸盐也是黑芥子硫苷和异硫氰酸酯的裂解产物。该物质可抑制甲状腺对碘的吸收，降低了甲状腺素过氧化物酶（将碘氧化的酶类）的活性，并阻碍需要游离碘的反应。碘缺乏反过来又会增强硫氰酸盐对甲状腺肿大的作用，从而造成甲状腺肿大。

2. 生氰糖苷

生氰糖苷是由氰醇衍生物的羟基和D－葡萄糖缩合形成的糖苷，广泛存在于豆科、蔷薇科、稻科的10000余种植物中。生氰糖苷物质可水解生成高毒性的氰氢酸，从而对人体造成危害。含有生氰糖苷的食源性植物有木薯、杏仁、枇杷和豆类等，主要是苦杏仁苷和亚麻仁苷（表3－4）。

表 3-4　含有生氰糖苷的食物及其中 HCN 的含量

植物	HCN 含量/（mg/100g）	糖苷
苦杏仁	250	苦杏仁苷
木薯块根	53	亚麻仁苷
高粱植株	250	牛角花苷
利马豆	10~312	亚麻苦苷

（1）氰化物的毒性　生氰糖苷的毒性甚强，对人的致死量为 18mg/kg 体重。生氰糖苷的毒性主要是氰氢酸和醛类化合物的毒性。氰氢酸被吸收后，随血液循环进入组织细胞，并透过细胞膜进入线粒体，氰化物通过与线粒体中细胞色素氧化酶的铁离子结合，导致细胞的呼吸链中断。生氰糖苷的急性中毒症状包括心律紊乱、肌肉麻痹和呼吸窘迫。氰氢酸的最小致死口服剂量为 0.5~3.5mg/kg 体重。

处理急性氰化物类物质中毒时，首先应立刻让病人口服亚硝酸盐或亚硝酸酯（如亚硝酸异戊酯），使病人的血红蛋白（Fe^{2+}）转变为高铁血红蛋白（Fe^{3+}），高铁血红蛋白的加速循环可将氰化物从细胞色素氧化酶中脱离出来，使细胞继续呼吸。其后应让病人口服硫代硫酸盐等解毒剂，使氰化物容易形成硫氰化物而随尿排出（图 3-6）。

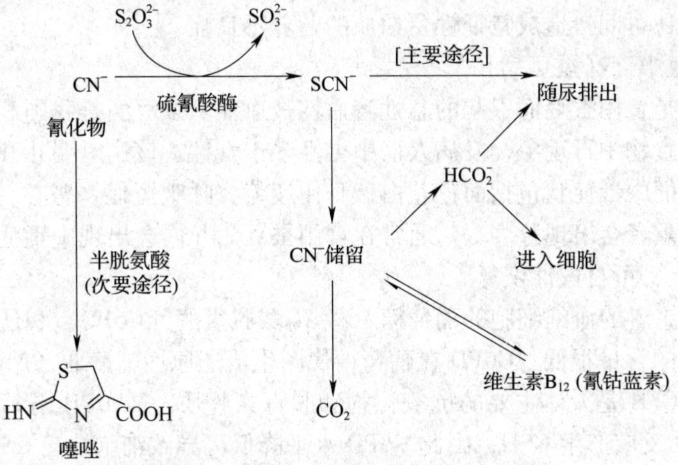

图 3-6　氰离子在人体中的正常代谢

生氰糖苷引起的慢性氰化物中毒现象也比较常见。在一些以木薯为主食的非洲和南美地区，至少有两种疾病是由生氰糖苷引起的，一种疾病称之为热带神经性共济失调症（TAN），另一种是热带性弱视。热带神经性共济失调症在西非一些以木薯为主要食物的地区已多有发现，该病表现为视力萎缩、共济失调和思维紊乱。TAN 患者血液中半胱氨酸、甲硫氨酸等含硫氨基酸的浓度很低，而血浆中硫氰酸盐的含量很高。当患者食用不含氰化物的食物时，病症消退；恢复传统饮食时，病症又会出现。甲状腺肿大在这些地区也同样流行，这说明血中硫氰酸盐水平升高，也可导致甲状腺肿大。

（2）处理和预防　生氰糖苷有较好的水溶性，水浸可去除产氰食物的大部分毒性。类似杏仁的核仁类食物及豆类在食用前大都需要较长时间的浸泡和晾晒。木薯是南美和北非居民摄取碳水化合物的主要来源，人们将其切片，用流水研磨可除去其中大部分的生氰糖苷和氰氢酸。发酵和煮沸同样用于木薯粉的加工，尽管如此，一般的木薯粉中仍含有相当量的氰化物。

从理论上讲，加热可灭活糖苷酶，使之不能将生氰糖苷转化为有毒的氰氢酸。但事实上，经高温处理过的木薯粉食物对人和动物仍有不同程度的毒性。虽然用纯的生氰糖苷（如苦杏仁苷）大剂量哺饲豚鼠一般不产生毒性反应，而且生氰糖苷在人的唾液和胃液中都很稳定，但食用煮熟的利马豆和木薯仍可造成急性氰化物中毒。这一事实说明人的胃肠道中存在某种微生物，可分解生氰糖苷并产生氰氢酸。

改变饮食中的某些成分可避免慢性氰化物中毒。氰化物导致的视神经损害通常只见于营养不良人群。如果膳食中有足够多的碘，由氰化物引起的甲状腺肿就不会出现。食物中的含硫化合物可将氰化物转化为硫氰化物，膳食中缺乏硫可导致动物对氰化物去毒能力的下降。而长期食用蛋白质含量低而氰化物含量较高的食物，会加重硫缺乏状况。因此，食用含氰化葡萄糖苷的食物不仅可直接导致氰化物中毒，还可间接造成特征性蛋白质的营养不良症。

3. 蚕豆中毒（蚕豆病）

蚕豆病是食用蚕豆而引起的急性溶血性贫血症。蚕豆病是我国和地中海地区居民特有的食物中毒现象，发病人群中男性多于女性。该病对婴儿和儿童威胁较大。蚕豆病的中毒症状包括面色苍白、身体疲劳、呼吸短促、恶心、腹痛、发热和寒战，严重者会出现肾衰竭。通常在食用蚕豆 24h 内会出现中毒症状，症状可持续 2d 以上，可自发性恢复。

蚕豆病患者的血红细胞的葡萄糖 - 6 - 磷酸脱氢酶（G6PD）和还原性谷胱甘肽（GSH）的含量很低。G6PD 在葡萄糖代谢生成还原性辅酶Ⅱ（NADPH）中起催化作用，GSH 是人体主要的抗氧化物和脱毒素物质。NADPH 与氧化性谷胱甘肽（GSSG）反应产生 GSH，因此 G6PD 水平降低可导致细胞缺乏 GSH。

蚕豆的毒性物质可能是嘧啶衍生物蚕豆双嘧啶和异脲咪（图 3 - 7），该物质是蚕豆嘧啶葡萄糖苷和蚕豆脲咪葡萄糖苷的苷元。在实验室条件下发现这些物质的迅速氧化可促进溶液中的 GSH 向 GSSG 的非酶性转化。因此有理由认为蚕豆病是由蚕豆嘧啶葡萄糖苷在植物或肠道中经过酶作用产生的这些嘧啶衍生物引起的。人体红细胞悬液实验发现：蚕豆提取物对蚕豆病患者红细胞的 GSH 水平有明显影响，而对正常人红细胞的 GSH 水平则没有这么敏感。

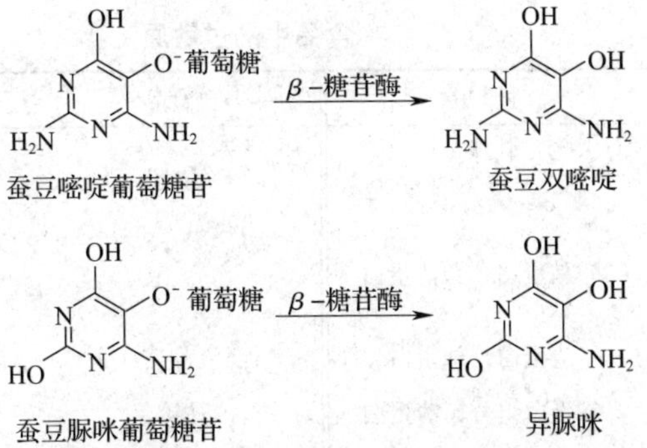

图3-7　蚕豆中的毒性物质

4. 外源凝集素和过敏原

（1）外源凝集素　外源凝集素又称植物性血细胞凝集素，是植物合成的一类对红细胞有凝聚作用的糖蛋白。外源凝集素可专一性结合碳水化合物。当外源凝集素结合人肠道上皮细胞的碳水化合物时，可造成消化道对营养成分吸收能力的下降。外源凝集素广泛存在于800多种植物（主要是豆科植物）的种子和荚果中。其中有许多种是人类重要的食物原料，如大豆、菜豆、刀豆、豌豆、小扁豆、蚕豆和花生等。

外源凝集素由结合多个糖分子的蛋白质亚基组成，分子质量为91000～130000u，为天然的红细胞抗原。外源凝集素比较耐热，80℃数小时不能使之失活，但100℃温度下1h可破坏其活性。外源凝集素对实验动物有较高的毒性。在小鼠的食物中加入0.5%的黑豆凝集素可引起小鼠生长迟缓。大豆凝集素的毒性相对较小，但以1%的含量喂饲小鼠也可引起其生长迟缓。大豆凝集素的LD_{50}约为50mg/kg体重。蓖麻凝集素的毒性非常高，其LD_{50}（腹腔注射）为0.05mg/kg体重。所以用蓖麻作动物饲料时，必需严格加热，以去除蓖麻凝集素。

（2）过敏原　“食物过敏”往往被一般消费者表述为对某一特定食物难以解释的不良反应。但从严格意义上讲，“过敏”是指接触（摄取）某种外源物质后所引起的免疫学上的反应，这种外源物质就称为过敏原（Alergen）。

速发过敏反应的症状往往在摄入过敏原后几分钟内发作，不超过1h。影响的器官主要包括皮肤、嘴唇、呼吸道和胃肠道，甚少影响中枢神经。过敏的主要症状为皮肤出现湿疹和神经性水肿，哮喘，腹痛，呕吐，腹泻，眩晕和头痛等，严重者可能出现关节肿和膀胱发炎，较少有死亡的报道。产生特定的过敏反应与个体的身体特质和特殊人群有关，例如在美国，花生制品无论对成人还是儿童都是主要的过敏食品，而对中国人则不然。一般而言，儿童对食物过敏的种类和程度都要远比成人强。

从理论上讲，只有较少的几类食品成分是过敏原，这些食品包括牛奶、鸡蛋、虾和海洋鱼类等动物性食品，以及花生、大豆、菜豆和马铃薯等植物性食品（表3-5）。

表 3-5 食品中的过敏原

食品	过敏原	食品	过敏原
牛奶	β-乳球蛋白，α-乳清蛋白	花生	伴花生球蛋白
鸡蛋	卵黏蛋白，卵清蛋白	大豆	Kunitz 抑制剂，β-伴大豆球蛋白
小麦	清蛋白，球蛋白	菜豆	清蛋白（18000u）
水稻	谷蛋白组分，清蛋白	马铃薯	蛋白（16000～30000u）
荞麦	胰蛋白酶抑制剂		

过敏原大多是分子质量较小的蛋白质，它们的分子质量为 10000～70000u。植物性食品的过敏原往往是谷物和豆类种子中的所谓“清蛋白”（albumin），许多过敏原仍未能从种子中纯化和鉴定出来，例如花生的过敏原。

5. 消化酶抑制剂

许多植物的种子和荚果中存在动物消化酶的抑制剂，如胰蛋白酶抑制剂、胰凝乳蛋白酶抑制剂和 α-淀粉酶抑制剂。这类物质实质上是植物为繁衍后代，防止动物啃食的防御性物质。豆类和谷类是含有消化酶抑制剂最多的食物，其他如马铃薯、茄子、洋葱等也含有此类物质。其毒性主要表现在它们均为食品营养的限制因子。用含有胰蛋白酶抑制剂的生大豆脱脂粉饲喂实验动物可造成其明显的生长停滞。给小鼠及其他动物饲喂具胰蛋白酶抑制活性的植物蛋白可明显抑制其生长，并导致胰腺肥大、增生及胰腺瘤的发生。大豆蛋白中高水平的某些必需氨基酸可同胰酶伴随的高分泌结合反应，从而可能造成生大豆的营养吸收不良的结果。在生大豆中选择去除胰蛋白酶抑制剂，可使胰腺肥大率减低 4%。另外，在供应的生大豆餐的某些氨基酸中去除生长抑制物后，不会造成胰腺肥大的结果。因此，以上结果显示，在饮食中含有大量导致胰腺分泌过度的蛋白质，会造成氨基酸的缺乏并伴随生长抑制。

6. 生物碱糖苷

（1）龙葵碱糖苷　生物碱是一种含氮的有机化合物，在植物中至少有 120 多个属含有生物碱。已知的生物碱有 2000 种以上。存在于食用植物中的主要是龙葵碱、秋水仙碱及吡咯烷生物碱。龙葵碱是一类胆甾烷类生物碱，是由葡萄糖残基和茄啶组成的生物碱苷（图 3-8），广泛存在于马铃薯、番茄及茄子等茄科植物中。

龙葵碱糖苷有较强的毒性，主要通过抑制胆碱酯酶的活性引起中毒反应。胆碱酯酶是水解乙酰胆碱为乙酸盐和胆碱的酶。乙酰胆碱存在于神经触突的末端囊泡中，是重要的神经传递物质。许多植物成分可抑制胆碱酯酶的活性。除龙葵碱外，最著名的生物碱是毒扁豆碱，该物质来源于西非的一种不可食用的豆类——卡里巴豆。目前主要的杀虫剂——氨基甲酸酯就是根据毒扁豆碱的结构合成的。

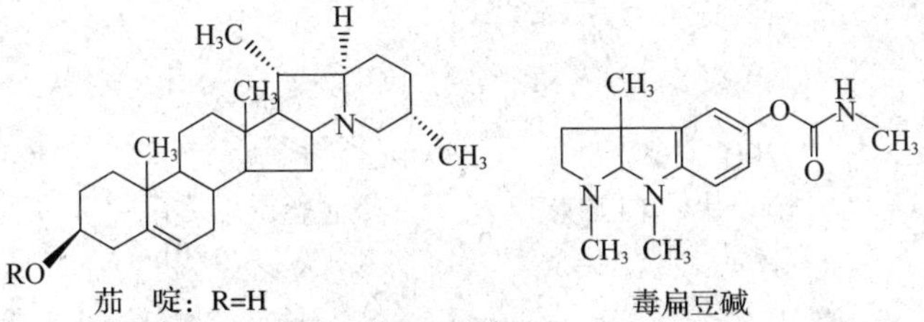

茄　啶：R=H　　　　　　　　毒扁豆碱

龙葵碱：R=半乳糖-葡萄糖-鼠李糖苷

图 3－8　胆甾烷类生物碱的化学结构式

马铃薯的龙葵碱糖苷含量随品种和季节的不同而有所不同，含量一般为 20～100mg/kg新鲜组织。马铃薯中的龙葵碱主要集中在其芽眼、表皮和绿色部分，其中芽眼部位的龙葵碱数量约占生物碱糖苷总量的 40%。发芽、表皮变青和光照均可大大提高马铃薯中的龙葵碱糖苷含量，可增加数十倍之多。如将马铃薯暴露于阳光下 5d，其表皮中的生物碱糖苷量可达到 500～700mg/kg。而一般人只要口服 200mg 以上的龙葵碱即可引起中毒，严重者可致死亡。

在毒性实验中，志愿者直接服用龙葵碱的中毒症状与绿色马铃薯中毒的情形相似，摄取约 3mg/kg 体重的量可导致嗜睡、颈部瘙痒、敏感性提高，更大剂量可导致腹痛、呕吐、腹泻等胃肠症状。动物实验表明，龙葵碱糖苷具有较低的口服毒性，对绵羊、大鼠和小鼠的 LD_{50} 分别为 500、600 和 1000mg/kg 体重。

（2）吡咯烷生物碱　吡咯烷生物碱是存在于多种植物中的一类结构相似的物质（图 3－9）。这些植物包括许多可食用的植物（如千里光属、猪尿豆属、天芥菜属）。许多含吡咯烷生物碱的植物也被用作草药和药用茶，例如日本居民常饮的雏菊茶中就富含吡咯烷生物碱。目前，从各种植物中分离出的吡咯烷生物碱有 100 多种。

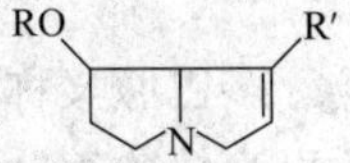

图 3－9　吡咯烷生物碱的化学结构式

研究发现许多种吡咯烷生物碱是致癌物。以含 0.5% 长荚千里光（*Senecio longilobus*）提取物的食物喂饲小鼠，结果存活下来的 47 只小鼠中 17 只患上肿瘤。在另一实验中，将吡咯烷生物碱以 25mg/kg 胃内给予小鼠，处理组的小鼠癌诱导发生率为 25%。给小鼠每周皮下注射 7.8mg/kg 的毛足菊素 1 年，也可诱导出皮肤、骨、肝和其他组织的恶性肿瘤。目前吡咯烷生物碱对人类的致癌性仍不清楚。

吡咯烷生物碱的致癌性和诱变性取决于其形成最终致癌物的形式。吡咯烷核中的双键是其致癌活性所必需的，该位置是形成致癌的环氧化物的关键。除环氧化物可发生亲核反应外，在双键位置上产生脱氢反应生成的吡咯环同样也可发生亲核反应，从而造成遗传物质 DNA 的损伤和癌的发生。

7. 血管活性胺

许多动植物来源的食品中含有各种生物活性胺。这些外源多胺对动物血管系统有明显的影响，故称血管活性胺（图 3－10）。表 3－6 列出了一些植物中的生物活性胺含量。

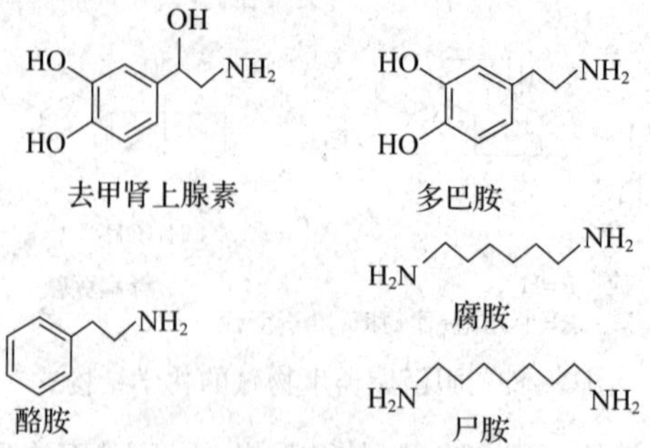

图 3-10　血管活性胺的化学结构式

表 3-6　一些植物中生物活性胺含量　单位：μg/g

食品	5-羟色胺	酪胺	多巴胺	去甲肾上腺素
香蕉果泥	28	7	8	2
番茄	12	4	0	0
鳄梨	10	23	4~5	0
马铃薯	0	2	0	0.1~0.2
菠菜	0	1	0	0
柑橘	0	10	0	0.1

多巴胺又称儿茶酚胺，是重要的肾上腺素型神经细胞释放的神经递质。该物质可直接收缩动脉血管，明显提高血压，故又称增压胺。酪胺是哺乳动物的异常代谢产物，它可通过调节神经细胞的多巴胺水平间接提高血压。酪胺可将多巴胺从贮存颗粒中解离出来，使之重新参与血压的升高调节。

一般而言，外源血管活性胺对人的血压没有什么影响。因为它可被人体内的单胺氧化酶（MAO）和其他酶迅速代谢。MAO 是一种广泛分布于动物体内的酶，它对作用于血管的活性胺水平起严格的调节作用。但是当 MAO 被抑制时，外源血管活性胺可使人出现严重的高血压反应，包括高血压发作和偏头痛，严重者可导致颅内出血和死亡。这种情况可能出现在服用 MAO 抑制性药物的精神压抑患者身上。此外，啤酒中也含有较多的酪胺，糖尿病、高血压、胃溃疡和肾病患者往往因为饮用啤酒而导致高血压的急性发作。其他含有酪胺的植物性食品也可引起相似的反应。

8. 天然诱变剂

目前，已从许多高等和低等植物中发现多种具有致突变和致癌性的代谢物，最典型的例子是苏铁植物中的苏铁素（甲基氮化甲氧糖苷）。用苏铁果实和糖一起熬制的果酱是世界上许多热带和亚热带居民的主要食品之一。研究发现苏铁素可引起 6 种实验动物产生恶性肿瘤，其中包括对各种化学致癌物有强烈抵抗能力的豚鼠。以苏铁果实为主食的居民的肝癌、胆囊癌的发病率也非常高。另一个例子是东南亚地区居民的口腔癌发病率非常高，这与他们有吃槟榔的习惯密切相关。槟榔果中所含的糖苷也有较强的致突变和致癌能力。

（1）咖啡碱　咖啡碱（Caffeine）是一类嘌呤类生物碱，广泛存在于咖啡豆、茶叶和可可豆等食源性植物中，是这类饮料中的主要兴奋成分。一杯咖啡中含有75～155mg的咖啡因，一杯茶中的咖啡因含量约为40～100mg。咖啡碱可在胃肠道中被迅速吸收并分布到全身，引起多种生理反应。咖啡碱对人的神经中枢、心脏和血管运动中枢均有兴奋作用，并可扩张冠状动脉和末梢血管，咖啡碱利尿，松弛平滑肌并增加胃肠分泌。咖啡碱虽然可快速消除疲劳，但过度摄入可导致神经紧张和心律不齐。

成人摄入的咖啡碱一般可在几小时内从血中代谢和排出，但孕妇和婴儿的清除速率显著降低。咖啡碱的LD_{50}为200mg/kg体重，属中等毒性范围。动物实验表明咖啡碱有致突变和致癌作用，但在人体中并未发现有以上任何结果。咖啡碱对胎儿有致畸作用，因此应禁止孕妇食用含咖啡碱的食品。

（2）类黄酮　类黄酮是植物重要的一类次生代谢产物，它以结合态（黄酮苷）或自由态（黄酮苷元）形式存在于水果、蔬菜、豆类和茶叶等许多食源性植物中，其化学结构式见图3－11。槲皮素是最典型的类黄酮，其在C_3位羟基上结合糖分子即形成植物中普遍的成分——芸香苷（芦丁）。柑橘属的多种水果均含有大量的黄酮化合物，如橘红素和川陈皮素。大豆中含有一种异黄酮化合物——大豆异黄酮。茶叶中的茶多酚是由没食子酸和类黄酮（儿茶酚）组成的。在Ames检验中发现，槲皮素具有致诱变性，但没有代谢活性，但在反应系统中加入肝提取物可明显增加其诱变活性。长期的动物饲喂研究表明槲皮素不仅不是致癌物质，而且具有一定的抗癌活性。事实上，目前已发现61种黄酮化合物中有11种具有抗突变作用，其中有多种对致癌物诱导的动物模型恶性肿瘤有抑制作用，如橘红素和川陈皮素等。

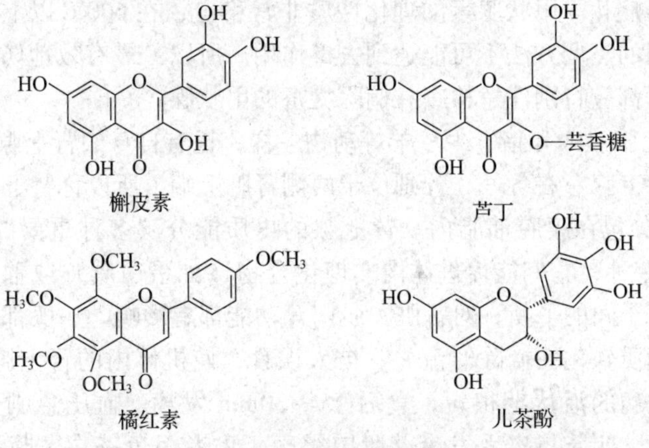

图3－11　类黄酮化合物的化学结构式

五、动物性毒素

（一）畜禽中的天然毒素

1. 动物的三腺毒素

某些动物性食品中含有天然毒素，引起食用者中毒。最常见的中毒主要是误食了含有毒物质的动物组织，如内分泌腺，在正常情况下，猪、牛、羊等肉是人类普遍食用的动物性食品，它们是无毒的，可安全食用。但其体内的某些腺体、脏器或分泌物可用于提取医用药物，如摄食过量，可扰乱人体正常代谢。

（1）甲状腺 甲状腺所分泌的激素称为甲状腺素，它的生理作用是维持正常的新陈代谢。人一旦误食动物甲状腺，因过量甲状腺素扰乱人体正常的内分泌活动，则出现类似甲状腺机能亢进的症状。猪的甲状腺位于气管喉头的前下部，是一个椭圆形颗粒状肉质物，附在气管上，俗称“栗子肉”。屠宰者应事先将甲状腺摘除，不得与“碎肉”混在一起出售。如果有人食用未摘除甲状腺的血脖肉可引起中毒。

由于突然大量外来的甲状腺激素扰乱了人体正常的内分泌活动，特别是严重影响了下丘脑功能，而造成一系列神经精神症状。体内甲状腺激素增加，使组织细胞氧化速率增高。代谢加快、分解代谢增高、产热增加、各器官系统活动平衡失调，因而出现各种症状，既有与甲状腺机能亢进相似之处，又有其中毒的特点。潜伏期可从1h到10d，一般为12～21h。临床主要症状为：头晕、头痛、胸闷、恶心、呕吐、便秘或腹泻，并伴有出汗，心悸等。部分患者于发病后3～4d出现局部或全身出血性丘疹，皮肤发痒，间有水泡、皮疹，水泡消退后普遍脱皮。少数人下肢和面部浮肿、肝区痛、手指震颤、严重者发高热，心动过速，从多汗转为汗闭、脱水。个别患者全身脱皮或手足掌侧脱皮。也可导致慢性病复发和流产等。病程短者仅3～5d，长者可达月余。有些人较长期遗有头晕、头痛、无力、脉快等症状。甲状腺素的理化性质非常稳定，在600℃以上的高温时才能被破坏，一般的烹调方法不可能达到去毒作用。所以，最有效地防止措施是，屠宰者和消费者都应特别注意检查并摘除牲畜的甲状腺。

（2）肾上腺 人和猪、牛、羊等动物一样，也有自身的肾上腺，它也是一种内分泌腺。肾上腺左右各一，分别位于两侧肾脏上端，所以称肾上腺，俗称“小腰子”，大部分包在腹腔油脂内。肾上腺的皮质能分泌多种重要的脂溶性激素，现已知有20余种，它们能促进体内非糖化合物（如蛋白质）或葡萄糖代谢、维持体内钠钾离子间的平衡，对肾脏、肌肉等功能都有影响。一般都因屠宰牲畜时未加摘除或髓质软化在摘除时流失，被人误食，使机体内的肾上腺素浓度增高，引起中毒。此病的潜伏期很短，食后15～30min发病。血压急剧升高、恶心呕吐、头晕头痛、四肢与口舌发麻、肌肉震颤，重者面色苍白、瞳孔散大，高血压、冠心病者可因此诱发中风、心绞痛、心肌梗死等，危及生命。

(3) 病变淋巴腺 人和动物体内的淋巴腺是防御组织，分布于全身各部，为灰白色或淡黄色如豆粒至枣大小的“疙瘩”，俗称“花子肉”。当病原微生物侵入机体后，淋巴腺产生相应的反抗作用，甚至出现不同的病理变化，如充血、出血、肿胀、化脓、坏死等。这种病变淋巴腺含有大量的病原微生物，可引起各种疾病，对人体健康有害。应强调指出，鸡、鸭、鹅等的臀尖不可食。鸡臀尖是位于鸡肛门上方的那块三角形肥厚的肉块，其内是法氏囊，相当于淋巴腺集中的地方，是病菌、病毒及致癌物质的大本营。虽然淋巴腺中的巨噬细胞能吞食病菌、病毒，但对3，4-苯并芘等致癌物却无能为力，它们可以在其中贮存。无病变的淋巴腺，即正常的淋巴腺，虽然因食入病原微生物引起相应疾病的可能性较小，但致癌物仍无法从外部形态判断。所以，为了食用安全，无论对有无病变的淋巴腺，消费者应将其一律废弃为好。

2. 动物肝脏中的毒素

动物肝脏是人们常食的美味，它含有丰富的蛋白质、维生素、微量元素等营养物质。此外，肝脏还具有防治某些疾病的作用，因而常将其加工制成肝精、肝粉、肝组织液等，用于治疗肝病、贫血、营养不良等症。但是，肝脏是动物的最大解毒器官，动物体内的各种毒素，大多要经过肝脏来处理、排泄、转化、结合。事实上，肝脏是动物重要的代谢废物和外源毒物的处理工厂。

(1) 胆酸 熊、牛、羊、山羊和兔等动物肝中主要的毒素是胆酸（Bile acids）、脱氧胆酸（Deoxycholec acid）和牛磺胆酸（Taurocholic acid）的混合物（图3-12），以牛磺胆酸的毒性最强，脱氧胆酸次之。动物肝中的胆酸是中枢神经系统的抑制剂，我国在几个世纪之前，就知道将熊肝用作镇静剂和镇痛剂。

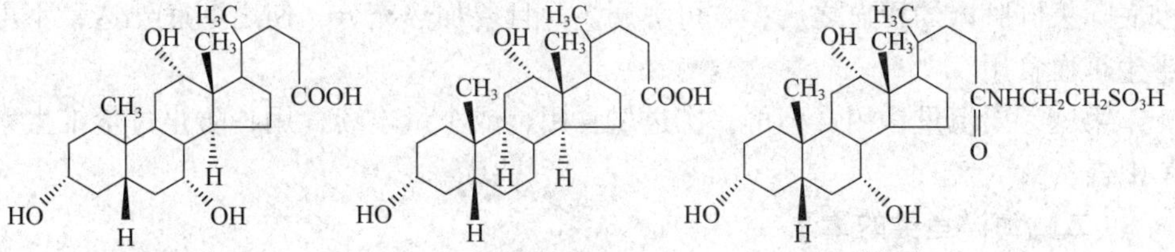

图3-12 胆酸的化学结构式

在世界各地普遍用作食物的猪肝并不含足够数量的胆酸，因而不会产生毒作用，但是当大量摄入动物肝，特别是处理不当时，可能会引起中毒症状。除此之外，许多动物研究发现，胆酸的代谢物——脱氧胆酸对人类的肠道上皮细胞癌如结肠癌、直肠癌有促进作用。实际上，人类肠道内的微生物菌丛可将胆酸代谢为脱氧胆酸。

(2) 维生素A 维生素A（视黄醇）是一种脂溶性维生素，主要存在于动物的肝脏和脂肪中。尤其是鱼类的肝脏中含量最多。维生素A虽然是机体内所必需的生物活性物质，但当人摄入量超过200万~500万IU（IU是衡量维生素生物活性的标准单位，1IU相当于0.3mg纯的结晶维生素A）时，就可引起中毒。大剂量服用维生素A会引起视力模糊、失明和损害肝脏。维生素A在人体血液中的正常水平为5~15IU/L。

因为超量摄入任何食物都可引起毒性反应，所以，维生素A并不因为它的超量消费可引起毒性反应而被划为有毒物质。尽管数据的来源不同，但普遍认为，人每天摄入100mg（约3000IU/kg体重）维生素A可引起慢性中毒。表3-7列出了不同动物肝脏中的维生素A含量。

表3-7 动物肝脏中的维生素A含量

动物	100g鲜重含量/IU
北极熊	1800000
海豹	1300000
羊和牛	4000~45000
黄鼬	2400~4000

总之，动物肝脏有营养，可食，但必须善于选择和烹调。一般来说，食用动物肝脏时应注意以下三点：

第一，要选择健康肝脏。肝脏淤血、异常肿大、内包白色结节、肿块或干缩，坚硬或胆管明显扩张，流出污染的胆汁或见有虫体等，都可能为病态肝脏，不可食用。

第二，对可食肝脏，食前必须彻底清除肝内毒物。一般方法是，反复用水浸泡3~4h，如急用，可在肝表面切上数刀，以增加浸泡效果，缩短浸泡时间。当彻底除去肝脏内的积血之后，方可烹调。而且要加热充分，使之彻底熟透，不可半生带血食用。

第三，要慎重食用，不可一次过量食用，或小量连续食用，防止过量维生素A中毒。

（二）海洋鱼类的毒素

1. 雪卡中毒

雪卡鱼（Ciguatera）一词来自名词Cigua，Cigua原是指生长在加勒比海的一种卷贝品种，现在是指栖息于热带和亚热带海域珊瑚礁附近，因食用毒藻类而被毒化的鱼类的总称。有超过400多种的鱼被认为是雪卡鱼，实际含毒的有数十种，其中包括几种经济上比较重要的海洋鱼类如梭鱼、黑鲈和真鲷等。雪卡鱼的种类随海域不同而有所不同，但在外观上与相应的无毒鱼无法区别。

（1）毒性作用模式　雪卡中毒主要影响人类的胃肠道和神经系统。雪卡中毒的症状与有机磷中毒有些相似：一些受害者开始感到唇、舌和喉的刺痛，接着在这些地方出现麻木；另一些病例的首先症状是恶心和呕吐，接着是口干、肠痉挛、腹泻、头痛、虚脱、寒战、发热和广泛肌肉痛等症状，口腔有食金属味，接触冷水犹如触电般刺痛，中毒持续恶化直到患者不能行走。症状可持续几小时到几周，甚至数月的时间。在症状出现的几天后，有时有死亡现象发生。

（2）毒性原理　雪卡中毒可能是由几种不同来源的毒素所造成的。目前已从雪卡鱼中分离到至少有4种毒性物质，它们的相对分子质量和化学性质都不同，其中包括雪卡毒素（Ciguatoxin）、刺尾鱼毒素和鹦嘴鱼毒素。雪卡毒素对小鼠的LD_{50}为0.45μg/kg体重，毒性比河豚毒素强20倍。刺尾鱼毒素对小鼠的LD_{50}为0.17μg/kg体重。

大多数雪卡毒性鱼聚居在海底，以珊瑚礁上的各种海洋藻类为食。现在已证实几种海洋微生物是雪卡毒素的来源，其中包括蓝绿藻（岗比亚藻）、裸甲藻和海洋细菌。雪卡鱼对这些有毒藻类无任何致病反应，但同一种群中体形较大者通常毒性更强，说明雪卡毒素在鱼体中有累积效应。还有一些证据表明，雪卡毒素在人体中也有富集效应，并导致累积性中毒。因加热或冷冻均不能破坏雪卡毒鱼的毒性，所以，目前对该类毒素的预防尚缺乏行之有效的方法。

2. 河豚毒素

河豚毒素（Tetrodotoxin）首先得之于河豚鱼（Fugu rubripe），河豚鱼是味道极鲜美但含有剧毒的鱼类。河豚鱼在大多数沿海国家的沿海和大江河口均有分布，全球有200种，我国有70多种。河豚毒素多存在于河豚鱼、海洋翻车鱼、斑节鰕虎鱼和豪猪鱼等多种豚科鱼类的卵巢、皮肤、肝脏甚至肌肉中。

（1）河豚毒素的分布　大约80种河豚鱼已知含有或怀疑含有河豚毒素。在大多数河豚鱼中，毒素的浓度由高到低依次为卵巢、鱼卵、肝脏、肾脏、眼睛和皮肤，肌肉和血液中含量较少。由于鱼的肌肉部分河豚毒素的含量很低，所以，中毒大多数是由于可食部受到卵巢或肝脏的污染，或是直接进食了这些内脏器官引起的。对死亡较久的河豚鱼来说，因内脏腐烂，其中的毒素也会侵染进其肌肉中。

河豚毒素主要存在于雌性河豚鱼的卵巢中，而且含量随季节变化而有不同。在产卵期的冬季，河豚卵巢和鱼卵中含毒素的浓度最高，有趣的是这时也是河豚鱼风味最佳的时候。

（2）河豚毒素的毒性　河豚毒素是一种全氢化喹唑啉化合物，分子式为$C_{11}H_{17}N_3$（图3－13）。河豚毒素衍生物的毒性依不同的C_4的取代基而有所不同。河豚鱼中毒一般发生在进食后的30～60min内（偶尔会更早）。中毒的典型进程包括以下四个阶段：第一阶段，唇、舌和手指有轻微麻痹和刺感，这是中度中毒的明显征兆；第二阶段，唇、舌及手指逐渐变麻痹，随即发生恶心、呕吐等症状，口唇麻痹进一步加剧，但存在知觉；第三阶段，麻痹出现说话困难现象，运动失调更为严重，并肢端肌肉瘫痪；第四阶段，知觉丧失，呼吸麻痹而导致死亡。

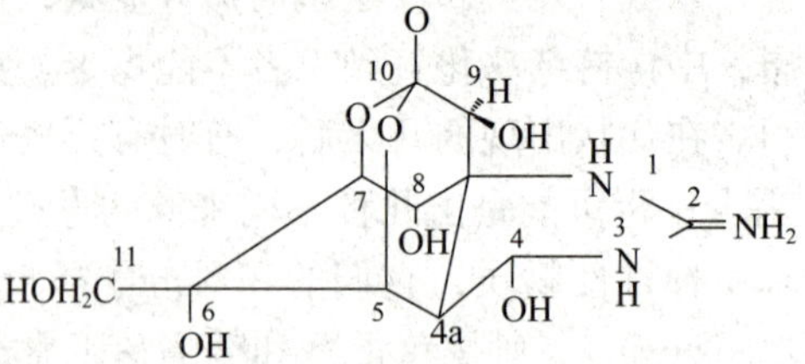

图 3－13　河豚毒素的化学结构式

由于河豚毒素无抗原性，所以没有抗血清。如果呕吐严重或者中毒症状处在第三和第四阶段，则没有抗毒药物可救。目前，对河豚毒素中毒的最好疗法是清洗和排出胃肠道中的毒素，并马上进行人工辅助呼吸。

河豚毒素是一种毒性很强的神经毒素，它对神经细胞膜 Na^+ 通道有专一性作用，能阻断神经冲动的传导，使呼吸抑制，引起呼吸肌和血管神经麻痹。河豚毒素对小鼠的经口 LD_{50} 为 8.7μg/kg 体重。对人的经口最小致死量为 40μg/kg 体重。大约 1～2mg 河豚毒素结晶可使一个成人致死，相当于高毒性河豚鱼品种 1g 卵巢的毒素含量。一般河豚品种多于 10g 的河豚鱼卵也可产生致命性中毒。河豚毒素比麻痹毒素毒性强，这是因为河豚毒素经口摄入的吸收比麻痹毒素好，并且即使通过口腔黏膜也能吸收。

3. 贝类毒素

世界上可作食品的贝类约有 28 种，已知的大多数贝类均含有一定数量的有毒物质。实际上，贝类自身并不产生毒物，但是当它们通过食物链摄取海藻或与藻类共生时就变得是有毒的了，足以引起人类食物中毒。

（1）岩蛤毒素和膝沟藻毒素　麻痹性贝类毒素专指摄食有毒的涡鞭毛藻、莲状原膝沟藻、塔马尔原膝沟藻的被毒化的双壳贝类所产生的生物毒素。自 1954 年从加利福尼亚蚝和阿拉期加油蛤中分离纯化岩蛤毒素后，已有 7 种有关的麻痹毒素样毒素（PSP）从甲藻和软体动物中分离得到，它们主要是岩蛤毒素（Saxitoxin）（图 3－14）、膝沟藻毒素和新岩蛤毒素。这些毒素对贝类本身没有致病作用，大多数贝类在赤潮停止后 3 周内将毒素分解或排泄掉。贝类组织具有对这些毒素进行生物转化的能力。

麻痹性贝类毒素很少量时就对人类产生高度毒性，是低分子毒物中毒性较强的一种。麻痹性贝类毒素毒性与河豚毒素相似，主要表现为摄取有毒贝类后 15min 到 2～3h，人出现唇、手、足和面部的麻痹，接着出现行走困难、呕吐和昏迷，严重者常在 2～12h 之内死亡。死亡率一般为 5%～18%。1mg 岩蛤毒素即可使人中度中毒，岩蛤毒素对人的最小经口致死剂量为 1.4～4.0mg/kg 体重，对小鼠的经口 LD_{50} 为 0.263mg/kg 体重，腹腔注射的 LD_{50} 为 10mg/kg 体重，大

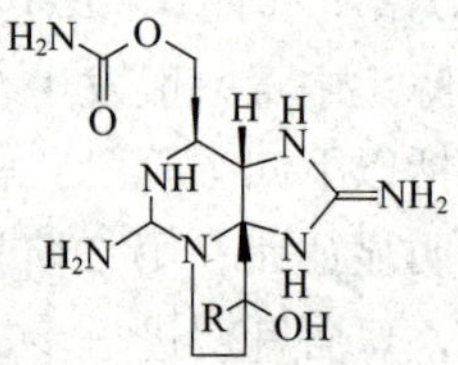

图 3－14　岩蛤毒素的化学结构式

约是经口饲喂量的1/10。岩蛤毒素不会因洗涤而被冲走，热对它也不起作用，而且没有已知的解毒药。

由于毒化贝和非毒化贝在外观上无任何区别，因此，必须根据赤潮发生地域和时期的规律性对海产贝类作严格的监控。1958年以来，美国FDA建立了限制冰冻和罐装贝类PSP的含量为80μg/100g的规定。如果产地贝类可食部中的PSP含量超过这个值，则不允许进行商业性捕捞。考虑到贝类毒素不易被加热所破坏，对一般消费者而言，最重要的是对贝类食品要有“如果怀疑，就扔掉”的观念。

（2）鲍鱼毒素　鲍鱼的内脏器官含有一种称为Pyropheophorbidea的毒素，是海草叶绿素的衍生物，一般在春季聚集在鲍鱼的肝脏中。这种毒素具有光化活性，是一种光敏剂。如果有人吃了含有这种化合物的鲍鱼（如日本北部居民有吃盐腌鲍鱼的习惯），然后又暴露于阳光中的话，该物质会促使人体内的组氨酸、酪氨酸和丝氨酸等胺化合物的产生，从而引起皮肤炎症和毒性反应。鲍鱼毒素的中毒症状为脸和手出现红色水肿，但不致死。

第二节　食品中的农药残毒与兽药残留

一、农药残毒

（一）概述

农药（Pesticides）是指那些对有害生物具有杀灭、抑制和驱除作用的人工合成或天然的物质，农药分为杀昆虫剂（Insecticides）、杀菌剂（Fungicides）、除草剂（Herbicides）、杀螨剂（Acaricides）、杀螺剂（Molluscicides）和灭鼠剂（Rodenticides）等。农药残留是主要的世界公害之一。杀虫剂在现代社会的角色成为最引起争论的问题。食物中的农药残留也成为目前全世界重要的食物安全问题。

农药残留是指使用农药后，残存在植物体内、土壤和环境中的农药及其有毒代谢物的量。农药残毒就是残留在食品中的农药毒性。如果未按照国家安全使用规定施用农药和进行农产品采收，或违反国家规定使用高毒农药，农产品就会有农药残毒，就会对食用者身体健康造成危害，严重时会造成身体不适、呕吐、腹泻甚至导致死亡的严重后果。

目前，人类食品一半以上可检出杀虫剂的残留。因此FAO/WHO农药残留联席会议（JMPR）、FDA对农药的最大容许残留量（MRL）作出了规定（表3－8和表3－9）。我国对农药残留量问题已于2005年正式颁布了GB 2763—2005《食品中农药的最大残留限量》，并于2005年10月1日起正式实施，提供了食品中农药残毒量检验的标准。

表 3-8 FAO/WHO 的农药残留标准 单位：mg/kg

食品	DDT	BHC	狄氏剂	氯丹	马拉硫磷	敌敌畏
成品粮食	0.2	0.3	0.2	0.05	2.0	2.0
蔬菜水果	0.1	0.2	0.045～0.1	0.02～0.2	0.5～4.0	0.1～0.5
低脂肉类	0.2	0.4	0.2	0.5	ND	0.05
牛奶	0.1	0.1	0.15	0.5	ND	0.05
蛋	<0.1	<0.1	0.1	0.2	ND	0.05
鱼	1.0	2.0	ND	ND	ND	ND
食用菌	0.1	0.1	ND	ND	ND	ND
茶叶	0.2	0.4	ND	ND	ND	ND

注：ND 表示不得检出。

表 3-9 美国 FDA1992 年的有机氯农药残留量（MRL）标准 单位：mg/kg

食品	DDT，DDE，TDE	BHC	狄（艾）氏剂	氯丹	七氯	毒杀酚
动物饲料	0.5	0.5	0.03	0.1	0.03	0.5
甜玉米	0.1	0.2	0.03	0.1	0.05	1.0
粮谷米	0.5	0.05	0.02	0.1	0.03	ND
植物油	1.0	0.3	0.3	0.5	ND	ND
牛奶	<0.1	0.3	0.3	0.2	ND	ND
花生	1.0	2.0	0.03	0.1	0.05	ND
蛋类	0.5	0.05	0.03	ND	0.03	ND
鱼（可食）	5.0	ND	0.3	0.3	0.3	5.0
柑橘水果	0.1	0.05	0.02	0.1	0.05	1.0
甘薯	1.0	0.05	0.1	0.1	0.05	1.0
甘蓝	0.2	0.05	0.05	0.1	0.05	1.0
胡萝卜	0.3	0.05	0.1	0.1	0.05	1.0

注：ND 表示不得检出。

（二）常见有机氯农药

有机氯农药曾广泛用于杀灭农业、林业、牧业和卫生害虫。常用的包括 DDT、BHC（六六六）、林丹、艾氏剂、狄氏剂、氯丹、七氯和毒杀酚等。绝大部分有机氯农药因其残留严重，并具有一定的致癌活性而被禁止使用。目前仅有少数有机氯农药用于疾病（如疟疾）的预防。由于这类农药在环境中具有很强的稳定性，不易降解，易于在生物体内蓄积，目前仍对人类的食物造成污染，是食品中最重要的农药残留物质。

我国使用 DDT 和 BHC 有 30 多年的历史，于 1983 年停止生产和使用。该农药具有高度的选择性，多贮存在动植物体脂肪组织或含脂肪多的部位，在各类食品中普遍存在，但含量在逐步减少，目前基本上处在μg/kg的水平。

1. DDT及其毒性

DDT（图3-15）自20世纪40年代人类开始使用，到1987年全球停止生产DDT，全世界一共生产了2152万t，其中40%约800万t残留在地球环境中。DDT残留在环境中无处不在，在几乎所有生物和环境样本中均可分离出来。DDT在食物链中的富集作用很强。据研究奶牛摄入含7~8mg/kg DDT的干草，泌出的牛奶中含DDT约3mg/kg，奶油中约65mg/kg。当DDT广泛使用时，发现母乳和脂肪组织中DDT的水平也比乳制品和肉类的限量浓度高。DDT的蓄积水平和与其接触时间有明显的关系，例如接触DDT五年以上的人脂肪中DDT含量比接触一年者高出40多倍。DDT被禁止使用后，它在人体组织中贮存的水平明显下降。据估计，我国居民体内的DDT含量为西方国家居民的1.2~4.4倍，这与我国停止生产DDT的时间（1983年）较短有关。

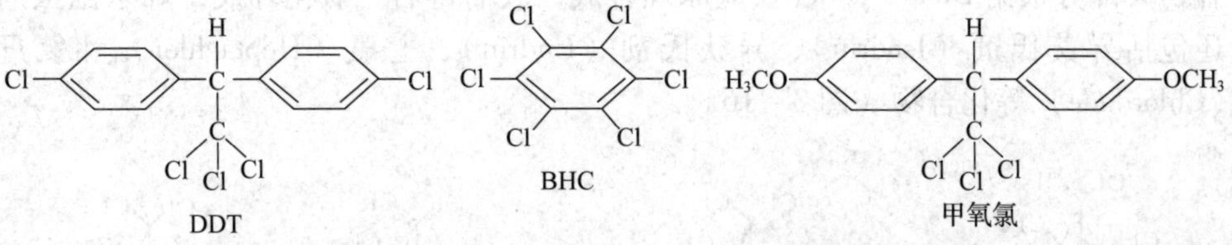

图3-15　DDT、BHC（六六六）、甲氧氯的化学结构式

DDT的毒性：根据FAO/WHO建议的农药分级标准，DDT为中度危害性农药。DDT等有机氯杀虫剂属于神经毒剂，对哺乳动物的急性毒性主要表现为中枢神经系统中毒，其对各种动物的LD_{50}如表3-10所示。DDT对人的急性毒性不强。1945年，一名科学家亲身研究了DDT对人体的临床反应，在为期一年的实验中，他每天吸入100mg纯的DDT，并饮用含DDT为3240mg/m^{3}的水。结果吸入的雾滴大部分沉积于呼吸道和咽喉。然后，他食用1个月用含DDT为2160mg/m^{3}的水喷雾过的食物。在所有实验中，没有发生任何种类的疾病反应。

表3-10　　DDT对各种动物的LD_{50}　　单位：mg/kg体重

动物种类	一次经口	一次皮下注射
大鼠	500~2500	1000
小鼠	300~1600	375
猪	250~560	1000
兔	300~1770	300~2820
狗	>300	
猫	100~410	

DDT对人的危害主要是由于其较强的蓄积性所造成的慢性毒性。DDT的慢性毒性表现在其对肝、肾和神经系统的损伤，不仅可引起肝脏和神经细胞的变性，而且常伴有不同程度的贫血、白细胞增多等病变。DDT对生殖系统、免疫和内分泌系统也有明显的影响。DDT可引起动物的性周期和胚胎发育障碍，可引起子代死亡和发育不良。研究表明，早产婴儿血液中DDT代谢产物DDE的浓度明显高于足月婴儿。

研究表明，以800mg/kg体重的大剂量DDT饲喂大鼠可诱发肝癌，而低剂量不能诱发癌。DDT对小鼠的致癌活性较强。用3mg/kg体重的低剂量DDT饲喂小鼠，第二代和第三代小鼠肿瘤和白血病发病率明显增加，而第五代小鼠肺癌发病率增加25倍。目前尚未看到DDT等有机氯杀虫剂和人体恶性肿瘤关系的确切数据。

2. 艾氏剂和狄氏剂

艾氏剂（Aldrin）和狄氏剂（Dieldrin）属氯化环戊二烯类杀昆虫剂，这类化合物大部分根据Diels-Alder反应原理合成，故而得名。氯化环戊二烯杀昆虫剂还包括异艾氏剂（Isodrin）、异狄氏剂（Endrin）、七氯（Heptachlor）和氯丹（Chlordane）等化合物（图3-16）。

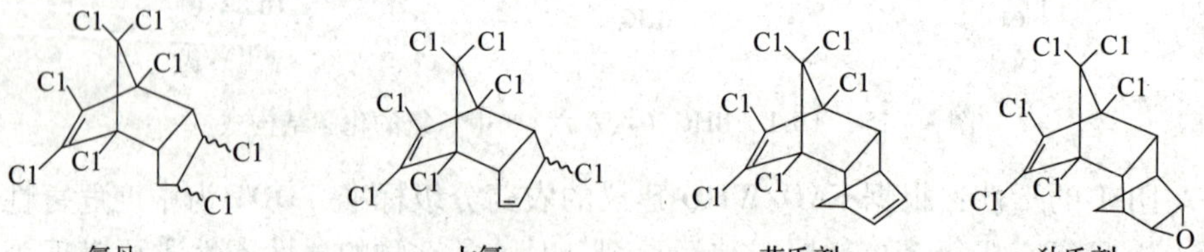

图3-16 氯化环戊二烯类杀虫剂的化学结构式

氯化环戊二烯类杀虫剂具有很强的急性毒性，其中异狄氏剂按FAO/WHO农药分类标准列为Ia类极度危害性农药。FDA将异狄氏剂和异艾氏剂列为重要的检控农药，并停止使用。表3-11列出它们对大鼠的LD_{50}。哺乳动物摄入氯化环戊二烯类杀虫剂可产生严重的神经中毒症状，例如痉挛。但其毒性作用的机理不很清楚，估计与神经递质的破坏有关。许多哺乳动物喂养研究显示其慢性毒性引起的病变同DDT中毒相似、肝实质性坏死等。氯化环戊二烯杀虫剂的中毒剂量范围为5~150mg/kg体重。

表3-11 氯化环戊二烯杀虫剂对大鼠的LD_{50} 单位：mg/kg体重

杀虫剂	LD_{50}	杀虫剂	LD_{50}
艾氏剂	25~95	异狄氏剂	5~43
异艾氏剂	10~35	七氯	100~163
狄氏剂	24~98	氯丹	150~700

和 DDT 一样，氯化环戊二烯类杀虫剂具有高脂溶性且相当稳定，可在动物组织中积累，通过食物链的生物富集作用而增加其浓度。氯化环戊二烯杀虫剂的慢性毒性包括有生殖毒性和致癌性。有许多研究证据表明这些成分是动物可能的致癌物。此外，也有氯化环戊二烯类杀虫剂使动物致突变和致畸的报告。

（三）常见有机磷农药

有机磷（Organophosphate）农药是人类最早合成而且仍在广泛使用的一类杀虫剂，也是目前我国使用最主要的农药之一，被广泛应用于各类食用作物，有机磷农药早期发展的大部分是高效高毒品种，如对硫磷（Parathion）、甲胺磷（Methamidophos）、毒死蜱（Cholorpyrifos）和甲拌磷（Phorate）等；而后逐步发展了许多高效低毒低残留品种，如乐果（Dimethoate）、敌百虫（Trichlorfon）、马拉硫磷（Malathion）、二嗪磷（Diaxinon）和杀螟松（Cyanophos）等，成为农药的一大家族。部分有机磷农药的结构如图 3－17 所示。

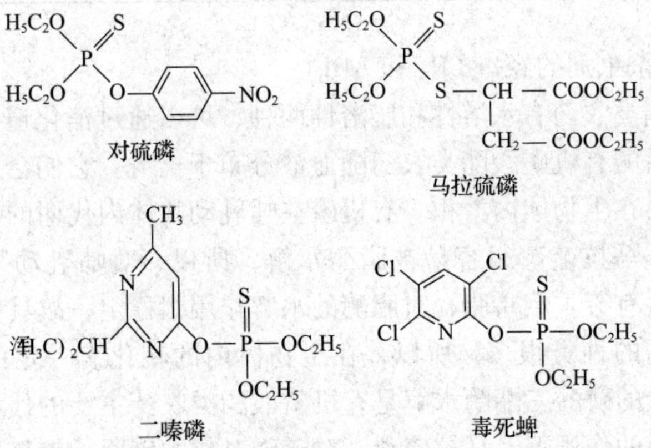

图 3－17　有机磷杀虫剂的化学结构式

有机磷农药的溶解性较好，易被水解，在环境中可被很快降解，在动物体内的蓄积性小，具有降解快和残留低的特点，成为我国主要的取代有机氯的杀虫剂。但是由于有机磷农药的使用量越来越大，而且对农作物往往要反复多次使用，因此，有机磷对食品的污染比 DDT 还要严重。有机磷农药污染食品主要表现在植物性食品中残留，尤其是水果和蔬菜最易吸收有机磷，且残留量高。近年来，有机磷农药的慢性毒性作用也得到肯定并逐渐引起人们的重视。目前我国的急性食物中毒事件多由有机磷引起。表 3－12 列出了各类有机磷农药对老鼠的 LD_{50}。

表 3-12 有机磷杀虫剂的经口 LD_{50}和 ADI

有机磷	ADI/（mg/kg 体重·d）	LD_{50}（小鼠）/（mg/kg 体重）	LD_{50}（大鼠）/（mg/kg 体重）
对硫磷	0.005	5.0~10.4	—
甲拌磷	0.001	2.0~3.0	1.0~4.0
二嗪磷	0.002	18~60	86~270
倍硫磷	0.0005	74~180	190~375
敌敌畏	0.004	50~92	450~500
杀螟松	0.001	700~900	870
乐果	0.02	126~135	185~245
马拉硫磷	0.02	1190~1582	1634~1751
敌百虫	0.01	400~600	450~500

1. 有机磷杀虫剂的经口 LD_{50}和 ADI

有机磷酸酯类农药有水溶性和脂溶性两种，可以通过消化道、呼吸道和皮肤被吸收。吸收后的有机磷酸酯类农药随血液分布于全身。它们会被迅速地代谢和排出，一般不会在生物体内蓄积。有机磷在哺乳动物体内代谢的快慢与其化学结构有关。例如，马拉硫磷很容易被脂酶水解，所以，对哺乳动物具有极低的毒性；而对硫磷含有芳香族磷脂，对脂酶的水解作用很稳定，故具有很高的毒性。

有机磷农药的种类很多，所以，在生物体内的转化有一定的差异。一般而言，氧化和相继的磷酸三酯酶水解是有机磷酸酯类农药主要的代谢途径。在肝细胞多功能氧化酶的作用下，马拉硫磷、对硫磷对位的硫原子被氧取代形成对氧磷和马拉氧磷；乐果脱去对位的烷基（甲氧基）形成脱甲基乐果；第二步，肝细胞的磷酸三酯酶将氧化的产物如对氧磷、马拉氧磷或脱甲基乐果水解；第三步，脂酶的水解产物在葡萄糖醛酸转移酶、葡萄糖基转移酶、硫酸转移酶或 GST 的作用下，与葡萄糖醛酸、葡萄糖、硫酸或谷胱甘肽结合，使其溶解性增加、毒性降低或消失，并易于从体内排出。有机磷酸酯类在人体和动物体内的转化很快，摄入后 6~12h 在血中浓度达到峰值，24~48h 可完全排出。

2. 有机磷酸酯类农药的毒性

有机磷酸酯为神经毒素，主要是竞争性抑制乙酯胆碱脂酶（AchE）的活性，导致神经突触和中枢的神经递质——乙酰胆碱（Ach）的累积，从而引起中枢神经中毒。Ach 在平滑肌接头处的蓄积导致持续的刺激，如胸廓紧张，流涎，流泪增加，出汗增多，肠蠕动提高（可导致恶心、呕吐、痛性痉挛和腹泻），心动过缓和眼睛瞳孔特征性的缩小等，严重者可形成对呼吸中枢的抑制，呼吸肌麻痹，支气管平滑肌痉挛，导致人体缺氧和窒息死亡。一般而言，喷施有机磷农药的工人容易产生有机磷急性中毒。不良菜农在蔬菜销售前大量喷施农药也可造成消费者的急性中毒症状。

有机磷酸酯类农药也具有一定的慢性毒性。根据动物实验和人群调查资料，长期反复摄入有机磷农药可造成肝损伤，一般急性中毒者的肝功能有明显的下降。这些有机磷酸酯类农药如马拉硫磷和敌敌畏在 Ames 实验中呈现致突变性。已有证据表明马拉硫磷可促进动物肿瘤的产生。

（四）氨基甲酸酯农药

氨基甲酸酯（Carbamate）类杀虫剂是20 世纪40 年代美国加州大学的科学家研究卡立巴豆时发现的毒性生物碱——毒扁豆碱的合成类似物，是人类针对有机氯和有机磷农药的缺点而开发出的一类新杀虫剂。氨基甲酸酯杀虫剂具有选择性强、高效、广谱、对人畜低毒、易分解和残毒少的特点，在农业、林业和牧业等方面得到了广泛的应用。氨基甲酸酯农药已有1000 多种，其使用量已超过有机磷农药，销售额仅次于除虫菊酯类农药，位居第二。氨基甲酸酯杀虫剂使用量较大的有速灭威（Metolcarb）、西维因（Carbaryl）、涕灭威（Aldicarb）、克百威（Carbofuran）、叶蝉散（Isoprocarb）和抗蚜威（Pirimicarb）等。氨基甲酸酯类杀虫剂在酸性条件下较稳定，遇碱易分解，暴露在空气和阳光下易分解，在土壤中的半衰期为数天至数周。图 3－18 列出了部分氨基甲酸酯农药的结构。

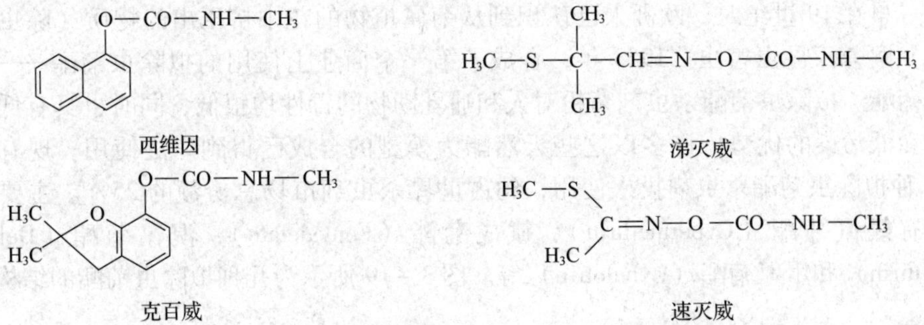

图 3－18　氨基甲酸酯类杀虫剂的化学结构式

氨基甲酸酯的杀虫范围较有机磷更窄，而且它对有益昆虫如蜜蜂也具有高效毒性。氨基甲酸酯经口喂饲时对哺乳动物产生很高的毒性（表 3－13），而经皮肤吸收所产生的毒性较低。尽管氨基甲酸酯的残留较有机氯和有机磷农药轻，但随着其使用量和应用范围的扩大、使用时间的延长，残留问题也逐渐突出，并引发了多起食物中毒事件。

表 3-13　氨基甲酸酯杀虫剂对小鼠和大鼠的经口急性毒性　　单位：mg/kg 体重

农　药	小　鼠 LD_{50}	大　鼠 LD_{50}
西维因	170～200	850
速灭威	380	268
抗蚜威	107	147
克百威	2.0	8～14
涕灭威	0.66	0.93
叶蝉散	300	260

氨基甲酸酯杀昆虫剂的毒性机理和有机磷一样，都是 AchE 的阻断剂。氨基甲酸酯是 AchE 的直接阻断剂，但与有机磷不同的是它们不能让使神经中毒的脂酶钝化，因此与迟发的神经疾病的症状无关。氨基甲酸酯杀昆虫剂的中毒症状是特征性的胆碱性流泪、流涎，瞳孔缩小，惊厥和死亡。氨基甲酸酯对人的毒性不强。国外有人给成年男性志愿者每天口服西维因 0、0.06、0.12mg 连续 6 周，经生理学、生物化学和组织学检查未见异常。

氨基甲酸酯具有致突变、致畸和致癌作用。将西维因以各种方式处理小鼠和大鼠，均可引起癌变，并对豚鼠、狗、小鼠、猪、鸡和鸭有致畸作用。西维因进入人体后，在胃的酸性条件下可与食物中的硝酸盐和亚硝酸盐生成的 *N*-亚硝基化合物，在 Ames 实验中显示出较强的致突变活性。

（五）拟除虫菊酯农药

早在 19 世纪时，欧洲人已认识到从菊属植物的花中挤压出的物质（除虫菊粉）可杀灭昆虫害虫。1953 年，合成了第一个商业上使用的拟除虫菊酯——丙烯菊酯。拟除虫菊酯杀虫剂菊粉对人和哺乳动物的毒性均很低，同时也具有低残留和低污染的优势，许多以这些天然酯为模型的合成已得到广泛使用。现有近 20 种拟除虫菊酯杀虫剂投入使用，约占世界杀虫剂市场总份额的 25%。主要品种有氯氰菊酯（Cypermethrin）、氰戊菊酯（Fenvaletate）、溴氰菊酯（Deltamethrin）和甲氰菊酯（Cyhalotrin）等。图 3-19 所示为几种拟除虫菊酯的结构。

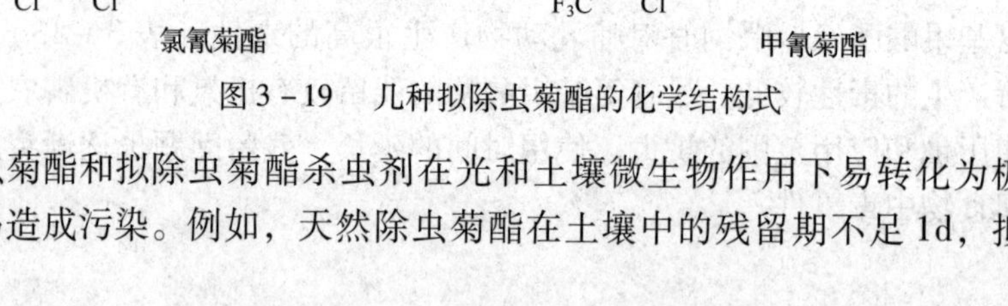

图 3-19　几种拟除虫菊酯的化学结构式

除虫菊酯和拟除虫菊酯杀虫剂在光和土壤微生物作用下易转化为极性化合物，不易造成污染。例如，天然除虫菊酯在土壤中的残留期不足 1d，拟除虫菊酯在农业作物中的残留期为7～30d。拟除虫菊酯在喷施时与果实、谷物直接接触，是造成其污染的主要原因。

拟除虫菊酯在生物体内基本不产生蓄积效应，对哺乳动物的毒性不强。除虫菊酯对大鼠的经口LD_{50}为420mg/kg体重，胺菊酯的LD_{50}为4640mg/kg体重，溴灭菊酯的LD_{50}甚至高达710g/kg体重。拟除虫菊酯主要为中枢神经毒，有资料显示拟除虫菊酯能改变神经细胞膜的钠离子通道功能，使神经传导受阻，出现痉挛和共济失调等症状。

二、兽药残留

兽药残留是指动物产品的任何可食部分所含兽药的母体化合物或其代谢物，以及与兽药有关的杂质的残留。为了预防和治疗家畜和养殖鱼患病而大量投入抗生素、磺胺类、激素类等化学药物，往往造成药物残留于食用动物组织中，伴随而来的是对公众健康和环境的潜在危害。兽药残留已是食品安全性问题中的重要问题之一。1999年农业部发布了《动物性食品中兽药的最高残留量》的通知，规定了对101种兽药的使用品种及在靶组织的最大残留限量。主要残留兽药有抗生素类、磺胺药类、呋喃药类、激素药类等。

（一）食品中兽药的污染

1. 进入食品的途径

预防和治疗畜禽疾病用药，是以治疗、预防或诊断为目的，给食用动物（包括产肉或产奶的动物、家禽、鱼或蜜蜂等）使用某些药物以改变其生理功能和行为。这类药物品种繁多，主要有抗生素类（包括四环素类、呋喃药类及磺胺药类）、驱虫抗虫类以及激素类。通过口服、注射、局部用药等方法给药，药物由于残留动物体内而污染食品。

促进生长、泌乳、甚至肌肉脂肪分配而使用的药物促进畜禽的生长、提高产肉量、产奶量或者瘦肉率等而使用的药物，如促生长激素、甲状腺素、性激素、孕激素、蛋白同化激素等。此外还有催眠镇静剂等，如安定、安眠酮等，这些药物也是通过口服、注射、局部药等方法给药，药物由于残留动物体内而污染食品。

在食品保鲜中引入药物。如加入某些抗生素来抑制微生物的生长、繁殖，这样也会不同程度地造成食品的污染。

2. 兽药残留污染的主要原因

（1）不遵守休药期规定　休药期是指畜禽停止给药到其产品允许上市或制成为食品的间隔时间。一些农户受经济利益驱使，将不到休药期的动物或动物产品送到市场，从而使其兽药的残留量超过标准规定。

（2）未正确使用兽药和滥用兽药　使用兽药时，在用药剂量、给药途径、用药部位和用药动物的种类等方面不符合用药规定，造成药物残留。一些亚治疗水平的抗生素被用来作为生长促进剂，使用量提高，从而造成高水平的残留。

(3) 使用未经批准的药物　一些农户为促进畜禽生长，提高产（瘦）肉率或产奶率，往往使用未经批准的药物（如禁用的激素），造成食用动物的兽药残留，如为了使动物改变肌肉和脂肪比例，多长瘦肉而使用盐酸克伦特罗，为使甲鱼和鳗鱼长得肥壮而使用已烯雌酚等。

(4) 饲料在加工、生产过程中受到污染　将盛过抗菌药物的容器用于贮存饲料，或使用没有充分洗净的盛过药物的贮存容器，造成饲料加工过程中的兽药污染。

(5) 屠宰前使用兽药、厩舍粪池中所含兽药　屠宰前使用兽药用来掩饰临床症状，逃避屠宰前检查。这样一来很可能造成食用动物的兽药残留。厩舍粪池中含有抗生素等药物的废水和排放的污水以及动物的排泄物中含有兽药，都将引起污染和再污染。

(6) 环境内分泌干扰物质（EEDs）进入食物链　目前已被证实或疑为内分泌干扰物的环境化合物达数百种之多，可来自于然和人工合成化学品，包括烷基酚类（来自洗涤剂）、多氯联苯与二噁英（来自环境）、有机氯杀虫剂和除草剂（如 DDT）、双酚 A 和邻苯二甲酸酯类（来自塑料和包装材料）、霉菌毒素、金属类（如四丁基锡）等。这些物质进入食物链对食品造成污染。

3. 污染食品的分布

兽药在动物体内的分布和残留与兽药投予时动物的状态（如食前、食后）、给药方式（是随饲料投予还是随饮水投予，是强制投予还是注射等）及兽药种类有很大关系。兽药在食用动物不同的器官和组织中含量不同，在一般情况下，对兽药有代谢作用的脏器，如肝脏、肾脏，其兽药浓度高；在鸡蛋中，与蛋白质结合率高的脂溶性药物容易在卵黄中蓄积，且可能向卵白中迁移；使用了激素或抗生素的奶牛可将其代谢产物通过泌乳过程而排到牛奶中；近些年抗生素在蜜蜂中使用逐渐增多（冬季蜜蜂常发生细菌性疾病，一定量的抗生素可治疗细菌性疾病），致使蜂蜜中残留的抗生素也成为一个健康问题。一般来说，各种畜禽、鱼类的肌肉、脂肪组织、肝、肾、奶、蛋、蜂蜜等都可成为抗生素和激素的污染对象。

4. 常见残留兽药种类

(1) 抗生素类药物残留　由于抗生素应用广泛，用量也越来越大，不可避免地存在残留问题。有些国家动物性食品中抗生素的残留比较严重，如美国曾检出 12% 肉牛、58% 犊牛、23% 猪、20% 禽肉有抗生素残留；日本曾有 60% 的牛和 93% 的猪被检出有抗生素残留。

(2) 磺胺类药物的残留　磺胺类药物是一类具有广谱抗菌活性的化学药物，广泛应用于医学临床和兽医临床。磺胺类药物可在肉、蛋、乳中残留。因为其能被迅速吸收，所以在 24h 内均能检查出肉中兽药残留。磺胺类药物残留主要发生在猪肉中，其次是小牛肉和禽肉中残留。磺胺类药物大部分以原形态自机体排出，且在自然环境中不易被生物降解，从而容易导致再污染，引起兽药残留超标的现象。另外，磺胺类药物常和一些磺胺增效剂合用，增效剂多属苄氨嘧啶化合物，国内外广泛使用的有三甲氧苄氨嘧啶（TMP）、二甲氧苄氨嘧啶（DVD）和二甲氧甲基苄氨嘧啶（OMP）。由于增效剂常和磺胺类药合并使用，因此它们的残留情况也就发生变化。据报道在给鳟鱼（野外试验）1 周连续每日给予 90mg 的磺胺间二甲嘧啶和三甲氧苄氨嘧（SMZ - TMP）复方制剂量，停药后当天立即检验，结果在鳟鱼肌肉中磺胺间二甲嘧啶的浓度最高达 3.9mg/kg，2d 后，最高达到 1.2mg/kg。

（3）呋喃类药物的残留　由于常用的呋喃类药物如呋喃西林，其外用时很少被人体吸收，呋喃唑酮内服时极少吸收以及呋喃妥因吸收后排泄迅速，因此，一般常用呋喃类药物在组织中的残留问题也就显得不那么重要。由于呋喃西林毒性太大，所以通常被禁止内服。英、美国家对呋喃类兽药在食品中的允许最大残留限量（MRL）规定为：呋喃西林、呋喃唑酮在猪中残留限量为 0。欧盟对硝基呋喃类药规定在各种肉用动物的肌肉、肝脏、肾脏和脂肪中的 MRL 为 5μg/kg。我国农业部早在 1994 年发布的《动物性食品中兽药的最高残留量（试行）》中规定：呋喃唑酮在猪和家禽中的 MRL 为 0。

（4）重组牛生长激素　1993 年美国 FDA 允许在奶牛中使用重组牛生长激素（recombinant bovine somatotropin，rBST），以提高牛奶产量。牛生长激素（即 BST）是动物脑垂体分泌的内源性激素，20 世纪 80 年代末，美国开始用生物法体外合成这类激素，以用于奶牛的生长及产奶过程。rBST 的商业化和广泛使用，使世界许多国家以及消费者组织对其健康危害产生关注。1993 年，第 40 次食品添加剂联合专家委员会（JECFA）会议对 rBST 进行了安全性评估，得出的结论是“无需制定 ADI”（即根据现有的毒理学资料，没有必要制定特别的 ADI 值，意即其使用不会有太大的健康危险），但与此同时，荷兰、英国等欧洲国家也着手进行新的安全性评估研究，并指出有资料证明 rBST 的摄入会降低牲畜免疫力，使得动物易于受到病毒和细菌的侵袭，并会摄入更多的抗生素。rBST 能否用于奶牛，欧美之间展开了著名的“牛肉贸易战”，至今仍未有结果。由于目前尚无方法可以区分牛奶中的天然 BST 和 rBST，因此，美国通常采用自动标识、使用记录或 Disclaimer（声称不含）的方式对 rBST 的使用进行管理。我国还未允许使用这类促泌乳激素。

（5）盐酸克伦特罗（Clenbuterol）　盐酸克伦特罗又称“瘦肉精”，20 年前，美国一家公司意外发现：饲料中添加了适量的盐酸克伦特罗后，可使猪等禽畜生长速率、饲料转化率、瘦肉率提高 10% 以上，“瘦肉精”的俗称正是由此而来。瘦肉精一度使用于饲料中，专用于饲养瘦肉型猪。它是一种 β 受体阻断剂，具有舒缓支气管平滑肌、扩张气管以及抑制过敏性物质的释放等作用从而用于治疗动物呼吸系统疾病。毒理学资料显示盐酸克伦特罗具中等毒性，LD_{50} = 0 ~

800mg/kg · bw，其主要毒性作用有嗜睡、心动过速以及强直性惊厥。JECFA 得出的 ADI 值为 0 ~0.004μg/kg · bw。盐酸克伦特罗是世界上许多国家（如欧盟）都明令禁用的药物，中国也将其列入禁用名单。根据 2001 年美国允许使用兽药名单（GreenBook），盐酸克伦特罗仍作为拟肾上腺素类药物使用（允许商业化生产，编号为 140 –973）。

“瘦肉精”进入动物体内后主要分布于肝脏。人摄入后在体内存留时间较长。“瘦肉精”中毒的症状表现比较特别，主要是心慌、肌肉震颤、头痛以及脸部潮红等。一般来说不会有大问题，但是对心率失常、高血压、青光眼、糖尿病、甲状腺机能亢进等疾病的患者有较大危害。全国各地均报道过“瘦肉精”中毒事件，最近一起是 2009 年广州“瘦肉精”中毒事件，中毒人数达 70 人。

（二）兽药残留的危害

人们食用残留兽药的动物性食品后，虽不表现为急性毒性作用，但人如果经常摄入低剂量的兽药残留物，经过一定时间后，残留物可在人体内慢慢蓄积而导致各种器官的病变，对人体产生一些不良反应，主要表现在以下几方面。

1. 一般毒性作用

人长期摄入含兽药抗生素残留的动物性食品后，药物不断在体内蓄积，当浓度达到一定量后，就会对人体产生毒性作用。如磺胺类药物可引起肾损害，特别是乙酰化磺胺在酸性尿中溶解降低，析出结晶后损害肾脏；氯霉素可以造成再生障碍性贫血；β – 氨基糖苷类的链霉素可以引起药物性耳聋等。应特别指出，一些兽药具有急性毒性，如 β – 受体阻断剂、β – 受体激动剂、镇静剂、血管扩张剂以及致敏药物如青霉素等，在污染食品后带来的健康危害更应引起关注。

2. 过敏反应和变态反应

经常食用一些含低剂量抗菌药物残留的食品能使易感的个体出现变态反应，这些药物包括青霉素、四环素、磺胺类药物以及某些氨基糖苷类抗生素等。它们具有抗原性，刺激机体内抗体的形成，造成过敏反应，严重者可引起休克，短时间内出现血压下降、皮疹、喉头水肿、呼吸困难等严重症状。

3. 细菌耐药性

动物在经常反复接触某一种抗菌药物后，其体内的敏感菌株可能会受到选择性的抑制，从而使耐药菌株大量繁殖。当人体发生疾病时，会给临床上感染性疾病的治疗带来一定的困难，耐药菌株感染往往会延误正常的治疗过程。在乳、肉和动物脏器中都存在耐药菌株。当这些食品（如肉馅、牛肉调味酱等）被人食用后，耐药菌株就可能进入消费者消化道内。耐药因子的转移是在人体内进行的。

4. 菌群失调

在正常条件下，人体肠道内的菌群由于在多年共同进化过程中与人体能相互适应，不同菌群相互制约而维持菌群平衡，某些菌群能合成 B 族维生素和维生素 K 以供机体使用。过多应用药物会使这种平衡发生紊乱，造成一些非致病菌死亡，使菌群的平衡失调，从而导致长期的腹泻或引起维生素缺乏等反应，对人体造成的危害。

5．致畸、致癌、致突变作用

苯并咪唑类药物是兽医临床上常用的广谱抗蠕虫药，可持续地残留于肝内并对动物具有潜在的致畸性和致突变性。早在1973—1974年就发现丁苯咪唑对绵羊有致畸作用，多数为骨骼畸形胎儿。1975—1982年先后又发现苯咪唑、丙硫咪唑和苯硫苯氨酯有致畸作用，同时，洛硝哒唑通过Ames试验表明有很高的致突变性，因此，其残留将对人具有潜在的毒性。另外，残留于食品中的克球酚和某些雌激素具有致癌作用。

6．内分泌及其他影响

儿童食用给予促生长激素的食品会导致性早熟；一些属于类甲状腺素药物的β-受体激动剂，如盐酸克伦特罗，可导致嗜睡、心动过速甚至强直性惊厥等不良反应。环境内分泌干扰物质通过食物链进入人体，会产生一系列的健康危害，如导致内分泌相关肿瘤、生长发育障碍、出生缺陷和生育缺陷等，给人体健康带来深远影响。

（三）控制动物性食品中兽药残留措施

（1）加强药物的合理使用规范　包括合理配伍用药、使用兽用专用药，能用一种药的情况下不用多种药，特殊情况下一般最多不超过三种抗菌药物。

（2）严格规定休药期和制定动物性食品药物的最大残留限量　为保证给予动物内服或注射药物后药物在动物组织中残留浓度能降至安全范围，必须严格规定药物休药期，并制定最大残留限量。

（3）加强监督检测工作　肉品检验部门、饲料监督检查部门以及技术监督部门应该加强动物饲料和动物性食品中的药物残留的检测，建立并完善分析系统，以保证动物性食品的安全性，提高食品质量，减小因消费动物性食品引起变态反应的危险性。

（4）合适的食品食用方式　消费者可通过烹调加工、冷藏等加工方法减少食品中的兽药残留。如WHO估计肉制品中的四环素类兽药残留经加热烹调后，5~10mg/kg的残留量可减低至1mg/kg。氯霉素经煮沸30min后，至少有85%失去活性。

目前，农业部严禁使用的促生长作用的激素和兽药包括：①β-受体激动剂，如盐酸克伦特罗、沙丁胺醇等；②性激素，如己烯雌酚；③促性腺激素；④同化激素；⑤具有雌激素样作用的物质（如玉米赤霉醇等）；⑥催眠镇静药（如安定、安眠酮）；⑦肾上腺素能药（如异丙肾上腺素、多巴胺）等。

第三节　食品中的重金属残留毒理

人体中的微量元素都有一个安全和适宜的摄入量，超过此量，都会对机体产生不利的影响。对于必需以外的微量元素，不存在缺乏时的生物效应，应注意的是其过量时的毒害作用。随着工业和交通的不断发展，环境污染也日益严重，有害微量元素所引起的疾病愈来愈受到人们的重视。其中汞、镉、铅、铬、砷、锰等金属元素，广泛应用于工业生产，是当前毒理学研究的重点对象。

一、汞 残 留

汞（Hg）是一种毒性较强的有色金属，常温下为银白色发光液体，俗称水银。汞在自然界以金属汞、无机汞和有机汞形式存在。汞可以形成硫酸盐、卤化物和硝酸盐，均溶于水，具他化合物都是微溶的一价汞盐，最为重要的是 Hg_2Cl_2，通称甘汞。汞与烷基化合物和卤素可以形成挥发性化合物，这些化合物具有很大毒性，有机汞的毒性比无机汞大。

（一）汞对食品的污染

（1）用被汞污染的水养鱼　工矿企业含汞的废水排入江河湖海后，水体被汞污染，水体中的汞通过水生物食物链而在鱼体中蓄积，使鱼体含汞量显著增加。

（2）污水灌溉的农作物　有些工业区用含汞废水灌溉，使农作物从灌溉过的土壤和污水中吸收汞，积蓄到农作物的果实中。

（3）大量使用含汞的农药　过去常使用的西力生和赛力散等都是含汞农药，一般用作拌种剂。如果直接喷洒，可使谷物中含汞量达 0.1mg/kg。虽然我国从 1972 年开始禁止使用含有汞的上述农药，但现在有些地方仍然在使用。

（4）肉、禽和奶类等动物性食品中有时也含有甲基汞　这可能由于牲畜饲料中含有被汞污染的农作物和鱼粉所致。

（二）汞的代谢

汞化合物进入人体的过程可分为由消化道吸收、经呼吸进入肺部吸收或直接经皮肤吸收三个途径。食品中的金属汞几乎不被吸收，无机汞吸收率很低，90% 以上随粪便排出，而有机汞的消化道吸收率很高，如甲基汞 90% 以上可被人体吸收。吸收的汞迅速分布到全身组织和器官，但以肝、脑、肾等器官含量最多。

汞被吸收后一方面与血浆蛋白、血红蛋白等血浆和组织蛋白的巯基结合成结合型汞，另一方面与含巯基的低分子化合物如半胱氨酸、辅酶以及体液中的阴离子形成扩散型汞，随血液分布于全身各脏器组织。

汞化合物主要经胃肠道、尿道和乳汁排泄。经口的汞，除肠道吸收外由粪便排出。皮下注射实验表明，烷基汞比无机汞排泄慢得多。有机汞进入人体内器官后，能长期高浓度蓄积在体内，汞的体内蓄积与其生物半衰期长短有关。

（三）汞的毒理作用

1. 急性毒性

人和动物在短期内摄入大量汞化合物，所发生的急性中毒，主要表现为消化道的局部作用及吸收之后的肾毒性和中枢毒性。

（1）消化道毒性 经消化道染毒时，表现为急性口腔炎和胃肠炎症状。如牙龈红肿、糜烂、出血，扁桃体、唾液腺肿大，面颊及口周溃疡，牙齿松动或脱落，腭骨坏疽。伴有食欲不振、恶心、呕吐、腹泻，有时便血。食道、胃黏膜变性坏死，呈灰色。

（2）肾毒性 毒物吸收后可引起肾炎，一般中毒后4～10d，出现坏死性肾病。表现为肾小球充血、胀肿，肾小管上皮肿胀坏死。临床上可见腰痛、尿痛、尿频、尿少、蛋白尿、管型尿，最终尿闭，在20～25h内死亡。

（3）中枢毒性 汞化合物吸收中毒后表现为中枢机能紊乱，如运动失调、心机能减弱、肌肉震颤、甚至昏迷休克。表现为头痛、头昏、乏力、失眠、轻微或中度发热，伴有明显的消化道反应。

2. 慢性毒性

汞具有蓄积性毒性作用，汞在人体内可引起慢性中毒。

（1）神经毒 甲基汞慢性中毒时，可见口齿不清、步态不稳、运动失调、肢端麻痹、肌肉强直、听觉障碍、视野狭窄等，表现为中枢和外周的神经毒性反应。这就是“水俣病”的典型症状。

（2）生殖毒 甲基汞对人和动物均有明显的生殖毒和胚胎毒，使雄性动物精细胞萎缩、变性及发育异常。Hg_2Cl_2可影响精子的发生和成熟，使精子畸形率升高，对雌性动物，可使卵巢发生退行性变化，影响生殖机能，甚至不孕、流产。

（3）对代谢的影响 有机汞可影响蛋白质、半胱氨酸、铁、铜、镁、硒、维生素E、维生素C的代谢。而无机汞可影响钙、硒、维生素C、维生素B_6的代谢。

（4）对其他组织的损害 常见的有肾实质细胞脂肪变性及间质纤维增生、消化道糜烂或卡他炎症（黏膜组织发生的一种较轻的渗出性炎症），肝细胞变性，进而产生肝硬化，晶状体混浊、晶体囊变色及骨髓病变等。

3. 特异性毒性

特异性毒性包括致畸、致突变性。氯化甲基汞对大鼠和小鼠有致畸性。甲基汞还可随血液通过胎盘进入胎儿，具有致畸作用。孕妇摄入甲基汞可危及胎儿健康，重者可造成流产或死胎，轻者使婴儿成为甲基汞中毒病儿，主要表现为严重的精神迟钝、原始反射（口腔反射、握物反射等）差、协调运动障碍（如共济失调、运动失调等）、生长发育不良、肢体变形、斜视、神经运动性疾病发作等。有机汞可使植物、动物和人的染色体畸变。

（四）毒作用机理

细胞内外的蛋白质、核酸、生物膜、线粒体、溶酶体等，均含有大量汞的受点，能与汞结合。吸收入体内的汞，随血液到达其作用的靶部位与受点结合。由于汞与溶酶体上相应的受点结合，引起细胞内cAMP含量减少，cGMP含量升高，介导破坏溶酶体膜，使溶酶体酶释放从而损害了细胞的基本结构，使功能和代谢异常。

DNA 和 RNA 的胞嘧啶、腺嘌呤或鸟嘌呤残基上有汞的受点，可与汞结合，结构发生改变，介导基因突变。如与 DNA 共价结合，导致断链、移码和复制失真，当生殖细胞的基因发生突变，干扰了基因的表达过程，将会导致细胞遗传功能的异常。汞与巯基酶具有很强的亲和力，可与酶活性中心半胱氨酸上的巯基以共价键结合形成 S—Hg—S，使该酶的结构发生改变，活性受到不可逆抑制，阻断了该酶参与的生物化学反应。

（五）食品中的允许含量

GB 2762—2005《食品中污染物限量》规定食品中汞（以 Hg 计）的 MLs 为：粮食（成品粮）中为 0.02mg/kg，薯类、蔬菜、水果及牛乳中均为 0.01mg/kg，肉、蛋（去壳）中为 0.05mg/kg，鱼（不包括食肉鱼类）及其他水产品（以甲基汞计）为小于 0.5mg/kg，食肉鱼（以甲基汞计）为 1.0mg/kg。

二、镉　残　留

镉（Cd）是银白色有延展性的金属，具有相当大的密度和相当高的蒸气压，它的氧化价为二价。镉能生成很多无机化合物，其中有些化合物（如亚硫酸镉和氧化镉）不溶于水，有些化合物（如硫化镉、碳酸镉）在水中的溶解度很小，而其硫酸盐、硝酸盐及卤化物很易溶于水。由于镉的有机化合物很不稳定，自然界中没有有机镉化合物存在，但在哺乳动物、禽类和鱼等生物体内的镉多数是与蛋白分子结合的。一般食品中均能检出镉，食品中镉的平均含量范围为 0.004 ~ 5mg/kg。

（一）镉对食品的污染

（1）自然存在　镉广泛存在于自然界，可通过作物根系的吸收进入植物性食品，并通过饮水与饲料进入到动物体内，使畜禽类食品受到镉污染。

（2）工业污染　主要来自于工业“三废”，造成农作物和水生生物体中镉含量的升高。

（3）食品容器及包装材料的污染　镉是合金、釉彩、颜料和电镀层的组成成分，当使用含镉容器具盛放和包装食品（尤其是酸性食品）时，镉会发生迁移从而污染食品。

（4）施肥的污染　某些含镉量较高的化肥（如磷肥等），在施用过程中可造成农作物的污染。一般环境中镉含量较低，但海产品、动物内脏和一些农作物可富集镉。

（二）镉的代谢

镉主要是通过饮食和呼吸进入人体，镉在人体主要贮存于肝和肾中，肾皮质的浓度最高，比人体中镉的平均浓度高 100 倍左右。肺、胰、甲状腺、膀胱、睾丸、肌肉和脂肪等脏器和组织中的镉浓度中等，骨组织次之，脑组织中最低。

镉在肺和肠中吸收，通过血液转运至身体各部分贮存，首先是在肝中贮存。在血中，有95%以上的镉与血液细胞的蛋白质结合。镉在肝和肾中的半衰期为10～30年，因此镉含量随年龄而增加。

吸收至体内的镉不论吸收途径如何，最后都从粪便和尿中排出，粪便中排出70%～80%，尿中排出占20%，少量经毛发、指（趾）甲、乳汁及汗液排出体外。

（三）镉的毒理作用

1．急性毒性

经口摄入镉引起的急性中毒与食物中毒极相似，进食后数十分钟至数小时可以发病，出现流涎、恶心、呕吐等消化道症状，通常约经7h开始恢复，24h完全恢复。但严重者可致死亡。镉中毒最低剂量为13mg/kg体重，最高剂量为530mg/kg体重。

2．慢性毒性

慢性镉中毒的典型特征是血液中存在和经尿排出的两种或多种与镉结合的含有高硫氨基酸半胱氨酸的蛋白质，由于这些蛋白质的相对分子质量低（1×10^4～3×10^5），它们被称为小蛋白质，蓄积于肾脏，其他肾病时这些蛋白质是检查不出来的，因此可用这种蛋白的含量来诊断镉对健康的影响。在慢性镉中毒中，持久地摄入镉导致钙代谢障碍。镉可抑制机体免疫功能、干扰免疫球蛋白的生成与正常的排列结构，使红细胞脆性增加，大量破坏红细胞而引起贫血。

3．其他损害

近年来的流行病学调查表明，接触镉的工人前列腺癌及肾癌发病率比对照组高。镉还可对动物产生以下慢性损害。

（1）高血压　动物饲以含镉饲料或腹腔注入醋酸镉可引起高血压，用络合剂依地酸钠锌（$ZnNa_2EDTA$）排镉后，血压可恢复正常。

（2）睾丸损害　睾丸组织对镉很敏感，小鼠皮下注入氯化镉或乳酸镉可引起精原上皮细胞和间质的破坏，出现去睾丸现象，睾丸酮合成明显减少，精原细胞对胸腺嘧啶的吸收利用能力减小一半，动物生育率下降。有人认为这是由于镉引起血管损害，使血流量减少，睾丸出现缺血坏死所致。

（3）致癌作用　中胚叶组织对镉最为敏感。镉在动物体内可引起横纹肌肉瘤、皮下肉瘤及睾丸间质细胞瘤。

（4）致畸形作用　镉对胚胎生长发育有明显影响。镉可抑制胚胎细胞分裂和DNA、蛋白质的合成，也可抑制胸腺嘧啶核苷激酶的活性。镉引起的畸形有多种，以颅脑、四肢和骨骼畸形多见。

（5）骨质疏松、软化和变形　表现为骨质变软、变薄、多孔；骨细胞减少，一般见不到成骨细胞；全身刺痛，易发生自然骨折。

（四）毒性作用机理

微量镉能干扰大鼠肝脏线粒体中氧化磷酸化过程。离体研究发现，镉可抑制各种氨基酸脱羧酶、组氨酸酶、淀粉酶、过氧化酶等的活性，尤其是可抑制亮氨酰基氨肽酶（该酶中的锌被镉置换），使蛋白质的分解代谢和再吸收发生障碍，镉对清蛋白等蛋白质的合成也有一定影响。因此，镉与含羧基、氨基、特别是含巯基的蛋白分子结合而使许多酶的活性受到抑制是镉毒性作用的机理之一。镉离子可与组织蛋白羧基形成不溶性金属蛋白盐，也可与巯基形成稳定的金属硫醇盐，从而使许多酶系统的活性受到抑制和破坏，使肾、肝等组织中的酶系功能受损害。此外，镉还可干扰铜、钴和锌在体内的代谢而产生毒作用。

镉对肾功能的损害，使维生素 D 的活化受到抑制，影响维生素 D_3 的生成，从而妨碍肠对钙的吸收和钙在骨质中的沉积。同时，镉对某些氨基酸氧化酶的抑制，使骨胶原蛋白肽链上的羟脯氨酸不能氧化产生醛基，妨碍骨胶原的正常固化成熟，与骨软化症的出现有关。

镉引起贫血的机理，一方面是由于镉在肠道内可阻碍铁的吸收，另一方面由于摄入大量镉后，尿铁明显增加所致。此外，也与镉能抑制骨髓内血红蛋白的合成有关。

（五）食品中的允许含量

1972 年 FAO/WHO 建议在制订食品镉卫生标准时，人体（成人）镉摄入量的标准可以 400～500μg/周或 8.3μg/（周·kg 体重）作为限制值。GB 2762—2005《食物中污染物限量》规定食品中镉（以 Cd 计）的 MLs（mg/kg）为：大米、大豆为 0.2mg/kg，鲜蛋、水果为 0.05mg/kg，面粉、杂粮、鱼、畜禽肉类为 0.1mg/kg，花生、禽畜肝脏为 0.5mg/kg，叶菜、芹菜、食用菌类为 0.2mg/kg。

三、铅 残 留

铅（Pb）是银灰色重金属元素，质软，可弯曲，当用刀切开时，表面发亮，但当暴露在湿空气中时，由于表面形成一层碱性碳酸铅薄膜而立即失去光泽。铅不是以纯元素状态存在的，而是与其他元素结合成盐类。它也经常与其他金属结合，特别是锌、铁、镉和银以及和其他金属构成合金，如焊锡合金。

（一）铅对食品的污染

（1）工业三废的污染　铅矿及其冶炼厂排出的水、气污染了周围农作物、饲料和饮水，使这些地区的农作物、牧草含铅量增高。

（2）农药污染　含铅农药（如砷酸铅）的使用，可造成在食品中的残留。

（3）汽车尾气　汽油中加有含铅防爆剂四乙基铅［$(C_2H_5)_4Pb$］，汽车排放的尾气中就含有铅，公路两旁的农作物等就会遭受污染。

（4）食品生产加工过程中使用的机械、容器、包装材料　这些物质中如锡酒壶、含铅的陶器釉彩、加工机械等中的铅就可对食品造成污染，引起中毒甚至死亡。

（二）铅的代谢

人体中的铅主要是通过摄食、呼吸空气和饮水而来，其中食物占90%~98%。人体从外界环境中吸收的铅不只取决于单位时间内进入体内的量，而且还取决于它的理化特性及人体本身的因素。估计每人每日由膳食摄入铅约300μg，由于膳食中钙、植酸和蛋白质等因素的影响仅有5%~10%的铅被人体吸收。缺钙和低钙膳食可促进铅的吸收。进入消化道的铅约5%~10%被吸收，其吸收部位主要是十二指肠。

吸收入血的铅大部分（90%以上）与红细胞结合，随后逐渐以磷酸盐的形式沉积于骨中。在肝、肾、脑等组织亦有一定的分布并产生毒性作用。

铅主要经呼吸道和消化道吸收，经血液循环迅速地分布于肺、脑、胰、肝及肾中，大部分由尿排泄，小部分随胆汁到肠腔由粪便排出。

（三）铅的毒理作用

1. 急性毒性

引起人急性铅中毒最低剂量为5mg/kg体重。表现为口有金属味、流涎、呕吐、便秘或腹泻、阵发性腹绞痛，血压升高，严重时出现痉挛、抽搐、瘫痪、昏迷和循环衰竭。

2. 慢性毒性

铅及其化合物对试验动物或接触者毒性的大小主要决定于接触的强度和持续时间。长期铅接触慢性中毒，可以影响机体多种功能，比较严重的是损害造血系统、神经系统及肾脏。

（1）造血系统损害　这是慢性铅中毒最早出现的征象之一，其表现是红细胞、血红蛋白过少性贫血及轻度溶血性贫血。

（2）神经系统损害　铅中毒引起神经介质及神经传导有关的酶学变化，可能是铅引起神经行为异常的基础。脑损伤也可见组织结构的改变，脑内小毛细血管内皮细胞肿胀，管腔变窄，血流淤滞，血管扩张，渗透性增加，造成血管周围水肿。严重铅中毒出现铅中毒性脑瘤，患者视力、意识模糊，肌肉痉挛、记忆力丧失。幼儿的大脑受铅的损害要比成人敏感。

（3）肾脏损害　长期铅接触时，可引起慢性铅中毒肾病，出现肾组织进行性变性，伴随肾功能不全，间质纤维化，肾小球过滤减少，最后导致肾衰竭。

3. 特异性毒性

主要包括致畸、致癌、致突变性。接触铅的工人有染色体畸变的淋巴细胞数比对照组明显增加，其损害主要发生在染色体单体上，表现为裂隙、断裂、碎片，也可见其他染色体畸变如易位、双着丝点、成环、非整倍体等。无机铅或有机铅均有致畸作用，胚胎发育差，并出现肢体畸形，高浓度铅对动物可显示致癌活性。无机铅可引起果蝇的基因突变。

（四）毒作用机理

含有二硫键的酶广泛存在于机体细胞，是维持组织细胞正常生理机能的酶类，其二硫键是维持酶活性的关键位点，也是铅的受点。铅与之结合后，破坏键结构，从而使酶活性丧失。如抑制 δ-氨基-酮戊二酸脱氢酶（ALA-D）和亚铁络合酶。ALA-D受抑制后，δ-氨基酮戊酸（δ-ALA）形成卟胆原的过程受阻，使血中 δ-ALA 量增加，过多的 δ-ALA 由尿排出，故铅中毒后尿中 δ-ALA 排出量增加；红细胞中的 ALA-D 降低，合成血红素的前体物质——原卟啉与铁（Fe^{2+}）结合过程受到阻碍，从而使血红素的合成减少，造成低色素贫血。贫血的另一个原因是溶血，因为正常的红细胞膜上有一种三磷酸腺苷酶，该酶受到抑制后，成熟红细胞内外的钾、钠离子和水分布失控，即钾离子渗出而溶血。亚铁络合酶受到抑制后，体内的锌离子被络合于原卟啉IX，形成锌原卟啉（ZOPP），而失去络合 Fe^{2+} 的能力，导致血红蛋白合成受碍。Ca^{2+} 是生物膜稳定剂，可能是铅能与生物膜上的 Ca^{2+} 受点结合，但不具备稳定膜的活性，从而使生物膜破裂或脆性增加。红细胞脆性增加，则发生溶血或红细胞寿命缩短，溶酶体膜脆性增加，则使其中水解酶释放，造成炎症，这可能是多发性神经炎的原因。

（五）食品中的允许含量

GB 2762—2005《食品中污染物限量》规定食品中铅（以Pb计）的MLs为：谷类、豆类、薯类、禽畜类为0.2mg/kg，蔬菜、水果为0.1mg/kg，鲜乳为0.05mg/kg，茶叶为5mg/kg。

四、砷　残　留

砷（As）是一种自然界普遍存在的元素，含砷无机化合物最主要的是 As_2O_3（砒霜）和 As_2O_5，一般三价砷毒性大于五价砷。砷化合物的毒性大小顺序为砷无机物>砷有机物>砷化氢。砷及其化合物是食品中的主要污染物之一。砷属于类金属，但砷及其化合物在金属毒物中占有重要的地位。微量的砷对人体是有益的，但摄入量超过一定数值时就会引起中毒。动物和水生生物是人体中砷的主要来源。

（一）砷对食品的污染

（1）工业有害物质的污染　用含砷废水灌溉农田，砷可在植株各部分残留。

（2）含砷农药的使用　含砷农药有无机砷（砷酸铅、砷酸钙），有机砷（甲基砷酸锌、甲基砷酸钙）。稻米中砷残留量明显增加，有的可达8mg/kg。

（3）食品加工过程中的污染　有的食品在加工过程中使用某些化学添加剂，因含有较多的金属，造成食品污染，以致食用后中毒。

（4）容器的污染　用盛放过含砷农药的容器盛放食品，会引起中毒。其他如用含砷颜料的包装用纸包装糖果而污染了食品。

（二）砷的代谢

砷化合物可经呼吸道、消化道和皮肤吸收。经呼吸道黏膜砷化合物可被完全吸收。在正常情况下，一般从空气中吸入的砷很少，小于1μg/d。

无机砷化合物被吸收入血以后，大部分与血红蛋白上的珠蛋白结合，少量与血浆蛋白结合，并迅速通过血液分布到肝、肾、肺、肠、脾、肌肉和一些神经组织中。长期摄入无机砷化合物时，由于砷与小肠黏膜、肾皮质、皮肤、骨骼、毛发和指甲等有较高的亲和力，尤其是在皮肤、骨骼、毛发中的半衰期很长，砷可以无活性的形式贮存于骨和上皮及皮肤附属器官如毛发、指甲等。亚砷酸盐还可以蓄积于白细胞中。

体内砷的主要排泄途径是经肾由尿排出，其次是经胆汁随粪便排出，也可由汗液、乳汁、毛发和指甲排出少许。

（三）砷的毒理作用

1. 急性中毒

急性中毒多因误食引起，砷对染毒部位有直接腐蚀作用，其直接作用有接触部位的烧灼感、疼痛、肿胀、出血甚至坏死。经消化道染毒者，除上述病变外，还有恶心、呕吐、腹痛、腹泻等，其吸收作用可表现于血尿、尿闭、心肌损害、头痛、昏迷甚至休克。从动物推算到人，成人口服砷致死量约为0.3g，三氧化二砷的中毒量约为0.01～0.025g/kg，致死量约为0.06～0.20g/kg，砷化合物的动物经口LD_{50}如表3-14所示。

表3-14 砷化合物的动物经口急性毒性

砷化合物	动物	LD_{50}/（mg/kg）
白砒	大鼠	32～48
三氧化二砷	大鼠	138
三氧化二砷	小鼠	22.9～27.7
砷酸钙	家兔	50
砷酸钙	大鼠	20～40（LD）
砷酸铅	家兔	100
砷酸铅	大鼠	100～125
亚砷酸钠	大鼠	10～50
亚砷酸钙	小鼠	5（LD）

2. 慢性中毒

长期摄入少量的砷，可发生慢性中毒。慢性中毒除表现一般神经衰弱症状外，主要表现皮肤黏膜病变和多发性神经炎；并有指甲白纹，但胃肠道症状较轻。慢性砷中毒的效应与接触砷的程度、方式和砷化物的种类有关。

（1）皮肤黏膜损害　慢性砷中毒时，皮肤角质化，全身皮肤色素高度沉着，并弥漫灰黑色或深褐色斑点，逐渐融合成大片。尤其是四肢、腋窝、阴囊等皱褶位更为明显，素有黑脚病之称。皮肤角化后，可发生龟裂溃疡、脱毛、指甲剥离、嘴唇干裂等。

（2）神经毒　可使中枢神经机能低下和外周神经组织损害。表现为脑充血、脑组织点状坏死、神经衰弱症等中枢神经症状。外周神经则见髓鞘破裂和吸收，神经萎缩和间质纤维化等。出现肌肉反射不全、肌肉萎缩、感觉麻痹、感觉异常（如视力障碍和听力障碍、皮肤有蚁走感等）、神经痛等。

（3）其他　慢性砷中毒可见消化不良，食欲不振、呕吐、腹泻等消化机能紊乱，肝、肾、脾等实质器官病变。

3. 特异性毒性

（1）致癌作用　以不同方式接触不同形式的砷，可诱发多种组织器官发生肿瘤癌，如乳腺癌、泌尿器官癌、大肠癌、骨癌、脑癌和肝癌，消化系统、腹膜和生殖器官肿瘤，淋巴管肉瘤、血管肉瘤等病变。砷慢性中毒所致的皮肤病，最后发展为皮肤癌。以含砷药物治疗牛皮癣，引起皮肤角质化症，继而导致皮肤癌。饮用含砷浓度高的水、职业性砷接触及砷冶炼工人，常发生皮肤癌（面部、阴囊、臀、腹、锁骨及胸下部）和呼吸道癌（鼻旁窦、喉、支气管和肺癌）。砷及某些砷化物已被美联邦环保局列为致癌物。

（2）致畸和致突变作用　大剂量的砷酸盐和亚砷酸盐对大鼠有致畸作用，五价砷有致畸性，三价砷可引起胎儿死亡。动物实验以妊娠8d的田鼠静脉一次注射大剂量的砷酸钠（20mg/kg），可引起各种畸形，主要为脑畸形，若剂量为5mg/kg，则不产生畸形，而40mg/kg可杀死全部胎儿。用砷制剂治疗皮肤病患者，其细胞染色体有畸变，而对照组则没有。

（四）毒作用机理

砷及其化合物对体内酶蛋白的巯基具有特殊的亲和力。三价砷能与酶蛋白分子上的两个巯基或羟基结合，形成较稳定的络合物，或环状化合物，使酶失去活性。这些酶包括α-氨基酸氧化酶、丙酮酸氧化酶、胆碱氧化酶、转氨酶、DNA聚合酶等。由于砷与丙酮酸氧化酶的巯基结合，使之失活，导致丙酮酸不能氧化而堆积，影响了糖代谢，使细胞代谢障碍，营养缺乏，致细胞死亡和组织损伤。五价砷能抑制α-甘油磷酸脱氢酶和细胞色素氧化酶，取代稳定的磷酰基（P═O），阻断细胞线粒体中的氧化磷酸化过程，抑制ATP的合成，甚至导致细胞死亡。

（五）食品中的允许含量

我国规定食品中砷的MLs为：原粮0.7mg/kg；食用植物油0.1mg/kg；酱油、醋、酱0.5mg/kg；味精、盐0.5mg/kg；冷饮食品0.5mg/kg。

五、铬 残 留

铬（Cr）为银白色、质脆而硬、有光泽的金属，是人体必需的微量元素之一。其化合物有二、三、四、五、六价，在体中参与正常代谢的只有三价铬，六价铬可在体内引起毒性作用。三价铬不但参与碳水化合物代谢、脂质代谢、核酸代谢、蛋白质合成，而且与应激、生长和寿命有一定的关系。人体缺铬可使胆固醇增高，导致动脉粥样硬化和冠心病；由于铬参与碳水化合物代谢，缺铬可使血糖升高，有发生高血糖和糖尿病的危险。

（一）铬对食品的污染

（1）生物对铬的富集 动物通过生物浓缩作用，体内含铬量常较植物为高，肉、鱼、蛋等铬含量多半在0.5mg/kg以下。海水中微量铬经水生生物体浓缩，可达几千倍至十几万倍，使海产品中铬含量显著增高，各种海洋生物铬含量通常为50～500μg/kg。

（2）工业废水对作物的污染 植物可从水、土中吸收铬，沙质土栽培的烟叶，重铬酸盐的蓄积量与灌溉水中铬浓度成正比。牧草浓缩铬能力比蔬菜大，一般蔬菜、水果的铬含量均在0.1mg/kg以下。铬的吸收量又与土壤pH有关，pH高时可促使铬氧化成易溶的铬酸盐，有利于吸收。

（3）容器对食品的直接污染 酸性食品接触含铬器皿而使铬含量增高，如番茄本身含铬0.01mg/kg，当置于不锈钢容器烹调时，其含铬量可增加到0.14mg/kg。

（二）铬的代谢

铬及其化合物可通过呼吸道、消化道、皮肤和黏膜进入人体，铬在消化道的吸收率可因其来源和化合物种类不同而异。胃肠道吸收三价铬的能力很低（低于3%），六价铬比三价铬易吸收，在胃中六价铬与胃酸作用还原为三价铬，从而使其吸收率明显下降。

六价铬易由呼吸道吸收，肺的吸收率估计约40%。但三价铬大部分为不溶性，沉积于肺，不能被组织利用。六价铬可经皮肤吸收，经汗腺透入皮肤，并在真皮内还原成三价铬。

铬吸收入血液后，逐渐与血浆内转铁球蛋白、清蛋白、γ-球蛋白结合。转铁球蛋白有两个结合铁的部位可与三价铬结合。铬与转铁球蛋白结合的形式分布于肺、肝、脾、心、肾、胰腺、脑、睾丸中。一般经消化道吸收的铬主要分布于肝、肾、脾和骨骼，经呼吸道吸收的铬，大量积聚在肺内，其次为脾等。

铬在人体内的生物半衰期为27d。进入体内的铬，经过短时间贮存后，80%经肾脏由尿排泄，仅一小部分由粪便排出，乳汁和人发也可检出铬。血铬、尿铬和发铬均可作为判断环境污染危害的指标。

（三）铬的毒理作用

1. 急性毒性

金属铬经口摄入毒性较小，但铬化合物毒性较强，铬盐对成人的中毒剂量约0.2g，致死剂量约3.0g。铬化合物对动物经口毒性如表3-15所示。

表 3-15 铬化合物的动物经口急性毒性

铬化合物	动物	LD_{50}/(mg/kg)
醋酸铬	大鼠	11260
氯化铬	大鼠	1870
硝酸铬	大鼠	1500
三氯化铬	大鼠	大于650(LD)
重铬酸钾	大鼠	130(LD)
重铬酸钾	小鼠	271316

(1) 细胞毒 铬为重金属，其盐类有原生质毒。较高浓度经消化道摄入，对口腔、食道、胃肠等消化道黏膜有强烈的刺激性，使之变性、坏死、溃疡，甚至出血、穿孔。从而表现出腹痛等消化系统炎症的症状。

(2) 血管毒 经口摄入的铬化合物，吸收入血液后，使末梢血管扩张、通渗性增加，导致出血、水肿等。

(3) 肾毒性 随血流至肾脏的铬，使肾脏的微细血管以致毛细血管扩张，通透性增大，导致肾水肿、肾小球滤过性增大，血液中的低分子蛋白流失，出现蛋白尿和血尿。Cr^{3+}和Cr^{6+}对肾脏各部位的细胞有刺激性，使之变性、肿胀、甚至坏死，导致肾排泄机能减弱或丧失，发生尿毒症。

(4) 其他毒性 根据铬在体内的分布，除肾毒性外，对肝、脾、肺等也有一定的毒性。急性铅中毒的最敏感部位是肾，由于肾脏病变的严重性，其他器官的损伤未能明显化时，机体已告死亡，铬化合物对某些人群可引起过敏反应。

2. 慢性毒性

铬化合物的慢性毒性作用除表现于肾毒性以外，主要还有酶毒性、肝毒性、心脏毒等。

(1) 酶毒性 铬化合物对机体内的抗凝血活素酶、半胱氨酸酶、谷胱甘肽还原酶等有抑制作用；对磷酸葡萄糖变构酶、细胞色素氧化酶、琥珀酰脱氢酶、凝乳酶、胰蛋白酶等有激活作用。从而影响细胞内的氧化、还原和水解过程。

(2) 肝毒性 铬的慢性毒性表现于肝脏，可见肝细胞变性、坏死和结缔组织化。这可能与某些氧化酶被激活及细胞内缺氧，生成的H_2O_2等堆积有关。铬的原生质毒也是原因之一。

(3) 心脏毒 细胞内单胺氧化酶含量丰富，因其酶毒性导致组织缺氧，迫使心脏增加搏动次数，加大血输出量，引起心脏负荷加重，心肌细胞对缺氧和缺乏能量很敏感；加之铬盐对心肌细胞的原生质毒作用，多种因素导致心肌细胞损伤，使心力衰竭。

(4) 肺毒性 经肺吸入和经其他途径吸入分布至肺脏，可导致肺局灶性炎症、肺水肿、肺气肿。

3．特异性毒性

（1）致癌性　流行病学调查表明，某些含铬化合物，对动物和人均有致癌性，Cr^{6+}致肺癌和支气管癌，还有肺以外的肿瘤增加现象。

（2）致突变性　铬化合物具有致突变作用和细胞遗传毒性。用Cr^{3+}和Cr^{6+}处理的动物细胞和细菌，均发现铬化合物对染色体有诱变性。染色体畸变发生率高低依次为$K_2CrO_7 > K_2CrO_4 > Cr(CH_3COO)_3 > Cr(NO_3)_3 > CrCl_3$。$Cr^{6+}$显示出很强烈的诱变性，并且有量效关系。

（四）毒作用机理

Cr^{3+}是机体内必需的微量元素，它的受点是细胞膜上的胰岛素受体上的敏感区，与胰岛素有协同作用，Cr^{3+}与受点结合后，可能通过使Ca^{2+}内流增加，介导细胞内的生物化学过程，使之增强并产生生物效应。细胞内缺氧，最终导致自由基增加，使细胞损伤，组织的修复作用使之结缔组织化。Cr^{3+}可透过生物膜，在细胞或亚细胞结构内，由Cr^{6+}还原成Cr^{3+}，并且与酶的羧基结合，使酶变构为活性型或无活性型，产生酶激活或酶抑制。自由基与DNA或RNA结合，导致染色体和基因突变，甚至癌变。

（五）食品中的允许含量

1973年联合国粮农组织与世界卫生组织联合粮农法典委员会提出，每人每周可摄取铬量暂定为0.0067～0.0083mg/kg体重，关于食品中铬的限量目前尚无规定。铬为人体必需的微量元素，需要量为0.06～0.36mg/(人·d)。

六、锰　残　留

锰（Mn）为浅灰色金属，是机体必需的微量元素，多以化合物形式存在。锰是多价金属（二、三、四价），二价锰化合物稳定。锰过量可产生毒性作用，甚至会造成严重后果。

（一）锰对食品的污染

（1）外环境对食品的影响　自然因素和人类对锰的强化利用，导致了环境中锰量增大，食品的含量也随之增加，其中茶叶中含锰最高，西湖龙井、天湖凤片和庐山云雾茶中含量分别为1600、1225、1000mg/kg；坚果、谷类及其制品中为2～14mg/kg，燕麦、甜菜、烟草、马铃薯中为50～260mg/kg，蔬菜中为0.5～2.0mg/kg，牛肉、羊肉、家禽、鱼和乳及乳制品中为0.1～1.0mg/kg。

（2）土壤中的有机物对锰的蓄积作用　在锰对土壤污染的情况下，锰对植物的毒害阈大大升高，并且呈正相关。可高达10^5mg/kg。

（二）锰的代谢

锰主要来源于植物性食品，如坚果、谷物等。正常成人每日从食物中约摄入0.7～22mg，主要从十二指肠吸收，吸收率仅为3%～4%。从肠道吸收的锰进入血浆后，大部分与血浆中的球蛋白结合成转锰素而转运至全身，骨骼、肝、脑和肾等组织中含量较高，小部分进入红细胞形成锰卟啉，血液中的锰 80% 以上结合在红细胞内。正常人体内含锰约 12 ~20mg。锰主要由肠道、胆汁及尿液排泄。

（三）锰的毒理作用

1. 急性毒性

误摄入高浓度高锰酸钾中毒者，可使口腔和咽部黏膜染成褐色或黑色，并有流涎、口内烧灼、恶心、呕吐、上腹痛、喉头水肿、咽部出血、胃穿孔等。锰的吸收毒性作用主要是引起急性肺血管变化，肝、肾损伤，硫酸锰对人经口致死量约为 500 ~5000mg/kg，锰化合物对动物的急性毒性如表 3 –16 所示。

表 3 –16 锰化合物经口的急性毒性

锰化合物	动物	LD_{50}/（mg/kg）
代森锌锰（代森锰锌铬盐）	大鼠	78000
代森锰*	大鼠	6750
醋酸锰	大鼠	2730
三氟化锰	豚鼠	200（MLD）

* 亚乙基 –1，2 –双（二硫代氨基甲酸）锰。

2. 慢性毒性

（1）神经毒 慢性锰中毒主要影响中枢神经系统。在锰的长期作用下，对大脑皮质的突触、皮质下结构、脊髓神经元、外周神经的突触和运动终板有明显的选择性毒性，可使之发生不同程度的变性。如对豆状核、尾状核和苍白球的损害，早期出现头昏、头痛、失眠、多梦、记忆力减退、精神不振等神经衰弱综合征；后期出现乏力、动作迟缓、肌肉僵硬、感觉异常、定向障碍、语无伦次等震颤麻痹综合征；进而神志不清、面色苍白或紫绀，脉搏快而弱、血压下降、呼吸衰竭，甚至休克。

（2）肺毒性 过量锰也可引起慢性肺炎。甲基环戊二烯三羰基锰使大鼠、小鼠和家鼠肺泡和气管上皮细胞坏死，并伴有肺泡上皮细胞增生。

（3）心毒性 Mn^{2+}可导致心律失常。大白鼠摄入含 0.1%、0.3%、0.5% $MnCl_2$的饲料后，均可对心肌细胞造成损伤。过量锰可破坏心肌的正常结构，出现线粒体肿大、增生、脊溶解、甚至崩溶。

（4）酶毒性 锰可干扰多种酶的活性。对谷胱甘肽还原酶、乳酸脱氢酶、琥珀酸脱氢酶、碱性磷酸酶、酸性磷酸酶、δ –氨基 –γ –酮戊酸合成酶、血红素氧化酶等的活性有抑制作用，而对单胺氧化酶、苯并［a］芘羟化酶、7 –乙氧基香豆素去乙基酶等的活性有增强作用。

（5）生殖毒 高剂量的锰可损害生殖系统，导致性功能障碍。雄性动物的曲细精管变性，生精上皮细胞解离、脱落，出现不可逆病变。大鼠经口长期摄入高锰酸钾（0.05 ~1.0g/kg 体重），精子变形，活力下降，交配及射精次数减少，胚胎发育不良。职业锰接触者，出现阳痿、早泄、自然流产率和死胎率增高。

(6) 其他 高剂量的锰还能影响胰岛素和糖代谢，影响智力发育。肾上腺也可受到一定的损害。

3. 特异性毒性

高浓度锰是强致突变剂。接触锰的工人外周血淋巴细胞姊妹染色单体互换频率及微核率显著高于对照组。

(四) 毒作用机理

体内多种酶有锰受点。与单胺氧化酶上的锰受点结合后产生激活效应，加速了多巴胺的降解，减少了多巴胺的含量，同时使过氧化物和氧自由基增多，损伤DNA，使细胞变性、坏死。与琥珀酸脱氢酶等能量代谢酶上的锰受点结合后产生可抑制效应，使细胞内的能量减少，神经和心肌对能量缺乏很敏感，谷胱甘肽脱氢酶活性被抑制，导致细胞内缺氧，发生“内死亡”。

(五) 食品中的允许含量

成年人需要量，我国暂定标准为5~10mg/d，生活饮用水中锰的含量不得超过0.12mg/L。国际推荐标准为2.5~7mg/d；WHO规定饮用水中锰的最大允许浓度为0.5mg/L。

第四节 食品添加剂及包装材料毒理

一、食品添加剂

随着化学添加剂的诞生和发展，人类健康不断受到威胁。食品添加剂对人体的毒性概括起来有致癌性、致畸性和致突变性，这些毒性的共同特点是要经历较长时间才能显露出来，即对人体产生潜在的毒害。

(一) 防腐剂

防腐剂是指以食品防腐为目的使用的，可以防止腐败微生物生长繁殖的添加剂。

1. 苯甲酸、苯甲酸钠

苯甲酸（钠）是我国目前最常用的食品防腐剂（图3-20），常与山梨酸（钾）混合使用。苯甲酸钠为白色结晶粉末，有较好的水溶性，在酸性条件（pH2.5~4）下能转化为苯甲酸，对多种细菌、霉菌和酵母有抑制作用。

苯甲酸钠的急性毒性较弱（表3-17），动物最大无作用剂量（MNL）为500mg/kg体重。但其在人体胃肠道的酸性环境下可转化为毒性较强的苯甲酸，小鼠摄入苯甲酸及其钠盐，会导致体重下降、腹泻、内出血、肝肾肥大、过敏、瘫痪甚至死亡。若持续10周给小鼠饲以80mg/kg的苯甲酸，可导致32%的小鼠死亡。苯

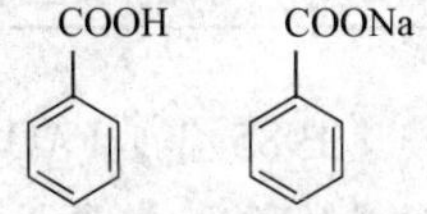

苯甲酸 苯甲酸钠

图3-20 苯甲酸（钠盐）的结构式

甲酸钠可改变细胞膜的通透性，抑制细胞膜对氨基酸的吸收，并透过细胞膜抑制脂肪酶等酶的活性，使 ATP 合成受阻。

表 3－17 苯甲酸钠盐的急性毒性

动　物	方　法	LD_{50}/（mg/kg）
大鼠	口服	2700
大鼠	静脉注射	2714
兔	口服	2000
兔	皮下注射	2000
狗	口服	2000

苯甲酸钠的 ADI 为每日每千克体重 0～5mg。苯甲酸没有慢性毒性，无致畸、无致癌、无致突变和抗原作用，在体内无蓄积性。苯甲酸在动物体内会很快降解，75%～80% 的苯甲酸可在 6h 内排出，10～14h 内完全排出体内。苯甲酸的大部分（90%）主要与甘氨酸结合形成马尿酸，其余的则与葡萄糖醛酸结合形成 1－苯甲酰葡萄糖醛酸。

2. 山梨酸、山梨酸钾

山梨酸实际上是一种直链不饱和脂肪酸，它基本上是无毒的。连续 2 个月每日给大鼠每千克体重直接注射 40mg 的山梨酸，其生长和食欲等方面都没有什么改变。但当剂量增加到每千克体重 80mg，时间再延长 3 个月后，小鼠的生长出现滞缓。以 1% 和 2% 剂量的山梨酸钾持续饲喂狗 3 个月，并没有发现任何异常现象的发生。持续两代（1000d）喂给大鼠 5% 山梨酸，发现大鼠的生长率、繁殖率和其他行为表现并没改变。此例可证明山梨酸的急性和慢性毒性可以忽略不计。山梨酸经口摄入体内后，吸收和代谢与一般的脂肪酸类似。表 3－18 列出山梨酸及其钾盐的急性毒性。

表 3－18 山梨酸及其钾盐的急性毒性

动　物	化 合 物	LD_{50}/（mg/kg）
大鼠口服	山梨酸	10.5
大鼠口服	山梨酸钾	4.2
小鼠静脉注射	山梨酸	2.8
小鼠静脉注射	山梨酸钾	1.3

1985 年，FAO/WHO 将山梨酸钾确定为 GRAS（Generally Recognized As Safe，公认安全）类食品添加剂，ADI 定为每日每千克体重 0～50mg。用山梨酸钾长期饲喂动物曾发现有体重下降等问题，但未发现其具有再生毒性，其也不是诱变剂和致癌物。

3. 对羟基苯甲酸酯类

对羟基苯甲酸酯又称尼泊金酯，包括甲、乙、丙、异丁、庚等酯，结构式如图3-21所示。

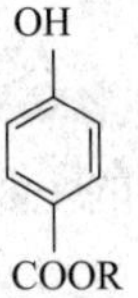

R：$-CH_3$，$-CH_2CH_3$，$-CH_2CH_2CH_3$，$-CH_2CH_2CH_2CH_3$

图3-21　对羟基苯甲酸酯类

对羟基苯甲酸酯类对细菌、霉菌、酵母都有广泛抑菌作用，但对革兰氏阴性菌（G^-）和乳酸菌的作用较弱。抑菌机理与苯甲酸相同，但防腐效果则大为提高。抗菌防腐效力受pH（4~6.5）的影响不大，偏酸性时更强些。对羟基苯甲酸酯的防腐性与其烷基链的长度有关，烷基链越长其抗菌能力越强，但水溶性也随之降低。

对羟基苯甲酸乙酯有明显的膜毒性，它可破坏细胞膜的结构，对细胞的电子传递链有抑制作用。对羟基苯甲酸酯小鼠经口的LD_{50}为每千克体重5g，毒性表现为可逆性的动作失调和麻痹等。用含1.5g/kg对羟基苯甲酸乙酯和丙酯的混合物（按4∶6）比例饲喂小鼠18个月，在初期观察到小鼠生长缓慢，其余未见异常。有人每天口服对羟基苯甲酸甲酯2g约一个月，也未发现异常。对羟基苯甲酸丙酯的毒性与对羟基苯甲酸乙酯相似，对小鼠的经口LD_{50}为每千克体重8g，狗的LD_{50}为每千克体重6g。

（二）抗氧化剂

抗氧化剂（Antioxidants）可分为脂溶性和水溶性两类，其中脂溶性抗氧化剂包括丁基化羟基苯甲醚（即丁基羟基茴香醚，BHA）、丁基化羟基甲苯（BHT）和没食子酸丙酯（PG）；异抗坏血酸钠为水溶性抗氧化剂。一般认为PG和异抗坏血酸均为安全的添加剂。

1. BHA、BHT、PG

BHA、BHT、PG是目前食品工业中最常用的抗氧化剂（图3-22）。

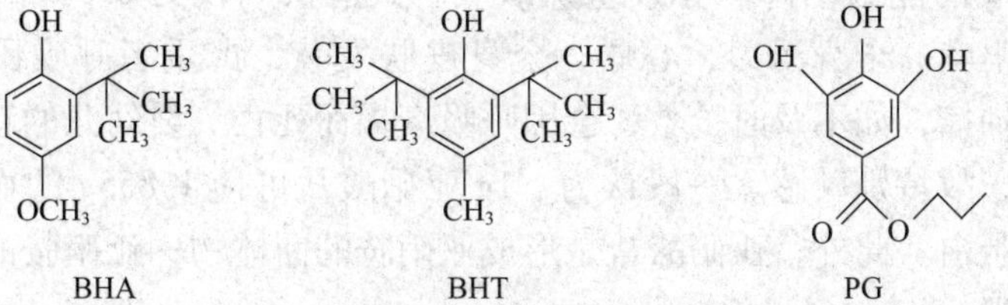

图3-22　BHA、BHT和PG的结构

BHA、BHT和PG的急性毒性较弱，PG也不引起严重的慢性中毒。由于可能致癌，美国已将BHA和BHT从GRAS类食品添加剂的名单中删除。BHA具有致癌和防癌的双重作用，取决于癌发生的不同时期。此抗氧化剂在癌发生中的作用仍未被确切了解，需要进行进一步的研究。

2. 维生素C

FDA将维生素C列为GRAS类物质而未加限量。维生素C是目前所知化学物质中毒性最小的一种。成年人每天口服10~20g维生素C未见有毒副作用，有数百人日服维生素C（10~20g）长达10年之久亦未见毒副作用。但是大剂量服用维生素C会导致肾结石的形成。维生素C可促进铁的吸收，在人体含铁量过高的情况下，大量服用维生素C可作为助氧化剂带来伤害。此外，过多摄入维生素C也可延长有机汞在体内的停留时间并增加镉的毒性，过量摄入维生素C还会引发精神紧张和心跳减慢。

3. 维生素E

维生素E几乎是无毒的。大鼠的维生素E经口LD_{50}为10g/kg体重。病人每日口服300mg的维生素E连续几个月，并没有出现不良影响。但成年人长时间每天摄入720mg维生素E，可出现头痛、呕吐、疲乏、昏眩和视力模糊症状。长时间每天口服1g维生素E可诱发高血压、糖尿病和生殖系统障碍，更高剂量可能会导致出血、破坏免疫系统功能，导致免疫性疾病如哮喘、类风湿性关节炎及红斑狼疮的恶化。

（三）护色剂和发色助剂

发色剂又称护色剂，是指食品加工工艺中为了使果蔬制品和肉制品等呈现良好色泽所添加的物质。

1. 硝酸钠、亚硝酸钠

硝酸钠及亚硝酸钠通常用于肉类腌制。它们的作用是保持肉类的颜色，抑制微生物的生长及产生特殊风味。实际起作用的是亚硝酸钠而不是硝酸钠，亚硝酸钠分解产生的一氧化氮会与肉类中的肌红蛋白结合，生成一种鲜艳红色的亚硝基-肌红蛋白和亚硝基-血红蛋白，故使肉制品保持稳定的鲜艳红色。

亚硝酸盐毒性较强，大量摄取亚硝酸盐可引发正铁（高铁）血红蛋白血症，使血液输送氧的能力下降。导致组织缺氧。其潜伏期仅为0.5~1h，症状为头晕、恶心、呕吐、全身无力、心悸、全身皮肤发紫，严重者呼吸困难、血压下降、昏迷、抽搐，如不及时抢救，会因呼吸衰竭而死亡。婴幼儿的正铁血红蛋白还原酶较少，故特别敏感。一般认为，1g亚硝酸盐可使1.855g的血红蛋白转化成正铁血红蛋白。此外，亚硝酸盐是形成亚硝胺的前体物，亚硝胺的致癌性一直受到高度重视。

亚硝酸盐中毒的剂量为0.3~0.5g，致死剂量为3g。我国规定硝酸钠（钾）和亚硝酸钠只能用于肉类罐头和肉类制品，最大使用量分别为0.5g/kg及0.15g/kg；残留量以亚硝酸钠计，肉类罐头不得超过0.05g/kg，肉制品不得超过0.03g/kg，硝酸钠与亚硝酸钠的ADI值分别为每千克体重0~3.7mg和0~0.06mg（FAO/WHO，1995）。

2. 葡萄糖酸亚铁

在一般情况下葡萄糖酸亚铁主要是作为营养强化剂、缺铁性贫血的补充剂或治疗用药品，同时也是护色剂。由于它是可溶的，属于生物可利用的亚铁盐。

葡萄糖酸亚铁被吸收后，其铁的部分比葡萄糖部分有较大的潜在毒性威胁，1987 年 FAO/WHO 将其 ADI 值由无需要规定改为每千克体重 0～0.8mg；大鼠经口 LD_{50}为每千克体重 2237mg。

（四）合成甜味剂

1. 糖精钠

食品工业中常用的合成甜味剂包括山梨醇、麦芽糖醇、阿斯巴甜、糖精钠和甜蜜素等。在一些低热量软饮料及糖尿病患者的食品中往往添加合成的甜味剂。而糖精钠（Sodium Saccharin，图 3－23）是其中使用历史最长（1884 年开始生产和使用），但也是最引起争议的合成甜味剂。

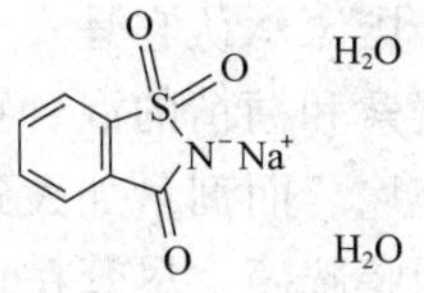

图 3－23　二水糖精钠的分子结构

糖精钠比蔗糖甜 300～500 倍，在生物体内不被分解，由肾排出体外，急性毒性不强（表 3－19），其争议主要在其致癌性。美国科学院于 1955、1968、1970 及 1974 年分别成立过专门委员会对糖精钠的安全性进行了大规模的评估，FAO/WHO 食品添加剂专家委员会也曾在 1968、1974 和 1977 年对糖精钠的致癌性进行了讨论。虽然大多数流行病学、毒理学及代谢的研究都表明糖精钠不会致癌，但也有一些糖精钠致癌的报道。1971 年，美国 FDA 报告糖精钠可导致大鼠的移行性上皮细胞癌，1972 年发现糖精钠有胚胎致癌性，用含 7.5% 糖精钠的饲料喂养大鼠，其子代可出现膀胱癌。1976 年，加拿大科学家发现用含 5% 糖精钠的食物饲喂大鼠 50 个星期，100 只大鼠有 3 只患膀胱癌。糖精钠也有明显的辅助致癌作用。将糖精钠和胆固醇的颗粒（1∶4）直接置入大鼠的膀胱中，40～52 周之后即可出现肿瘤。以 2～6g/kg 剂量的甜蜜素与糖精钠的混合物（10∶1）连续饲喂大鼠 80d，105 周之后，有 8 只大鼠产生膀胱肿块。但 JECFA 于 1987 年和 1988 年对糖精进行了审定，并在 1993 年再次研究了这个问题。最近的研究显示糖精致癌性可能不是糖精所引起，而是与钠离子及大鼠的高蛋白尿有关。糖精的阴离子可作为钠离子的载体而导致尿液生理性质的改变。

表 3－19　糖精钠急性毒性

动　物	方　法	LD_{50}/（mg/kg）
小鼠	口服	17.5
小鼠	静脉注射	6.3
大鼠	口服	17.0
大鼠	静脉注射	7.1
兔	口服	5～8

2. 甜蜜素

甜蜜素（Sodium cyclamate，图3－24）的化学名称为环乙基氨基磺酸钠，其甜度约为蔗糖的30倍。

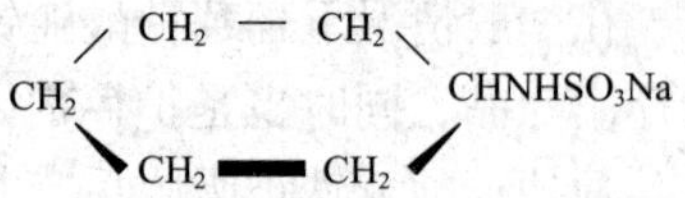

图3－24 甜蜜素的结构式

甜蜜素的急性毒性如表3－20所示。1968年，FDA在大鼠中发现了甜蜜素的致畸、致癌和致突变性。1969年，世界各国相继禁止其用于食品中。但随后很多试验表明其无致癌性，目前已有40多个国家承认它是安全的。在动物试验中发现，每日以2.6g/kg体重的剂量将甜蜜素和糖精的混合物（10∶1）喂给80只大鼠，8只大鼠的膀胱出现移行性细胞癌。而剂量加大到25g/kg体重，饲喂78～105周，则70只大鼠中有12只出现膀胱癌。尽管在食品中达不到这样大的剂量，但研究表明甜蜜素在生物体内可转化形成毒性更强的环己基胺。环己基胺是一类亚胺化合物，具有一定的致癌性，甜蜜素对大鼠的经口 LD_{50} 为12g/kg体重，而环己基胺的 LD_{50} 仅为157mg/kg体重。

表3－20 甜蜜素的急性毒性

动物	方法	LD_{50}/（mg/kg）
小鼠	口服	10～15
小鼠	静脉注射	7
小鼠	口服	4～5
大鼠	静脉注射	12～17
大鼠	口服	6

3. 阿斯巴甜和甘草素

阿斯巴甜（Aspartam）又名蛋白糖、甜味素，其化学名称为天门冬酰苯丙氨酸甲酯，是一种二肽衍生物。阿斯巴甜几乎无毒，小鼠经口 LD_{50} 为10g/kg体重，但有弱的蓄积性（蓄积系数>5）。阿斯巴甜的ADI为0～11mg/（kg体重·d）。1982年，FAO/WHO将其定为GRAS类食品添加剂，1991年确定甜蜜素的ADI为0～40mg/（kg体重·d）。

阿斯巴甜含有苯丙氨酸成分，因而对苯丙酮酸尿（Phenylketonuria）患儿不利。据统计，每1～2万个新生儿中就有一人属于苯丙酮酸尿患者。该病是一种遗传性疾病，患者肝细胞中的苯丙氨酸羟化酶含量仅为正常人的1/4，不能将苯丙氨酸转化为酪氨酸，从而在血和尿中蓄积大量的苯丙酮酸，进而危及大脑。因此，含有阿斯巴甜的食品应带有警告标志。

甘草素是从植物甘草根部提取的天然甜味剂。甘草素的甜味来自甘草酸和甘草次酸（图3－25）。约占甘草根干重的4%～5%，甜度为蔗糖的50倍。甘草酸水解脱去糖酸链就形成了甘草次酸，甜度为蔗糖的250倍。

甘草酸的苷元甘草次酸具有细胞毒性，长时间大量食用甘草糖（100g/d）可导致严重的高血压和心脏肥大，临床症状表现为钠离子贮留和钾离子的排出，严重者可导致极度虚弱和心室纤颤，尤其对老年人及心血管病和肾脏病患者，易致高血压和充血性心脏病。甘草次酸的结构与糖皮质激素的结构类似，对体内糖皮质激素受体有同样的激活作用，其毒性表现为糖皮质激素受点被激活后所产生的效应。因此，甘草次酸不适合加入到经常和普遍食用的食品中。

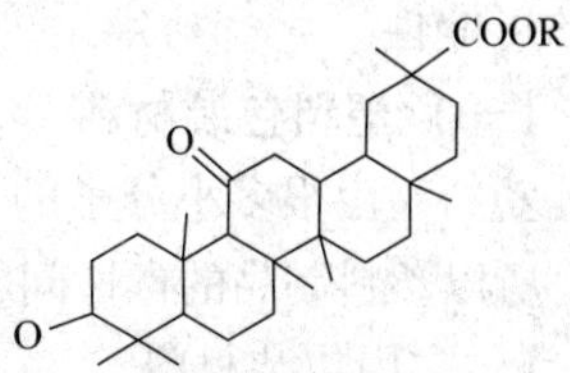

图3-25　甘草酸和甘草次酸的结构

甘草次酸：R=H

甘草酸：R=葡萄糖基葡萄糖醛酸

（五）食用色素

1．苋菜红（Amaranth）

《GB 2760—2007 食品添加剂使用卫生标准》规定：苋菜红最大使用量为0.05g/kg。使用范围包括果味水、果味粉、果子露、汽水、配制酒、糖果、糕点及罐头。婴儿代乳食品不得使用。

苋菜红的大鼠腹腔注射 LD_{50} >1.0g/kg，对肝脏、肾脏慢性毒性均低。故多年来被认为苋菜红是安全性高的食用合成色素，是世界上使用最广泛、用量最大的一种红色色素。对苋菜红的致畸及致癌性尚无最后结论。1972 年 FAO/WHO 联合食品添加剂专家委员会将其 ADI 值从 0~1.5mg/kg 修改为暂定0~0.75mg/kg，并要求进行长期饲养试验。

2．柠檬黄（Tartrazine）

单独或与其他色素混合使用时，最大使用量为0.1g/kg，使用范围同苋菜红，是安全性高的食用色素，占全部食用色素使用量的1/4 以上。

柠檬黄的大鼠经口 LD_{50} >2g/kg。以添加本色素2.5% 的饲料对大鼠及狗进行两年长期试验证实柠檬黄无害，但以含量5% 的饲料喂大鼠和狗，发现部分动物肾脏中有少量细砂样沉淀物，未发现其致突变性。ADI 为0~7.5mg/kg。

3．靛蓝（Indigo carmine）

使用于西式糕点、馅类。鱼贝类小菜、冷食的最大使用量为0.1g/kg。

大鼠经口 LD_{50} 为2g/kg。用添加本色素0.5%、1%、2%、5% 的饲料对大鼠进行两年喂养试验，发现饲含2% 以上者有抑制生长现象。对小鼠皮下注射时，发现有致癌性，死亡率提高。ADI 暂定为0~2.5mg/kg。

二、食品包装材料

我国传统使用的食品包装材料有很多种类，主要有纸、竹、木、金属、塑料、橡胶、陶瓷及各种复合材料，其中金属和含有金属盐或金属氧化物的搪瓷、陶瓷等，应防止有害金属移溶到食品中；塑料、橡胶、化学纤维等高分子化合物材料，应考虑游离单体、低聚合度化合物、添加剂或化学助剂的毒性向食品中迁移的可能性。

（一）塑料包装材料

塑料是由很多小分子的单体聚合而成的化合物，加入适量的辅助原料加工而成，所以塑料制品的毒性问题除考虑单体外，还应注意生产过程中所加的添加剂。

1. 常用包装材料

（1）聚氯乙烯　慢性毒性试验证明，聚氯乙烯本身无毒性，但残存于聚氯乙烯中的氯乙烯经口摄入后有致癌性，在体内代谢产物具有烷化作用，可与DNA结合引起肝血管肉瘤。

聚氯乙烯添加剂在酸和油脂中易分解析出氯化氢和氯，随温度增高而分解增加，当温度达130~140℃以上时更甚，其分解产物有刺激作用。聚氯乙烯合成过程中所添加的稳定剂含铅量过高，我国一般不用于食品工业。

（2）聚乙烯　聚乙烯塑料为（CH_2—CH_2）$_n$的直链烷烃，化学性能稳定，具耐低温特性，耐热性能差。毒性低，致畸、致突变和致癌试验未见明显毒性作用。但当接触脂肪后能分解成低分子物质而增强其毒性，故仅适用于非脂肪性食品的包装。

（3）聚苯乙烯　聚苯乙烯在家兔或大鼠体内经氧化成苯甲酸，以葡萄糖醛酸的形式排出体外。聚苯乙烯本身无毒，但残留的苯乙烯单体和挥发成分乙苯、异丙苯、甲苯等有一定毒性。单体在聚苯乙烯中残留量约200mg/kg。其最大无作用剂量为133mg/kg。

（4）酚醛和脲醛塑料　酚醛塑料系由酚和甲醛聚合而成，在使用过程中可游离出酚、脲等有毒成分，随食物摄入对机体产生毒害作用；脲醛由尿素与甲醛在触媒作用下聚合而成，应用过程中有游离甲醛释出，对机体有刺激性。甲醛为一种细胞原生质毒，大鼠经口内服LD_{50}为800mg/kg，鼠内服LD_{50}为260mg/kg。75日龄的小犬内服1∶300~1∶25000的甲醛牛乳溶液，当受试剂量为20mg/kg时，于32d死亡；受试剂量第一周为50mg/kg，第二周为30mg/kg时，于16d死亡。受试大鼠均出现体重减轻，红细胞减少，血红蛋白量降低，尿中出现蛋白，并出现肝、肾、十二指肠等病变。

（5）氟塑料　常用的氟塑料有聚氟乙烯、聚三氟乙烯、聚四氟乙烯等。可耐浓酸、浓碱、强氧化剂和高温等。但当温度高达200℃时，氟塑料即开始分解，如聚四氟乙烯可分解成剧毒的全氟异丁烯。

2. 塑料添加剂

（1）增塑剂　增塑剂在塑料中的作用主要为增加塑料制品的可塑性，增塑剂的毒性对塑料有很大影响。增塑剂种类很多，可分为邻苯二甲酸酯类，如邻苯二甲酸二辛酯、邻苯二甲酸二丁酯、苯二甲酸丁酯、乙醇酸丁酯等；磷酸酯类，如磷酸三甲酚酯、磷酸三辛酯、磷酸二苯一辛酯等；脂肪族二盐基酸酯、如癸二酸二辛酯等。

增塑剂的毒性可分为四类：Ⅰ. 无毒或低毒，可用于食品工业；Ⅱ. 无毒或低毒，可限量地用于食品工业；Ⅲ. 在满足使用要求上尚有疑问；Ⅳ. 毒性高，不能使用。增塑剂毒性分类见表3－21。

表3－21　增塑剂毒性分类表

增塑剂	毒性分类	增塑剂	毒性分类
甘油三醋酸酯	Ⅰ	磷酸三甲酚酯	Ⅳ
二异丁基己二酸酯	Ⅰ	磷酸二苯一辛酯	Ⅰ
乙酰柠檬酸三丁酯	Ⅰ	苯二甲酸二丁酯	Ⅲ
乙酰柠檬酸三乙酯	Ⅰ	苯二甲酸二辛酯	Ⅰ
酸单异丙酯	Ⅰ	苯二甲酸二乙酯	Ⅰ
柠檬酸三乙酯	Ⅰ	苯二甲酸丁酯乙醇酸丁酯	Ⅰ
丙三基单油酸酯	Ⅰ	癸二酸二丁酯	Ⅰ
甲氧乙基油酸酯	Ⅳ	硬脂酸丁酯	Ⅰ

（2）稳定剂　在塑料制品中，主要用以防止由于热、光、氧等引起塑料的分解、脆化，防止其发生老化的一类物质。稳定剂可分为铅化合物、钙化合物、钡化合物、锌化合物、镉化合物和锡化合物；还有各种上述金属的复合物；其他尚有有机稳定剂，如二苯基脲、二苯基硫脲、2－苯基吲哚等。

铅、钡、镉及其有机锡类化合物的毒性都较大，使用塑料过程中可能会溶于食品中而影响食品卫生质量。含钙稳定剂无毒，可作无毒塑料的稳定剂。近年来用二辛基锡作稳定剂认为经口无毒。稳定剂的急性毒性如醋酸铅口服 LD_{50} 为50g/人（推算），碳酸铅口服 LD_{50} 为40～50g/人（推算），家兔内服硫酸铅 LD_{50} 为435～500mg/kg，犬内服二丁基锡 LD_{50} 为800～900mg/kg。

（3）抗氧化剂　抗氧化剂如丁基羟基茴香醚的毒性小，较安全，最大允许使用量为0.2g/kg。

（4）抗静电剂　抗静电剂一般都是表面活性剂，如烷基苯磺酸盐，其表面活性具溶血毒性，一般认为非离子型酯类较安全，无毒。

（二）橡胶包装材料

橡胶是一种高分子化合物，分为天然橡胶和合成橡胶两种。橡胶在食品工业中的应用范围非常广，如橡胶管、瓶盖、婴儿奶嘴、高压垫圈、传送带等。橡胶在加工时添加多种助剂，如活性炭、硫化剂、防老化剂、填充剂等，因此，橡胶的主要卫生问题在于橡胶本身所含单体和添加剂的毒性两个方面。

1. 合成橡胶

合成橡胶是由单体聚合成的高分子聚合物，当用橡胶制品盛装食品过程中，食品在水蒸气、油脂、酸性、高温等环境中，其单体有可能向食品中移行，造成污染。食品工业上常用的橡胶包装材料有丁腈橡胶、丁苯橡胶、乙苯橡胶、硅橡胶等。

2. 橡胶添加剂

橡胶合成中的添加剂在接触食品过程中可溶出，对人体造成危害。主要的添加剂有以下几种。

（1）促进剂　可提高橡胶的硬度、耐热性和耐浸泡性。有无机促进剂和有机促进剂两种，其中无机促进剂对人体安全，而有机促进剂具有毒性，对人体健康危害较大，如二硫化四甲基秋蓝姆、二硫化氨基甲酸盐等都有毒性。而六甲四胺能分解出甲醛、硫脲类、噻唑类等有致癌作用的物质，已被禁用于食品工业。

（2）防老化剂　防老化剂可提高橡胶的耐热性、耐酸性及耐臭氧性等。防老化剂中的芳胺类具有明显毒性。如β－萘胺可致膀胱癌，而N－N'－二苯基对苯二胺在体内可转化为β－萘胺。酚类化合物毒性小于芳胺类，应限制制品中游离酚的含量。

（3）填充剂　常用的有炭黑与氧化锌两种，炭黑含有多环芳烃如3，4－苯并芘，所以在橡胶中使用的炭黑必须经高温处理除去多环芳烃。氧化锌对人体毒性小，但不宜与二硫化四甲基秋蓝姆合用，因二者可相互结合产生有害物质。部分橡胶添加剂的毒性见表3－22。

表3－22　部分橡胶添加剂的急性毒性

化学名称	商品名称	小鼠经口 LD_{50}/（mg/kg）
二硫化四甲基秋蓝姆	促进剂TMTD	雌794、雄528；雌雄各半597
乙基苯基二硫代氨基甲酸锌	促进剂PX	雌3690、雄3160
N－环己基－2－苯并噻唑次磺酰胺	促进剂CZ	雌9260、雄7940
二硫醇基苯并噻唑	促进剂M	雄2450
二硫化二苯并噻唑	促进剂DM	雄6110
二苯胍	促进剂D	雄681
2，6－二叔丁基－4－甲基苯酚	防老剂264	雌雄均为4300、雌雄各半697
N－苯基甲－β－萘胺	防老丁（防老D）	雌794、雄681
N－苯基甲－α－萘胺	防老甲（防老A）	雄9099

（三）包装用纸

纯净的纸是无毒、无害的，但由于原材料受到污染，或经过加工处理，纸中常会有一些杂质、细菌和某些化学残留物，从而影响包装食品的安全性。

食品包装纸的毒性与纸浆、助剂、油墨等有关。作物在种植过程中，使用农药、化肥等使其在稻草、麦秆等纸浆原料中残留。有的工厂在纸浆原料中，还掺入一定比例的社会回收纸，回收的废旧纸经脱色可将油墨脱去，但铅、镉、多环芳烃类物质等仍可留在纸浆中。另外，原材料具有复杂的天然成分，在纸的加工过程中常加入大量的漂白剂、涂料以及其他改良剂等，这些物质残留也对食品造成污染。为了使纸增白，往往在纸加工过程中添加荧光增白剂。制作托蜡纸（浸蜡包装纸）需要用石蜡处理，石蜡中常含有多氯联苯。制作玻璃纸需要用甘油、聚乙烯乙二醇、尿素二硫化碳等。荧光增白剂和多氯联苯都是致癌物质，它们对大鼠经口 LD_{50}分别为 2 ~ 3g/kg 体重和 4g/kg 体重。二硫化碳是一种神经毒素，有麻醉作用。这些残留物质迁移到食品中后，可对人体造成危害。

目前我国还没有食品包装印刷专用油墨，一般工业印刷用油墨所用颜料及溶剂等还缺乏具体的卫生要求。油墨中含有铅、镉等有害元素及甲苯、二甲苯及多氯联苯等挥发性物质。这些物质与食品接触，可对食品造成污染。另外，回收纸的再利用和机械设备的污染也应引起重视。研究发现，在饲养业中用含 30% 的新闻纸、褐色卡纸或计算机纸作为纤维素代用品饲喂奶牛时，可导致牛奶中多氯联苯含量达 73μg/kg，在肾脏脂肪中的含量可达 15. 4mg/kg。用含多氯联苯量少于 5mg/kg 的纸包装猪肉，贮存 7d 时多氯联苯的含量为 0. 08mg/kg。

（四）陶瓷、搪瓷及铝制品

陶瓷的卫生问题主要由釉彩而引起。釉的彩色大多数为无机金属颜料，如硫化镉、氧化铬、硝酸锰等。瓷釉中加入铅盐可降低熔点，容易烧结，但铅盐也易溶于食品中。陶瓷还有粉彩，也容易造成食品的重金属污染。用含铅较多的陶瓷器盛装醋、果汁、酒等酸性食品时，可因铅溶出量过多而中毒。因此，应限制陶瓷釉中铅盐的含量，控制陶瓷食具中铅盐和镉盐的溶出量。无论陶瓷还是搪瓷，其釉彩均可分为釉上彩和釉下彩。釉上彩的金属溶出率高，容易移行至食品中。

铝制品的毒理学安全性问题主要是铸铝中的杂质金属和回收铝中的杂质，故一般禁止用回收铝制造食品容器、工具。

第五节　食品中其他毒物

一、食品加工过程产生的毒物

在现代社会中，经过加工的食品越来越多，各种食品加工技术也得到更加充分和广泛的应用。一些技术在提高食品外在品质的同时，也不同程度地破坏食品原有的成分。如煎炸、焙烤等食品处理方法常常引起食品成分如氨基酸、糖、维生素和脂类的化学变化。有的加工技术甚至能产生一些有毒有害的物质。比如多环芳烃、杂环胺和 *N* – 亚硝胺，这些物质大多有强烈的致癌性，从而危害人们的健康。

（一）苯并［a］芘

在熏制食品、焙烤食品和煎炸食品加工时形成的主要有毒有害物质是3，4 – 苯并［a］芘，简称苯并［a］芘［B（a）P］。其污染广、致癌作用强，因而常以苯并［a］芘作为多环芳烃化合物污染的监测指标。

1. B（a）P污染食品的途径

（1）食品在加工过程中污染　食品在烟熏、烧烤、烤焦过程中与燃料燃烧产生的多环芳烃直接接触而受到污染。

（2）食品成分在加热时形成的衍生物　烘烤中，温度过高，食品中脂类、胆固醇、蛋白质发生热解，经过环化和聚合形成大量的多环芳烃，其中以苯并［a］芘为最多。

（3）生物合成苯并［a］芘　很多细菌、藻类以及高等植物体内都能合成苯并［a］芘。

2. B（a）P的代谢和毒性

（1）代谢　3，4－苯并［a］芘可经消化道吸收，并在血、胆汁、肝、肾、体脂内发现其存在，但很快消失，未被吸收的3，4－苯并［a］芘由粪便排出。同位素标记3，4－苯并［a］芘进行的研究表明，24h内82.4%的放射活性即被排出体外，留于体内的只占14%，其中约1%可不经代谢保留体内，其他均以代谢物形式存在。许多研究证明，3，4－苯并［a］芘易贮留于体脂中。经口服给予的B（a）P吸收后可迅速出现荧光，利用这一现象有助于了解B（a）P在体内的转运分布。在小鼠的试验中，当饲以不同剂量B（a）P的饲料（20000、10000、5000、100、10及1mg/kg），数小时内，在口、前足、耳、肾、肝、膀胱、腹部脂肪及尿中均出现荧光，换饲正常饲料后，几天内各脏器荧光即行消失。给予剂量小，荧光消失也较快；对鸡、鸭、大鼠的试验均有类似结果。B（a）P摄入体内后，不影响小鼠脾的代谢，但能降低肝和肾的细胞呼吸并升高需氧酵解。

综上所述，不论何种动物和途径，当B（a）P进入机体后，其代谢转化主要是通过肝胆系统及消化道并从粪便中排出，尿中排出量很少。其主要代谢产物是羟基苯并［a］芘和二羟基衍生物。

（2）毒性　B（a）P是一个重要的致癌因素。动物实验证明，经口给予B（a）P可诱发肿瘤。啮齿动物致癌作用的最小剂量为4mg/kg，出现肿瘤的时间为420d；如把出现肿瘤的试验时间缩短为100～200d，则剂量需加大10～50倍。如果B（a）P通过一次灌胃给予小鼠，其致癌作用的剂量约为12μg/鼠，这一剂量相当于饲料的含量为6mg/kg。

3，4－苯并［a］芘具有强致癌性，主要表现在胃癌和消化道癌。随食物摄入人体内的3，4－苯并［a］芘大部分可被人体吸收，经过消化道吸收后，随血液很快遍布全身，人体乳腺和脂肪组织可蓄积之。

人体吸收的3，4－苯并［a］芘一部分与蛋白质结合，另一部分则参与代谢分解。与蛋白质结合的3，4－苯并［a］芘通过结构中的高能电子密度区和亲电子的细胞受体结合，使控制细胞生长的酶和激素结构中的蛋白质部分发生变异或丢失，造成细胞失去控制生长的能力而发生癌变；或当3，4－苯并［a］芘被机体吸收后，在体内被氧化酶系中的芳烃羟化酶转化为多环芳烃的环氧化合物或过氧化合物，进一步与 DNA、RNA 或蛋白质大分子结合，最终生成致癌物，出现致癌作用。参与代谢分解的 3，4 - 苯并［a］芘形成带有羟基的化合物，最后与葡萄糖醛酸、硫酸、谷胱甘肽结合从尿中排出。

3，4 - 苯并［a］芘的危害还表现在可通过胎盘传给胎儿，引起毒性及致癌性表现。

3．细胞实验

以人上皮细胞进行体外培养时，加入 B（a）P 后，细胞即呈现毒性反应，原因是细胞内存在的微粒体烃基水解酶系统能使烃类转变为有毒的代谢产物。用原代人胚肺细胞进行试验时，也证明它与小鼠胚细胞的反应相似，B（a）P 可和细胞内的大分子化合物结合。

4．人群调查

海边居民因食用大量咸鱼和熏鱼，其胃肠道及呼吸道的癌症发病率较内陆居民高得多。

（二）杂环胺

20 世纪 70 年代末，人们发现从烤鱼或烤牛肉炭化表层中提取的化合物具有致突变性。对烤鱼中主要致突变物的研究表明，这类物质主要是复杂的杂环胺类化合物，例如，咪唑喹啉（IQ）和甲基咪唑喹啉（MeIQx），其结构见图 3 - 26。这类物质也是煎牛肉提取物中致突变物质的主要成分。含 IQ 和 MeIQx 的牛肉提取物在几种实验动物和人体肝组织中被代谢转化为活性致突变物。

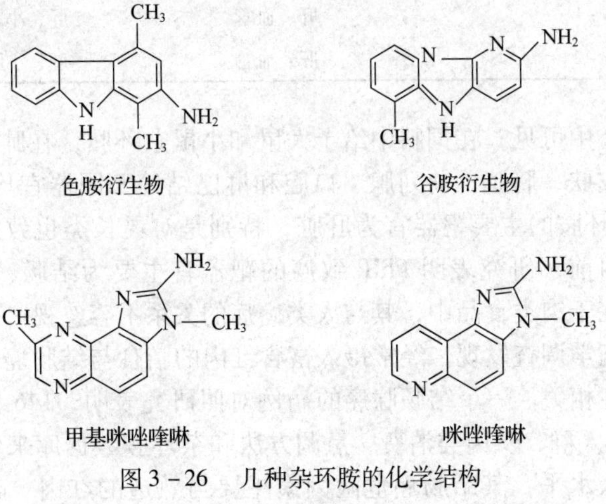

图 3 - 26　几种杂环胺的化学结构

1．杂环胺的毒性

（1）杂环胺的致突变性　Ames 试验显示，在 S9 代谢活化系统中杂环胺有较强的致突变性，其中 TA98 比 TA100 更敏感，这提示杂环胺可造成移码突变。除诱导细菌突变外，还可致哺乳类动物细胞 DNA 损害，包括诱发基因突变、染色体畸变、姐妹染色单体互换、DNA 链断裂和程序性 DNA 合成等。IQ 和 MeIQx 对细菌的致突变性较强，而 PhIP（2－氨基－1－甲基－6－苯基咪唑［4，5－b］吡啶）对哺乳细胞的致突变性较强。

杂环胺需要代谢活化才具有致突变性，MeIQx 和 PhIP 均需在肝代谢酶作用下，转变成 *N*－羟基代谢产物才有致突变性。*N*－羟基代谢产物与 DNA 结合形成 DNA 加合物，这在细胞分裂过程中，可被修复或引起错配或复制错误而诱导突变。

（2）杂环胺的致癌性　所有的杂环胺对啮齿类动物均有不同程度的致癌性。目前从膳食中已经确定有十余种杂环胺在动物试验中发现有致癌性，确定的化合物有 PhIP、IQ、MeIQ、MeIQx、4，8－DiMeIQx、7，8－DiMeIQx、Trp－p－1、Trp－p－2、Glu－p－1 和 Glu－p－2。所用动物包括大、小鼠和猴子。表 3－23 总结了这些致癌物的剂量和动物发生肿瘤的靶器官和组织。

表 3－23　不同杂环胺的致癌性

杂环胺化合物	CDF1 小鼠	F344 大鼠
IQ	肝、前胃和肺	肝、小肠和大肠、阴蒂腺、皮肤
MeIQ	肝、前胃	大肠、皮肤、口腔、乳腺
MeIQx	肝、肺	肝、皮肤
PhIP	淋巴结	大肠、前列腺、乳腺、淋巴
Trp－1	肝	肝
Trp－2	肝	淋巴结、膀胱
Glu－p－1	肝、血管	肝、小肠和大肠、阴蒂腺
Glu－p－2	肝、血管	肝、小肠和大肠、阴蒂腺

从表 3－22 中可见，在饲料中给予大鼠和小鼠杂环胺，在肺、前胃、肝、大小肠、乳腺、皮肤、膀胱、前列腺、口腔和淋巴结等不同器官均表现出致癌性。除 PhIP 外，杂环胺的主要靶器官为肝脏，特别是对灵长类也致癌，这提示对人具有致癌性。目前，研究表明 PhIP 致癌的靶器官主要为结肠、前列腺和乳腺。杂环胺普遍存在于肉类食品中，其与人类癌症的关系不容忽视。

大量流行病学调查发现，经常摄入富含红肉的膳食与结肠癌、乳腺癌、肺癌和胃癌的危险性相关。一个结肠腺癌的病例对照研究表明，146 例新诊断病例和 229 例对照健康人群，从肉类消费、烹调方法和杂环胺数据库来估计肉类摄入水平和杂环胺摄入水平，其结肠癌危险因素主要与熟透的红肉、高温烹调方法有关。对 273 例乳腺癌和 657 例对照人群进行调查研究表明，摄入肉的水平与乳腺癌危险性相关。对牛排来讲，烹调熟的肉是中等烹调肉危险性的 1.54 倍。对煎烤牛排来讲，危险性是 1.64 倍，对吃烹调熟的红肉来讲，危险性是中等烹调的 4.62 倍。在所有杂环胺中，PhIP 和 MeIQx 含量最多。人类癌症病是多种因素作用的结果，杂环胺可能是其中的因素之一。

2. 控制食品中杂环胺形成的方法

由于杂环胺的前体物肌酸、糖和氨基酸普遍存在于鱼和肉中，且简单的烹调就能形成此类致癌物。因此，人类完全避免暴露于杂环胺是不可能的，但是可采取一些有效措施尽可能减少膳食中杂环胺的摄入量。

(1) 改进食品加工烹调方法，不要高温过度烹煮肉和鱼，尤其是避免肉类食品烹调时表面烧焦。

(2) 不要吃烧焦的食品或将烧焦部分去掉后再吃。

(3) 烧烤肉类时，避免食品与明火直接接触。用铝箔烧烤可有效防止烧焦，从而减少杂环胺的形成。

(三) *N*－亚硝胺

N－亚硝基化合物是一类具有═N—N═O 结构的有机化合物，可分为亚硝胺与亚硝酸胺两类。对人和动物有强的致癌作用，可诱发胃癌、肝癌、鼻咽癌、食道癌、膀胱癌等。同时，*N*－亚硝基化合物也有致畸形和致突变作用。自然界中大量存在亚硝酸盐和硝酸盐，同时也可能存在仲胺（二级胺）。亚硝酸盐和仲胺并不具有致癌作用，但在酸性条件下可以生物合成为亚硝胺类化合物。凡含有—*N*—结构的化合物都可参与上述反应。例如，酰胺类、某些氨基酸、肽类、肌酸、肌酐和氨基甲酸乙酯都可进行亚硝胺合成。

1. 食品中亚硝胺的形成

(1) 盐腌制鱼和肉时，为了增色、增香、防腐而常常加入硝酸盐和亚硝酸盐。在适宜的条件下，硝酸盐和亚硝酸盐等可形成亚硝胺或亚硝酰胺。

(2) 啤酒在发酵过程中形成大量的仲胺，亦可与亚硝酸盐形成亚硝胺。另外，啤酒中的亚硝胺也与其加工工艺有关。如果直接用火而不是用空气干燥法干燥麦芽，生产的啤酒中就含有较高含量的亚硝胺。这是由于空气中的氮在燃烧火焰中被高温氧化成为氮氧化物。后者作为 *N*－亚硝化剂与啤酒中的大麦芽碱、芦竹碱等反应形成 *N*－亚硝基化合物。

(3) 食品与容器或包装材料的直接接触可以使挥发性亚硝胺进入食品。许多橡胶制品（包括婴儿奶嘴）含有一定量的挥发性亚硝胺（每个 5g 重的奶嘴可含 42～617μg/kg 挥发性亚硝胺），可以进入饮水和牛奶中。与食品直接接触的纸和纸箱等包装材料，也可以发生亚硝胺迁移。

(4) 某些食品添加剂和农业投入品含有挥发性亚硝胺，当这些材料加入食品时，就将亚硝胺带入食品。如用于腌肉的含有盐、糖、香料和亚硝酸盐预混剂等含有相当数量的挥发性亚硝胺。使用离子交换树脂也可以使食品工业用水污染而带入亚硝胺。

2. 亚硝胺的毒性

(1) 致癌性　亚硝胺类化合物对实验动物的 LD_{50} 为 150～500mg/kg，其急性毒作用主要在肝脏，引起肝小叶中心性出血坏死；此外，还可引起肺出血，腹腔、胸腔有血性溶出液，对眼、皮肤、呼吸道有刺激作用。亚硝胺对鱼、小鼠、大鼠、犬和猴等动物的不同组织、器官均有强致癌作用，尤以啮齿动物最敏感。

有 90 多种亚硝胺类化合物有致癌性。但其致癌程度差异很大，最强的为二甲基亚硝胺和二乙基亚硝胺（二乙基亚硝胺的平均诱癌剂量为 0.6mg/kg）；二乙醇亚硝胺等致癌性较弱，诱癌剂量为 600mg/kg 左右。现已证明，亚硝胺主要引起肝、食道、胃等器官的肿瘤，也可诱发脑、大小肠、皮肤、肾、咽喉、肺、鼻腔、胰、膀胱、造血器官、淋巴等的肿瘤。

亚硝胺的致癌作用与化学结构、给药途径、药物剂量和动物种类等因素有关。对称的亚硝胺主要引起肝癌，致癌性又随烷基碳原子的增加而减弱。不对称的亚硝胺，特别另有一甲基的亚硝胺主要引起食道癌。给药途径不同也可诱发不同的肿瘤，如内服和静脉注射环状亚硝胺可诱发动物的肝癌或食道癌，皮下注射则主要引起后鼻腔肿瘤。小鼠经口摄入二甲基亚硝胺可导致肝癌，腹腔注入时则引起血管瘤或肺腺瘤。从剂量来看，长期给予大鼠低剂量的二甲基亚硝胺能产生肝癌；而一次大剂量时则引起肾癌。此外，不同动物种属、动物的年龄、性别和健康状况对致癌作用都有一定影响。亚硝胺化合物对实验动物具有普遍的致癌性，也包括灵长类动物在内。

对亚硝胺的人体致癌作用的长期研究论证了人的肿瘤与亚硝胺有重要关系。主要是人体除每天均可摄入含亚硝胺的前体化合物外，还能在胃及其他器官中合成。人类亚硝胺中毒的表现与动物中毒类似。

（2）致畸性　亚硝胺也具有较强的致畸性，主要使胎儿神经系统畸形；包括无眼、脑积水、柱裂和少趾，且有剂量－效应关系。给怀孕动物饲以一定量的亚硝胺也可导致胚胎产生恶性肿瘤。胚胎对亚硝胺的致癌作用非常敏感。例如，给怀孕雌鼠 2mg/kg 体重的 *N*－亚硝基乙基脲，即成年所需致癌剂量的 2%，即可引起仔鼠胚胎神经细胞的癌变。

3. 亚硝胺的预防

减除食品中亚硝胺类化合物的含量可以采用以下一些方法。

（1）限制食品中硝酸盐、亚硝酸盐的使用量及亚硝胺的含量　硝酸盐与亚硝酸盐在一些天然食物中存在，并广泛应用于肉制品的加工，这是因为它同时具有防腐（尤其是抑制肉毒杆菌）、发色及赋香三种作用。为了控制人对硝酸盐与亚硝酸盐的摄食量，多数国家规定食物中的容许量为：硝酸盐 500mg/kg，亚硝酸盐 200mg/kg。由于食品中亚硝胺的限制量目前还没有规定，故一般的趋势是尽量减少硝酸盐与亚硝酸盐在食品中的含量。虽然亚硝酸盐在肉制品中使用起到很好的控制肉毒梭菌、护色、抗氧化及增强风味的作用，但鉴于其安全性问题，使其使用受到限制。研发理想的替代品是解决其安全性问题的重要途径。

（2）阻断亚硝胺在体内的生成　维生素 C 能抑制亚硝胺的生成。以适量甲基苄胺、甘氨酸或哌哔嗪及亚硝酸钠喂饲大鼠，60～90min 后提取胃内容物，经测定含有甲基苄基亚硝胺、甘氨酸亚硝胺或 *N*，*N*－二硝基哌哔嗪形成。这些亚硝胺均可诱发大鼠食管癌。如果试验开始时即加入维生素 C，则大鼠均不生癌。原因在于维生素 C 对亚硝酸钠具有还原作用，阻断了亚硝胺在胃内的合成。

利用亚硝胺在阳光的直接作用下较易分解（即光解）的性质，通过光解作用可破坏食品中的亚硝胺。

（四）丙烯酰胺

丙烯酰胺（acrylamide）是具有 $CH_2═CHCONH_2$ 结构的化合物，具有高交联凝胶聚合倾向，很易进行聚合作用，形成聚丙烯酰胺。

2002 年 4 月，瑞典斯德哥尔摩大学 Tornquist 等通过检测发现，一些普通食品在经过油炸、烘烤等高温加工处理时会产生丙烯酰胺，而且其含量随加工温度的升高而升高。油炸食品中丙烯酰胺含量一般在 1000μg/g 以上，炸透的薯片达 12800μg/g。由于丙烯酰胺在动物试验中表现出致癌性，因此食品中存在丙烯酰胺的问题引起了全球的关注。

含碳水化合物高的食物，在 120℃下加工即会产生丙烯酰胺。在食品内检测出含有致癌可能性的丙烯酰胺物质见表 3－24。丙烯酰胺主要通过美拉德反应产生，即氨基酸与还原糖反应产生二羰基化合物，后者与氨基酸经过几步反应产生丙烯醛，丙烯醛氧化产生丙烯酸，丙烯酸和氨或氨基酸反应形成丙烯酰胺。

表 3－24　高碳水化合物食品高温加热后含丙烯酰胺的值

食品种类	含量中值/（μg/kg）	含量范围/（μg/kg）	样品数
马铃薯片	1200	330～2300	14
法式油炸食品	450	300～1100	9
饼干、椒盐饼干	410	30～650	14
油炸面包	140	30～1000	21
美式快餐	160	30～1400	15
玉米片	150	20～180	3
面包	50	30～160	20
其他（油饼、油煎鱼等）	40	30～60	9

1. 丙烯酰胺的代谢

丙烯酰胺可通过各种途径被吸收，其中经口摄入的丙烯酰胺吸收最为迅速、完全，目前尚缺乏食品基质对丙烯酰胺生物利用率影响的报道。动物试验表明，丙烯酰胺、环氧丙酰胺可以广泛分布于身体的各个组织，包括乳汁。环氧丙酰胺是其主要的代谢产物，在动物致癌及遗传毒性中较丙烯酰胺更重要。

人类与实验动物对丙烯酰胺的主要代谢途径类似，但需要考虑其对人危险性的定量差别。在毒理学试验所用剂量下，丙烯酰胺转化环氧丙酰胺的比例与体内丙烯酰胺的量呈负相关：剂量越低，转化比例越高。由于涉及代谢、消除途径的遗传差异（如结合反应和 P450 介导的代谢），人类对摄入丙烯酰胺效应存在敏感性差异。大鼠对丙烯酰胺、环氧丙酰胺代谢的生物半衰期为 2h。目前尚缺乏人类代谢动力学资料。

2. 丙烯酰胺毒性

（1）急性毒性 大鼠、小鼠、豚鼠和兔的丙烯酰胺经口 LD_{50} 为 150 ~ 180mg/kg，故丙烯酰胺为中等毒性。

（2）神经毒性 是人经口暴露于丙烯酰胺公认的有害效应。一次大剂量暴露的急性中毒症状为中枢神经系统的功能失调，脑尤为明显，主要表现为脑出血症状。在长期接触后，表现为嗜睡、情绪和记忆改变、幻觉和震颤。丙烯酰胺中毒可以先出现或伴随末梢神经病（手套样感觉、出汗和肌肉无力），伴随或不伴随运动失调，这些是长期低水平暴露的典型症状。末梢神经病有一定的潜伏期，取决于剂量，小剂量接触数周就可以发病，但长期低剂量接触可以在数年后发病。

（3）生殖毒性 以 15mg/(kg · d）或更大剂量给雄性大鼠染毒 5d，或 12mg/(kg · d）给小鼠染毒 4 周，均可影响生殖或生育能力。重复染毒研究中，动物以 36mg/(kg · d）剂量经口染毒 8 周，出现精细胞、精母细胞的突变。

（4）遗传毒性 丙烯酰胺可引起哺乳动物体细胞和生殖细胞的基因和染色体异常，如染色体异常、微核形成、姐妹染色单体交换、多倍体、非整倍体和其他有丝分裂异常，并可诱导体内细胞转化。瑞典食品管理局的报道指出，丙烯酰胺诱导小鼠基因突变的最低剂量为 25 ~ 50mg/kg，此最低剂量的 10 ~ 20 倍可诱导小鼠的染色体发生异常。

丙烯酰胺与其代谢产物环氧丙酰胺的遗传毒性不同。丙烯酰胺不能诱导大鼠肝细胞的非程序 DNA 合成（UDS，unscheduled DNA synthesis），而环氧丙酰胺可诱导大鼠肝细胞和人体乳腺细胞的 UDS；丙烯酰胺不能诱导细菌的基因突变，而环氧丙酰胺可诱导细菌的基因发生突变。

（5）致癌性 丙烯酰胺与肺癌、乳腺癌、甲状腺癌、口腔癌、肠道肿瘤和生殖道肿瘤的发生存在相关性。如每天给大鼠饲喂 2mg/kg 丙烯酰胺，连续 2 年，可诱导动物甲状腺和肾上腺肿瘤。在大鼠的饮水中加入丙烯酰胺可诱导不同组织肿瘤的发生，如乳腺癌、子宫癌、肾上腺癌、阴囊间皮瘤等。丙烯酰胺可诱导小鼠的肺癌和皮肤癌，最小剂量为 2mg/kg。丙烯酰胺与多种肿瘤存在剂量 - 反应关系。基于体外和动物试验的研究结果，WHO 和 IARC 将丙烯酰胺作为一种可能致癌物。

3. 预防与控制

专家建议人们少吃煎炸和烘烤食品，多食新鲜蔬菜和水果；通过降低烹调的温度和缩短烹调的时间，来减少有关食品中的丙烯酰胺的含量，从而可以达到预防的目的。有关标准正在制定之中。

二、由环境迁移进食物的毒物

(一) 多环芳烃

多环芳烃（polycyclic aromatic hydrocarbons，PAHs）是煤、石油、木材、烟草、有机高分子化合物等有机物不完全燃烧时产生的挥发性碳氢化合物，其中有相当部分具有致癌性，如苯并［a］芘、苯并［e］芘等（图3－27）。

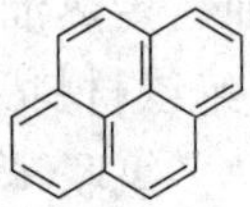

芘

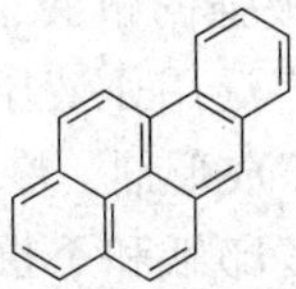

苯并［a］芘

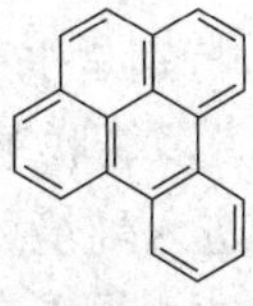

苯并［e］芘

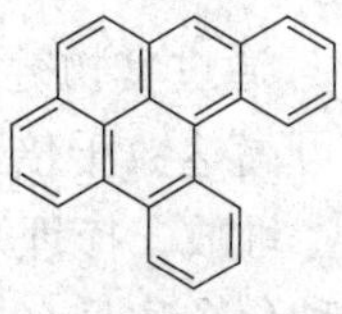

二苯并［b,e］芘

图3－27　几种多环芳烃的化学结构

PAHs是重要的环境和食品污染物。迄今已发现有200多种，PAHs广泛分布于环境中，可以来自我们生活的每一个角落，任何有机物加工、废弃、燃烧或使用的地方都有可能产生多环芳烃，例如炼油厂、炼焦厂、橡胶厂和火电厂等任何一家排放烟尘的工厂，各种交通车辆排放的尾气；煤气及其他取暖设施甚至居民的炊烟。据美国对八个州大气成分的分析显示工业区大气中的多环芳烃比农业区高10多倍。多环芳烃污染物已成为环境污染物监测中极重要的目标。

1. 多环芳烃的来源

人类在工农业生产、交通运输和日常生活中大量使用的煤炭、石油、汽油、木柴等燃料，可产生多环芳烃的污染。多环芳烃在大气的污染为其直接进入食品——落在蔬菜、水果、谷物和露天存放的粮食表面创造了条件。食用植物也可以从受多环芳烃污染的土壤及灌溉水中聚集这类物质，多环芳烃污染水体，可以使之通过海藻、甲壳类动物、软体动物和鱼组成的食物链向人体转移，最终都有可能聚集在人体中。

2. 多环芳烃的毒性

多环芳烃的致癌性已经研究了200多年。早在1775年英国医生波特就确认烟囱清洁工阴囊癌的高发病率与他们频繁接触烟灰（煤焦油）有关。1932年最重要的多环芳烃——苯并［a］芘从煤焦油和矿物油中分离出来，并在实验动物中发现有高度致癌性（详见前文）。

3. 安全限量规定

FAO/WHO 对食品中的 PAHs 允许含量未作出规定。有人估计成年人每年从食物中摄取的 PAHs 总量为 1～2mg，如果累积摄入 PAHs 超过 80mg 即可能诱发癌症，因此建议每人每天的摄入总量不可超过 10μg。

（二）多氯联苯

多氯联苯（PCBs，polychlorinated biphenyl）是一大类含不等量氯的联苯化合物，种类有 210 种之多。结构如图 3－28 所示。PCBs 具有极强的耐酸、碱、高温、氧化、光解性和良好的绝缘性，广泛用作液压油、绝缘油、传热油和润滑油，并广泛应用于成形剂、涂料、油墨、绝缘材料、阻燃材料、墨水、无碳复印纸和杀虫剂的制造。多氯联苯是目前世界上公认的全球性环境污染物之一。

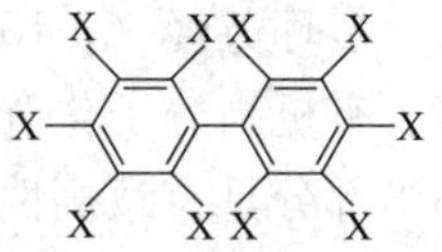

图 3－28　多氯联苯的结构

1. 来源及污染途径

工业排放的“三废”通过食物链污染环境，特别是水产品对多氯联苯的富集能力很强，其富集系数可高达数千倍到 10 万倍。多氯联苯在使用过程中通过泄漏、废弃、蒸发、燃烧、堆放、掩埋及废水处理进入环境，从而对水源、大气和土壤造成污染。由于这种化合物具有极强的稳定性，很难在自然界降解，因而通过食物链发生生物富集，从而造成在食物中严重的残留问题。

PCBs 主要通过对水体的大面积污染、通过食物链的生物富积作用污染水生生物，因而这类物质最容易集中在海洋鱼类和贝类等食品中。由于食品加工过程中的不慎可使食品受到多氯联苯的污染。非鱼类食物中 PCBs 的含量一般不超过 15μg/kg，但有些食物油的 PCBs 含量可达 150μg/kg。这是因为在食用油精炼过程中，作为传热介质的传热油和食品加工机械的润滑油由于密封不严而渗入食品，从而导致 PCBs 污染。另外，食品储罐的密封胶和食品包装箱的废纸板中的 PCBs 含量也很高，可污染食品；尤其是油脂含量高的食品更容易污染。

2. PCBs 的代谢

食物中的 PCBs 主要由胃肠道吸收，其吸收和代谢的特点为稳定性和脂溶性，在胃肠中不被破坏，吸收率可超过 90%。吸收的 PCBs 主要贮存在人体的脂肪组织中，另一部分贮存在皮肤、肾上腺和主动脉中，血中的浓度最低。动物实验显示 PCBs 在雄鼠体内的生物半衰期为 8 周，雌性鼠为 12 周。在血液中的浓度下降最快，而在脂肪组织中下降最慢。

PCBs 含氯量的多少对其代谢和转化有很大影响。含有少量氯的联二苯衍生物的代谢和排泄速度比含有高含量氯的联二苯衍生物快很多。PCBs 的代谢途径主要通过脱氯转化为相应的酚，主要的排出途径是通过粪便，少量（<10%）通过尿排出。胆汁排出也是一个重要的途径，PCBs 通过人乳排出的量相对较少。但奶牛对 PCBs 的主要排泄途径是通过牛乳，因此，经母牛喂饲污染了 PCBs 的饲料将会产生污染的牛乳。

3．PCBs 的毒性作用

多氯联苯进入人体后主要蓄积于脂肪组织中，急性中毒时皮肤出现黑色疮疤、手脚麻木。PCBs 对人类急性毒性的记录，主要来自 1978 年在日本发生的米糠油中毒事件。人的中毒症状包括：皮肤和指甲色素沉着、眼流泪、全身肿胀、虚弱、恶心、腹泻和体重减轻。慢性中毒时引起胃肠黏膜损伤，肝脏肿大和坏死，胸腺和脾脏萎缩，体重下降。PCBs 能影响大脑正常思维，使记忆力减退或丧失。摄入大量 PCBs 会使儿童生长停滞，孕妇摄入大量 PCBs 会使胎儿的生长停滞。PCBs 对某些动物具有较强的致畸性和生殖毒性，它对胎儿的存活率、畸胎率、胎儿肝胆管和外形发育均有影响。

4．安全限量规定

由于 PCBs 是相对较弱的致癌物，故世界各国食品中 PCBs 的容许含量一般较高。日本建议 PCBs 的人体 ADI 为 7μg/（kg 体重·d）；美国暂定在食品中的 MRL 值为 150～300μg/kg。

5．控制措施

在食品加工过程中要防止操作不慎或渗漏、泄漏等原因将 PCBs 引入食品。在食品包装材料的选用上应尽量选择不含 PCBs 的材料。

对于已进入食品体系中的 PCBs 可采用合理的烹调加工，通过脱氯、还原反应减少其含量。含脂肪食品在烹调溶化过程中，60%～90% 的多氯联苯由脂肪中转移入汤中，弃汤处理即可减少摄入。蛋冷冻干燥可以使蛋中多氯联苯降低 22%～27%。阳光干燥 48h，可使虾中多氯联苯减少 91.4%～100%。油脂在商业上除臭处理（>230℃）会完全除去多氯联苯。

（三）二噁英类

二噁英（dioxin）包括多氯代二苯并－对－二噁英（PCDDs）和氯代二苯并呋喃（PCDFs）。这类化合物环上的氢可以被氯取代，如 2，3，7，8－四氯代二苯并－对－二噁英（2，3，7，8－TCDD 或 TCDD）。因此，确切的术语应为多氯代二苯并－对－二噁英（PCDD）和氯代二苯并呋喃（PCDFs）。由于每个苯环上可以取代 1～4 个氯原子，所以共有 75 个 PCDD 和 PCDFs 异构体，二噁英异构体的毒性因所含氯原子数及取代位置的不同而有所差异，其中毒性最强的是 2，3，7，8－四氯代二苯并－对－二噁英（2，3，7，8－TCDD）。二噁英没有极性，难溶于水，在强酸、强碱及氧化剂中仍能稳定存在。自然界中的微生物降解、水解及光解作用对其结构影响很小，它在高温下仍能很稳定，750℃ 以上才会分解，在所有的有机污染物中，二噁英的正辛醇/水分配系数最高，这说明二噁英有很强的亲脂肪性。它们的化学性质极为稳定，难以为生物降解，能够通过食物链富集，在环境中广泛存在。

1．PCDD/Fs 对食品的污染

（1）食物链的生物富集　由于 PCDD/Fs 的脂溶性及其在环境中的稳定性极

高，污染的 PCDD/Fs 在水体中通过水生植物—浮游动植物—食草鱼—食鱼鱼类及鹅、鸭等家禽这一食物链过程，在鱼体和家禽及其蛋中富积；同时，由于环境大气的流动，在飘尘中的 PCDD/Fs 沉降至地面植物上，污染蔬菜、粮食与饲料，动物食用污染的饲料也造成 PCDD/Fs 的蓄积。Furst 提出，空气—草料—母牛途径较土壤—草料—母牛途径更加严重。

（2）纸包装材料的迁移　软饮料及乳制品采用纸包装。在氯漂白过程中产生 PCDD/Fs，作为包装材料可以发生迁移造成食品污染。

（3）意外事故　众所周知的米糠油事件就是使用 PCBs 作为加热介质生产米糠油，由于意外事故引起食物污染。

2．PCDD/Fs 的代谢

二噁英的主要吸收途径有消化道、皮肤和肺，其吸收程度与化合物的种类、吸收途径及存在的介质有很大关系。有关 2，3，7，8 - TCDD 的经口试验表明，溶解于植物油中的 2，3，7，8 - TCDD 的吸收率约为 90%，与食物混合时的吸收率为 50% ~ 60%。消化道的吸收无明显的动物种属差异；皮肤的吸收率仅为 1%，且大部分停留于皮肤的角质层。附着在空气中粒子上的二噁英约有 25% 被肺吸收。吸入后没有到达肺的以及被肺排出的二噁英，大部分经过吞咽移行到消化道内，被进一步吸收。因此，人日常生活中二噁英的总摄取量的 90% 来自于食物。

二噁英主要分布于血液、肝脏、肌肉、皮肤、脂肪，特别是在肝脏和脂肪组织等脂质丰富的器官。2，3，7，8 - TCDD 在肝脏与脂肪的分布比例有一定的种属差异，人主要蓄积于脂肪，试验动物除豚鼠外主要蓄积于肝脏。其他同类化合物的分布无明显的种属差异。血清中 2，3，7，8 - TCDD 的浓度与脂肪组织中的 2，3，7，8 - TCDD 的浓度有很高的相关性。

二噁英较难以代谢，且有显著的种属差异。对于某些实验动物，可将其部分代谢成极性产物，并与葡萄糖醛酸内酯结合，经胆汁或尿排泄。代谢物的毒性较原形物降低。二噁英主要经粪便排泄，其速度有显著的种属差异。在人体内的半衰期长达 1 ~ 10 年，因此，人体内的二噁英蓄积量与年龄呈正相关。

二噁英可通过胎盘移行到胎儿体内，但胎儿体内的浓度一般不会高于母体。二噁英还可分泌于乳汁中，借助于乳汁移行到婴儿体内。

3．PCDD/Fs 的毒性

（1）急性毒性　2，3，7，8 - TCDD 的半数致死量（LD_{50}）有着显著的种属差异。毒性为迟发型反应，通常在暴露数周后死亡。中毒特点为染毒几天内出现严重的体重丢失，伴随肌肉和脂肪组织的急剧减少等“消瘦综合征”。毒性的出现有性别差异，雌性的敏感性有大于雄性的倾向。出现毒性反应的脏器主要有肝脏、胸腺、性腺、甲状腺、肾上腺等。人以外的灵长类动物的最显著的毒性反应为皮肤病变，与发生于人的痤疮非常相似。

（2）慢性毒性　大白鼠终生经口投予2，3，7，8-TCDD时，未观察到损害作用剂量NOAEL为1ng/（kg·d），观察到的毒性反应有体重减少、肝功能损害等。瑞士小白鼠1年间经口投予2，3，7，8-TCDD时，最低观察到损害作用剂量（LOAEL）为1ng/（kg·d），观察到的毒性有皮肤淀粉样变性、皮肤炎。

（3）免疫毒性　2，3，7，8-TCDD的免疫毒性表现为胸腺萎缩、体液免疫及细胞免疫的抑制抗病毒能力的降低、抗体产生能力的抑制等。二噁英对体液免疫与细胞免疫均有抑制作用。免疫抑制可使小鼠对传染源的易感性增加，如按体重计以10pg/g剂量一次染毒2，3，7，8-TCDD，染毒小鼠感染流感病毒的死亡率增加，表明PCDD/Fs抑制小鼠免疫作用的剂量极低。

（4）遗传毒性　有关2，3，7，8-TCDD的沙门氏菌回复突变试验、体外哺乳类细胞培养试验及各种在体试验均为阴性，也无DNA损伤或与DNA结合的证据，不直接导致体细胞的变异，表明2，3，7，8-TCDD可能无遗传毒性。

（5）生殖毒性　2，3，7，8-TCDD使大鼠、小鼠及灵长类雌性动物的受孕、坐窝数与子宫重量减少，以及出现以月经周期和排卵周期改变为表现的卵巢功能障碍。二噁英还可使男性雌性化。

二噁英具有抗雌性激素作用。其机制是二噁英诱导酶的活化使雌二醇羟化代谢增加，从而导致血中雌二醇水平的减低，进而引起月经周期和排卵周期的改变。给予高剂量染毒，可以引起雌性恒河猴的不育，同时伴有“消瘦综合征”；另一机制可能是雌激素受体水平减少。2，3，7，8-TCDD低剂量染毒时，大、小鼠血清雌激素水平不发生改变，却使子宫重量降低，伴随子宫中雌激素受体减少。

二噁英可引起睾丸形态改变，主要以精细胞减少为特征，输精管中精母细胞及成熟精子退化、数量减少。涉及动物包括恒河猴、大鼠、小鼠、豚鼠和鸡。而且人对PCDD/Fs的抗雄激素作用（雌性化）较鼠类更加敏感。

（6）发育毒性和致畸性　在妊娠和哺乳期投予二噁英时，其对胎儿及子代的生殖毒性大于对母体的毒性。大鼠高剂量连续经口投予2，3，7，8-TCDD时，在母体毒性量时即可引起胎儿死亡、低体重胎儿等毒性。二噁英对几种动物具有致畸性，也对啮齿类动物发育构成毒性。其中，以小鼠对致畸性最敏感。给予对孕鼠母体本身不产生毒性剂量的二噁英，可在胎鼠产生腭裂和肾盂积水。母体接触二噁英，其子女发生皮肤、黏膜、指甲与趾甲色素沉着增多，新生儿牙齿腐蚀，睑板腺分泌增加，称之为外胚层发育不良。此外，子宫内接触可以导致神经行为异常、发育迟缓。

（7）致癌性　2，3，7，8-TCDD对动物具有极强的致癌性。在4种动物种属（大鼠、小鼠、豚鼠和鱼）进行的19次研究均呈阳性结果。对啮齿动物连续进行2，3，7，8-TCDD染毒，两性均可诱发多部位肿瘤，小鼠的最低致肝癌剂量低达10pg/g体重。

二噁英与芳烃受体结合及其随之与 DNA 的结合均为可逆性结合。二噁英本身不具备致突变性。在两阶段致癌模型，2，3，7，8-TCDD 是强有力的促癌剂，然而却是非常弱的启动剂。2，3，7，8-TCDD 尽管可能通过诱发 DNA 氧化性损害，使 8-羟基脱氧鸟苷增加，但在各种体内外试验中未能检出遗传毒性。因此，2，3，7，8-TCDD 是没有遗传毒性的致癌物，基于动物实验与流行病学研究结果，可以将二噁英视为人的致癌物。

有关 2，3，7，8-TCDD 及其类似物的致癌作用的主要靶标脏器有肝脏、甲状腺和肺，此外还有皮肤和软组织，且存在着种系和性别差异。对于大鼠，100ng/（kg·d）连续投予 2 年可导致肝细胞癌、硬腭及鼻和肺的扁平上皮癌增加；对于小鼠，71ng/（kg·d）连续投予 2 年可导致肝细胞癌、甲状腺腺泡细胞腺瘤的增加。这些肿瘤发生率的增加均发生在投予量小于最大耐受量时。

4. 安全限量规定

二噁英不同于食品添加剂、农药等有意识地被使用的化学物质，它是非意识性地产生，并通过环境摄入到人体内的。因此，国际上一般用每日耐受摄入量（tolerable daily intake，TDI）而不是用反映食品中农药等的残留基准的每日容许摄入量（ADI）作为衡量摄入情况的指标。由于二噁英是非遗传毒性物质，其 TDI 可根据 NOAEL 或 LOAEL 及不确定性系数（UF）亦即安全系数（SF）来计算。1990 年，WHO 欧洲事务局根据由动物生殖毒性试验、慢性毒性实验等结果，综合判断 NOAEL 为 1ng/（kg·d），不确定性系数设定为 100 时，将 2，3，7，8-TCDD 的 TDI 设定为 10pg/（kg·d）。TDI 如以 2，3，7，8-TCDD 的毒性当量来表示，则为 103pgTEQ/（kg·d）。1998 年 5 月，WHO 欧洲事务局和国际化学物质安全性计划的专家们在瑞士日内瓦召开共同会议，进一步将包括（PCB coplanar）在内的二噁英类的 TDI 修正为 1～4ng/（kg·d）。它的计算依据是根据动物毒性试验的 LOAEL 得到人体的最小体内负荷量（body burden）为 86ng/kg，再算出与此相应的摄取量为 436pg/（kg·d）。当不确定性系数设定为 10 时，得出二噁英类的 TDI 为 1～4pg/（kg·d）。4pg/（kg·d）为适合于当前的最大每日容耐摄入量；而 1pg/（kg·d）或以下则为最终所追求的理想目标。

【本章小结】

食品中的毒物种类极多，分类也很复杂。本章主要是按作用机制来分的，故分为生物毒物与化学毒物两类，前者如各种细菌毒素、真菌毒素、植物性毒素和动物天然毒素等，后者如有机氯、有机磷等农药残毒和一些兽药残留毒素等；如果按毒物性能来分则可分为：① 腐蚀性毒物。如强酸、强碱、强氧化剂等，它们可迅速破坏生理组织、酶官能团变性或失效，常见的有硫酸、盐酸、氢氧化钠、光气（碳酰氯）、氯气、臭氧等；② 代谢性毒物。如一氧化碳、氢氰酸、氟乙酸等可影响代谢过程；③ 神经性毒物。它们影响电信号沿神经纤维的传递过程，使传递失误或改变，如有机磷农药均属此类，可麻痹中枢及骨髓系统。大麻等致幻物可破坏人的判断力；④ 诱变性毒物。改变遗传基因和染色体，引起子代异常、病变或致畸，如可的松等；⑤ 致癌物。如多环芳烃、石棉、灰尘等。本章节介绍的食品中的毒物及毒素并非包括全部的种类，只是根据其对人体的危害程度选择地介绍一些重要种类。

金属对食品安全性的影响非常严重，属于化学物质污染的重要内容之一，本章节主要介绍了重金属汞、镉、铅、砷、铬、锰对食品的污染及在体内的代谢过程，简述了不同金属残留在食品中所产生的毒理作用和毒作用机理，并给出了食品中的允许限量。

食品添加剂和食品包装料是食品工业的重要组成部分，食品添加剂是改善食品品质和色、香、味以及为了防腐和加工工艺的需要而加入食品中的物质，食品包装材料的作用主要是保护商品质量和卫生，不损失原始成分和营养，方便贮运，促进销售，提高货架期和商品价值。但来自食品添加剂和包装中的化学物质成为食品污染物，这个问题越来越受到人们的重视和注意，本章节主要介绍了防腐剂、抗氧化剂、护色剂和发色助剂、合成甜味剂和食用色素的代谢过程，指出了其毒性和最大加入量，并介绍了塑料包装材料及其添加剂、橡胶制品、包装用纸、陶瓷、搪瓷及铝制品对食品安全的影响，指出了其存在的毒性和预防措施。

在动植物的生长过程中，由环境迁移进食品的有害物质以及食品加工等环节中进入食品中的各种有毒及致畸致癌物质大量增加，从而严重危害消费者的身体健康。本章主要介绍了在加工中产生的多环芳烃、杂环胺和 *N*－亚硝胺在食品的形成过程，并探讨了其对人体的危害，指出了减少其危害的措施。介绍了工业污染物多环芳烃类、多氯联苯及二噁英对食品的污染原因和途径、残留分布特点和毒理学安全性等。

【练习题】

一、填空题

1. 亚硝胺的毒性主要包括________和________两种。

2. 由环境迁移进食物的毒物主要有________、________和________三种，在人体内的半衰期较长的是________。

二、问答题

1. 引起食物中毒的常见细菌毒素有哪些？
2. 动物性食品中有哪些天然毒素？
3. 食品中的植物性毒素有哪些？
4. 可能引起中毒的常见农药有哪些？
5. 食品中的兽药残留对人体有哪些危害？
6. 试说明重金属的存在形式与其毒性的关系？
7. 对食品会造成危害的抗氧化剂有哪几种？对人体危害有哪些？

8. 合成甜味剂使用时应注意哪些问题？

9. 塑料包装材料毒性作用包括几类？每一类有何毒性？

10. 食品中多环芳烃类化合物有哪些主要来源？如何降低食品中的多环芳烃类化合物的产生？

11. 硝酸盐和亚硝酸盐含量较高的食品有哪些？其危害有哪些？

12. 如何预防和控制食品中丙烯酰胺的生成？

13. 说明 PCBs 对食品的污染方式有哪些？

14. 阐述 TCDD 对人体的危害。

第四章　保健食品安全性毒理学评价

【教学目的与要求】

1. 了解保健食品存在的安全性问题；
2. 熟悉保健食品安全性毒理学的评价程序；
3. 就保健食品的潜在安全性问题提出的指导性意见和建议。

第一节　保健食品安全性问题

我国保健食品（Health Food）大致历经三个阶段，从改革开放初到1995年为第一阶段，为起步和成长阶段。此时，大型药厂及工艺落后和设备简陋的乡镇小企业、小作坊都同时加入保健食品生产行列，产品质量完全得不到保证。1995年，国家技术监督局和卫生部公布的一份营养保健品质量抽查结果表明，202个企业的252种产品，不仅营养素和有关保健成分90%不符合要求，而且卫生指标也有20%不符合要求。业内人士不会忘记，某县的一家所谓保健食品厂还引发出“抓只甲鱼放到水缸里爬一回，这缸水就成了鳖精”的笑料。第二阶段是1995—2003年，为“竞争发展”和“信任危机”阶段。保健食品行业却连续发生负面事件，企业盲目夸大宣传，从2001年开始，整个行业再次陷入“信任危机”。2003年至今可被称为第三阶段，称之为“盘整复兴”阶段。

自1996年6月1日卫生部正式颁布《保健食品管理办法》，截止到2005年末，我国共批准保健食品产品8684个，其中国产保健食品8109个，进口保健食品575个。卫生部批准的国产保健食品5535个，进口保健食品490个；国家食品药品监督管理局（SFDA）批准的国产保健食品2574个，进口保健食品85个。

我国保健食品在不断发展的过程中，暴露出很多安全性问题，主要表现在以下几方面。

（1）市场混乱　2007年在一项对承德市21家保健食品经营单位的现场调查报告中，发现无证率占9.52%，抽查的113名食品从业人员中21人无健康合格证、卫生知识培训合格证。抽查的183份保健食品中，未索取保健食品批准证书及检验合格报告的有39份，占21.31%。索证不全或证件过期、无效，已取消文号或卫生部下令查处的伪劣保健食品不能及时停止经营。中国保健协会发布的“保健食品行业调查报告”称，市场上销售的保健食品中，假冒产品达到25.99%。该调查涉及2951种保健食品、2026家企业。2007年，浙江、天津等地的抽查表明，保健食品是问题最严重的商品。浙江省共检测营养保健品2761

批次，不合格57批次，不合格率达到9.3%。据国家药监局网站消息，2006年1~6月，国家药监局监测到9452份违法保健食品广告。这还不包括由媒体曝光的、因保健品安全问题引发的各种人身伤害事件。可见，我国保健食品的生产、流通和管理存在很多严重问题。

保健食品市场混乱还表现为擅自夸大、虚假宣传现象严重。保健食品领域所谓“四三二一”之说：即四分利润、三分“吆喝”（广告）、二分流通、一分成本。这些问题无疑加大了保健食品的安全不确定性。

（2）保健食品冒充药品　保健食品冒充药品的主要方式有：名称上暗示其对某种疾病有独特的疗效或名称高度仿效药品甚至直接用药品名称来命名。如“慢炎舒柠”、“慢咽舒宁”（仿国药准字“慢严舒柠”），“甘草片”（仿复方甘草片）；包装的图案、风格，或者在包装、标签、说明书上标示“药”、“藏药”、“纯中药”等具有暗示属药品的字样；包装标识及说明书中标示的主要成分为药典收载品种，在说明书中对主要成分分别描述功能主治、适应证，以暗示整个产品的治疗作用；有的保健食品在包装标识及说明书中直接标示“功能主治”、“适应证”及“用法用量”等。

（3）保健食品违规加药　2005年，广州某公司生产的减肥胶囊，因加入了“芬氟拉明”西药成分，造成一名减肥少女死亡。普通药物在临床使用前都经过了毒理实验验证，但保健食品中添加药物之后，其安全性是不可能通过毒理实验的，因为保健食品本身就不允许添加药物，因而其安全性也无法保证。此外，多数不法生产者在添加药物时都很随意，更容易造成消费者大剂量、超剂量地服用药物。因此，非法添加药物的保健食品，对人们的身体健康具有极大的危害。

（4）保健食品原料和功效成分存在安全不确定性　受传统养生理论的影响，保健食品所使用的原料与药品所使用的原料存在着一定的交叉，其中大部分属既是食品又是药品名单内的品种，但仍有部分不在名单之列，而属局部地区具有食用习惯的品种。这类原料目前尚未列入食品进行管理，因此存在一定的安全不确定性。另外，某些功效成分长期大量摄入可能对人体健康产生不利影响，如有研究表明，长期服用某些中草药及其保健食品可能会导致药物性肝炎。

（5）安全性评价与功能性评价不要求统一批次　目前，对于产品安全性评价与功能评价是否要求为同一批次未作明确规定。保健食品是含有功效成分的食品，某些功效成分长期大量使用可能会出现安全问题。因而不法者可能会在进行安全评价的样品中降低功效成分的含量，而在功能评价的样品中提高功效成分的含量，从而增加了保健食品的安全不确定性。

（6）消费者对保健食品认知度不够　大多数消费者对如何选购保健食品一无所知。如该如何查看产品批准文号、卫生许可证号、保健食品专用标志和产品禁忌等。

据此，应提高保健食品准入门槛，完善规章制度；加强生产环节监督和市场监督，加强对普通消费者关于保健食品选购知识的宣传和指导。

第二节　我国保健食品安全性毒理学评价程序

2003年实施的《保健食品安全性毒理学评价规范》是专门针对保健食品的安全性评价及其统一规程，从而阐明某种保健食品是否可以安全食用，有关危害成分或者物质的毒性及其风险大小，利用毒理学资料确定安全剂量。

一、对受试物的要求

以单一已知化学成分为原料的受试物（test material），应提供受试物（必要时包括其杂质）的物理、化学性质（包括化学结构、纯度、稳定性等）。含有多种原料的配方产品，应提供受试物的配方，必要时应提供受试物各组成成分，特别是功效成分或代表性成分的物理、化学性质（包括化学名称、结构、纯度、稳定性、溶解度等）及检测报告等有关资料。

提供原料来源、生产工艺、推荐人体摄入量、使用说明书等有关资料。

受试物应是符合既定配方和生产工艺的规格化产品，其组成成分、比例及纯度应与实际产品相同。

二、对受试物处理的要求

不同的受试物或相同受试物进行不同试验时应针对试验的特点和受试物的理化特性进行处理。

（1）介质的选择　介质是帮助受试物进入试验系统或动物体内的重要媒介。应选择适合于受试物的溶剂、乳化剂或助悬剂。所选溶剂、乳化剂或助悬剂本身应不产生毒性作用，与受试物各成分之间不发生化学反应，且保持其稳定性。一般可选用蒸馏水、食用植物油、淀粉、明胶、羧甲基纤维素等。

（2）人体推荐量较大的受试物的处理　如受试物推荐量较大，在按其推荐量设计试验剂量时，往往会超过动物的最大灌胃剂量或超过掺入饲料中的规定限量（10%重量），此时可允许去除既无功效作用又无安全问题的辅料部分（如淀粉、糊精等）后进行试验。

（3）袋泡茶类受试物的处理　用该受试物的水提取物进行试验，提取方法应与产品推荐饮用的方法相同。如产品无特殊推荐饮用方法，可采用以下提取条件进行：常压，温度80～90℃，浸泡30min，水量为受试物重量的10倍或以上，提取2次，将提取液合并浓缩至所需浓度，并标明该浓缩液与原料的比例关系。

（4）膨胀系数较高的受试物处理　应考虑受试物的膨胀系数对受试物给予剂量的影响，依此来选择合适的受试物给予方法（灌胃或掺入饲料）。

（5）液体保健食品需要进行浓缩时的处理　此时应采用不破坏其中有效成分

的方法。可使用温度为60~70℃减压或常压蒸发浓缩、冷冻干燥等方法。

（6）含乙醇的保健食品的处理　推荐量较大的含乙醇的保健食品，在按其推荐量设计试验剂量时，如超过动物最大灌胃容量时，可以进行浓缩。乙醇浓度低于15%（体积分数）的受试物，浓缩后的乙醇应恢复至受试物定型产品原来的浓度。乙醇浓度高于15%的受试物，浓缩后应将乙醇浓度调整至15%，并将各剂量组的乙醇浓度调整一致。不需要浓缩的受试物乙醇浓度>15%时，应将各剂量组的乙醇浓度调整至15%。当进行鼠伤寒沙门氏菌/哺乳动物微粒体酶试验（Ames试验）和果蝇试验时应将乙醇去除。在调整受试物的乙醇浓度时，原则上应使用该保健食品的酒基。

（7）含有毒性较大的人体必需营养素（如维生素A、硒等）的保健食品的处理　如产品配方中含有某一毒性较大的人体必需营养素，在按其推荐量设计试验剂量时，如该物质的剂量达到已知的毒作用剂量，在原有剂量设计的基础上，则应考虑增加去除该物质或降低该物质剂量（如降至最大未观察到有害作用剂量，NOAEL）的受试物剂量组，以便对保健食品中其他成分的毒性作用及该物质与其他成分的联合毒性作用作出评价。

（8）益生菌等微生物类保健食品处理　益生菌类或其他微生物类等保健食品在进行Ames试验或体外细胞试验时，应将微生物灭活后进行。

（9）以鸡蛋等食品为载体的特殊保健食品的处理　在进行喂养试验时，允许将其加入饲料，并按动物的营养需要调整饲料配方后进行试验。

三、实验动物、剂量及分组、接触途径、试验期限和观察指标选择

该部分内容见第七章中关于食品安全性毒理学评价试验项目和方法所示。不同试验项目、方法和阶段的实验动物、剂量及分组、接触途径、试验期限和观察指标选择都有较大差异（相关知识链接和操作训练见本书实训部分）。

四、保健食品安全性毒理学评价试验的四个阶段和内容

1. 毒理试验的四个阶段和内容

（1）第一阶段：急性毒性试验（acute toxicity test）　急性毒性试验是指一次给予受试物或在短期内多次给予受试物所产生的毒性反应。主要测定经口急性毒性，包括LD_{50}、联合急性毒性和一次最大耐受量试验。

（2）第二阶段：遗传毒性试验（genotoxicity test）、30d喂养试验（thirty days feeding study）、传统致畸试验（teratogenicity study）　遗传毒性试验（包括蓄积试验和致突变试验）主要是指对致突变作用（mutagenic effect）进行测试的试验。以致突变试验来定性表明受试物是否有突变作用或潜在的致癌作用（carcinogenic effect），进行筛选，可为代谢研究提供方法。遗传毒性试验组合必须考虑原核细胞与真核细胞、体内试验（in vivo test）与体外试验（in vitro experiment）相结合的原则。从鼠伤寒沙门氏菌/哺乳动物微粒体酶试验或 V79/HGPRT 基因突变试验、骨髓细胞微核试验（bone marrow cell micronucleus test）或哺乳动物骨髓细胞染色体畸变试验（mammalian bone marrow cell chromosome aberration test）、“TK 基因突变试验”或“鼠精子畸形分析（Mice sperm abnormality test）或睾丸染色体畸变分析试验（testicle cells chromosome aberration test）”中各选一项，其他备选遗传毒性试验项目包括显性致死试验（dominant lethal test）、果蝇伴性隐性致死试验（sex - linked recessive lethal test）和非程序性 DNA 合成试验。

（3）第三阶段：亚慢性毒性试验（subchronic toxicity test） 90d 喂养试验、繁殖试验、代谢试验。

（4）第四阶段：慢性毒性试验（chronic toxicity test） 包括致癌试验。

2. 保健食品毒性试验的选用原则

（1）以普通食品和卫生部规定的药食同源物质以及允许用作保健食品的物质以外的动植物或动植物提取物、微生物、化学合成物等为原料生产的保健食品，须对该原料和用该原料生产的保健食品分别进行安全性评价。该原料原则上按以下不同情况确定试验内容。用该原料生产的保健食品原则上须进行第一、二阶段的毒性试验，必要时进行下一阶段的毒性试验。

① 国内外均无食用历史的原料或成分作为保健食品原料时，须对该原料或成分进行四个阶段的毒性试验。

② 仅在国外少数国家或国内局部地区有食用历史的原料或成分，原则上须对该原料或成分进行第一、二、三阶段的毒性试验，必要时进行第四阶段毒性试验。

a. 若根据有关文献资料及成分分析，未发现有毒或毒性甚微不致构成对健康损害的物质，以及较大数量人群有长期食用历史而未发现有害作用的动植物及微生物等，可以先对该物质进行第一、二阶段的毒性试验，经初步评价后，决定是否需要进行下一阶段的毒性试验。

b. 凡以已知的化学物质为原料，国际组织已对其进行过系统的毒理学安全性评价，同时申请单位又有资料证明我国产品的质量规格与国外产品一致，则可将该化学物质先进行第一、二阶段毒性试验。若试验结果与国外产品的结果一致，一般不要求进行进一步的毒性试验，否则应进行第三阶段毒性试验。

③ 在国外多个国家广泛食用的原料，在提供安全性评价资料的基础上，进行第一、二阶段毒性试验，根据试验结果决定是否进行下一阶段毒性试验。

（2）以卫生部规定允许用于保健食品的动植物或动植物提取物或微生物（普通食品和卫生部规定的药食同源物质除外）为原料生产的保健食品，须进行急性毒性试验、三项致突变试验（Ames 试验或 V79/HGPRT 基因突变试验、骨髓细胞微核试验或哺乳动物骨髓细胞染色体畸变试验、小鼠精子畸形分析或睾丸染色体畸变分析试验中的任一项）和30d喂养试验，必要时进行传统致畸试验和第三阶段毒性试验。

（3）以普通食品和卫生部规定的药食同源物质为原料生产的保健食品，分以下情况确定试验内容：

① 以传统工艺生产且食用方式与传统食用方式相同的保健食品，一般不要求进行毒性实验。

② 用水提物配制生产的保健食品，如服用量为原料的常规用量，且有关资料未提示其具有不安全性的，一般不要求进行毒性试验。如服用量大于常规用量时，需进行急性毒性试验、三项致突变试验和30d喂养试验，必要时进行传统致畸试验。

③ 用水提以外的其他常用工艺生产的保健食品，如服用量为原料的常规用量时，应进行急性毒性试验、三项致突变试验。如服用量大于原料的常规用量时，需增加30d喂养试验，必要时进行传统致畸试验和第三阶段毒性试验。

④ 用已列入营养强化剂或营养素补充剂名单的营养素的化合物为原料生产的保健食品，如其原料来源、生产工艺和产品质量均符合国家有关要求，一般不要求进行毒性试验。

⑤ 针对不同食用人群和（或）不同功能的保健食品，必要时应针对性的增加敏感指标及敏感试验。

3．保健食品安全性毒理学评价试验的目的和结果判定

（1）毒理学试验的目的

① 急性毒性试验。确定实验动物对受试物的毒性反应、中毒剂量或致死剂量。致死剂量通常用LD_{50}来表示，其目的是了解受试物的毒性强度、性质和可能的靶器官，为进一步进行毒性试验的剂量和毒性观察指标的选择提供依据，并根据LD_{50}进行毒性分级。

② 遗传毒性试验。对受试物的遗传毒性以及是否具有潜在致癌作用进行筛选。包括致突变试验和蓄积试验，致突变试验目的是对受试动物是否具有致癌作用的可能性进行筛选，蓄积毒性试验目的是了解受试物在体内的蓄积情况。

③ 30d喂养试验。对只需进行第一、二阶段毒性试验的受试物，在急性毒性试验的基础上，通过30d喂养试验，进一步了解其毒性作用，观察其对生长发育的影响，并可初步估计最大未观察到有害作用剂量。

④ 致畸试验。了解受试物是否具有致畸作用。

⑤ 亚慢性毒性试验。观察受试物以不同剂量水平经较长期喂养后对动物的毒作用性质和靶器官，了解受试物对动物繁殖及对子代的发育毒性，观察其对生长发育的影响，并初步确定最大未观察到有害作用剂量，为慢性毒性和致癌试验的剂量选择提供依据。

⑥ 代谢试验（Metabolic Study）。了解受试物在体内的吸收、分布和排泄速

度以及蓄积性，寻找可能的靶器官；为选择慢性毒性试验的合适动物种、系提供依据；了解代谢产物的形成情况。

⑦ 慢性毒性试验和致癌试验。了解经长期接触受试物后出现的毒性作用以及致癌作用；最后确定最大未观察到有害作用剂量和致癌的可能性，为受试物能否应用于保健食品的最终评价提供依据。

（2）毒理学试验结果的判定

① 急性毒性试验。如 LD_{50} 小于人的可能摄入量的 100 倍，则放弃该受试物用于保健食品。如 LD_{50} 大于或等于 100 倍者，则可考虑进入下一阶段毒理学试验；如动物未出现死亡的剂量大于或等于 10g/kg 体重（涵盖人体推荐量的 100 倍），则可进入下一阶段毒理学试验；对人体推荐量较大和其他一些特殊原料的保健食品，按最大耐受量法最大给予剂量动物未出现死亡，也可进入下一阶段毒理学试验。

② 遗传毒性试验。如三项试验（Ames 试验或 V79/HGPRT 基因突变试验、骨髓细胞微核试验或哺乳动物骨髓细胞染色体畸变试验、“TK 基因突变试验”或“鼠精子畸形分析或睾丸染色体畸变分析试验”中任一项）中，体外或体内有一项或以上试验阳性，一般应放弃该受试物用于保健食品；如三项试验均为阴性，则可继续进行下一步的毒性试验。

③ 30d 喂养试验。对只要求进行第一、二阶段毒理学试验的受试物，若 30d 喂养试验的最大未观察到有害作用剂量大于或等于人的可能摄入量的 100 倍，综合其他各项试验结果可初步作出安全性评价；对于人的可能摄入量较大的保健食品，在最大灌胃剂量组或在饲料中的最大掺入量剂量组未发现有毒性作用，综合其他各项试验结果和受试物的配方、接触人群范围及功能等有关资料可初步作出安全性评价；若最小作用剂量小于人的可能摄入量的 100 倍，或观察到毒性反应的最小剂量组其受试物在饲料中的比例小于或等于 10%，且剂量又小于人的可能摄入量的 100 倍，原则上应放弃该受试物用于保健食品。但对某些特殊原料和功能的保健食品，在小于人的可能摄入量的 100 倍剂量组，如果个别指标实验组与对照组出现差异，要对其各项试验结果和受试物的配方、理化性质及功能和接触人群范围等因素综合分析以判断是否为毒性反应后，决定该受试物可否用于保健食品或进入下一阶段毒性试验。

④ 传统致畸试验。以 LD_{50} 或 30d 喂养试验的最大未观察到有害剂量（no observed adverse effect level，NOAEL）设计的受试物各剂量组，如果在任何一个剂量组观察到受试物的致畸作用，则应放弃该受试物用于保健食品，如果观察到有胚胎毒性作用，则应进行进一步的繁殖试验。

⑤ 90d 喂养试验、繁殖试验。国外少数国家或国内局部地区有食用历史的原料或成分，如最大未观察到有害作用剂量大于人的可能摄入量的 100 倍者，可进行安全性评价。若最小观察到有害作用剂量小于或等于人的可能摄入量的 100 倍

者，或最小观察到有害作用剂量组其受试物在饲料中的比例小于或等于10%，且剂量又小于或等于人的可能摄入量的100倍者，原则上应放弃该受试物用于保健食品；国内外均无食用历史的原料或成分，根据这两项试验中的最敏感指标所得最大未观察到有害作用剂量若小于或等于人的可能摄入量的100倍者，则表示毒性较强，应放弃该受试物用于保健食品；若大于100倍而小于300倍者，应进行慢性毒性试验；若大于或等于300倍者则不必进行慢性毒性试验，可进行安全性评价。

⑥ 慢性毒性和致癌试验。慢性毒性试验所得的最大未观察到有害作用剂量小于或等于人的可能摄入量的50倍者，表示毒性较强，应放弃该受试物用于保健食品；大于50倍而小于100倍者，经安全性评价后，决定该受试物是否可用于保健食品；大于或等于100倍者，则可考虑允许用于保健食品。根据致癌试验所得的肿瘤发生率、潜伏期（latency period）和多发性等进行致癌试验判定的原则是：凡符合下列情况之一，并经统计学处理有显著性差异者，可认为致癌试验结果阳性。若存在剂量-反应关系，则判断阳性更可靠。

a. 肿瘤（tumor）只发生在试验组动物，对照组中无肿瘤发生；

b. 试验组（trial group）与对照组（control group）动物均发生肿瘤，但试验组发生率高；

c. 试验组动物中多发性肿瘤明显，对照组中无多发性肿瘤，或只是少数动物有多发性肿瘤；

d. 试验组与对照组动物肿瘤发生率虽无明显差异，但试验组中发生时间较早。

需要注意的是，在对受试物进行毒理学评价时，若其掺入饲料的最大加入量（超过5%时应补充蛋白质到与对照组相当的含量，添加的受试物原则上最高不超过饲料的10%）或液体受试物经浓缩后仍达不到最大未观察到有害作用剂量为人的可能摄入量的规定倍数时，综合其他的毒性试验结果和实际食用或饮用量进行安全性评价。

4. 保健食品毒理学安全性评价时应考虑的问题

（1）试验指标的统计学意义和生物学意义　在分析试验组与对照组指标统计学上差异的显著性时，应根据其有无剂量-反应关系（dose-response relationship）、同类指标横向比较及与本实验室的历史性对照值范围比较的原则等来综合考虑指标差异有无生物学意义。此外，如在受试物组发现某种肿瘤发生率增高，即使在统计学上与对照组比较差异无显著性，仍要给以关注。

（2）生理作用与毒性作用　对实验中某些指标的异常改变，在结果分析评价时须注意区分是生理学表现还是受试物的毒性作用。

（3）时间-毒性效应关系（time-toxicity response relationship）　对由受试物引起的毒性效应进行分析评价时，要考虑在同一剂量水平下毒性效应随时间的变化情况。

（4）特殊人群和敏感人群 对孕妇、乳母、或儿童食用的保健食品，应特别注意其胚胎毒性或生殖发育毒性、神经毒性和免疫毒性。

（5）推荐摄入量较大的保健食品 应考虑给予受试物量过大时，可能影响营养素摄入量及其生物利用率，从而导致某些毒理学表现，而非受试物的毒性作用所致。

（6）含乙醇的保健食品 对试验中出现的某些指标的异常改变，在结果分析评价时应注意区分是乙醇本身还是其他成分的作用。

（7）动物年龄对试验结果的影响 对某些功能类型的保健食品进行安全性评价时，对试验中出现的某些指标的异常改变，要考虑是否因为动物年龄选择不当所致而非受试物的毒性作用，因为幼年动物和老年动物可能对受试物更为敏感。

（8）安全系数 将动物毒性试验结果外推到人时，鉴于动物、人的种属和个体之间的生物学差异，安全系数通常为100，但可根据受试物的原料来源、理化性质、毒性大小、代谢特点、蓄积性、接触的人群范围、食品中的使用量和人的可能摄入量、使用范围及功能等因素来综合考虑其安全系数的大小。

（9）人体资料 由于存在着动物与人之间的种属差异，在评价保健食品的安全性时，应尽可能收集人群食用受试物后反应的资料；必要时在确保安全的前提下，可遵照有关规定进行人体试食试验。

（10）综合评价 在对保健食品进行最后评价时，必须综合考虑受试物的原料来源、理化性质、毒性大小、代谢特点、蓄积性、接触的人群范围、食品中的使用量与使用范围、人的可能摄入量及保健功能等因素，确保其对人体健康的安全性。对于已在食品中应用了相当长时间的物质，对接触人群进行流行病学调查具有重大意义，但往往难以获得剂量－反应关系方面的可靠资料；对于新的受试物质，则只能依靠动物试验和其他试验研究资料。然而，即使有了完整和详尽的动物试验资料和一部分人类接触者的流行病学研究资料，由于人类的种族和个体差异，也很难作出保证每个人都安全的评价。即绝对的安全实际上是不存在的。根据试验资料，进行最终评价时，应全面权衡作出结论。

（11）保健食品安全性的重新评价 安全性评价的依据不仅是科学试验的结果，与当时的科学水平、技术条件以及社会因素均密切相关。因此，随着时间的推移，很可能结论也不同。随着情况的不断改变，科学技术的进步和研究的不断进步，有必要对已通过评价的受试物进行重新评价，作出新的科学结论。

【本章小结】

保健食品介于一般食品和药品之间。2009年实施的《中华人民共和国食品安全法》中对功能食品进行了明确要求：“声称具有特定保健功能的食品不得对人体产生急性、亚急性或者慢性危害，其标签、说明书不得涉及疾病预防、治疗功能，内容必须真实，应当载明适宜人群、不适宜人群、功效成分或者标志性成分及其含量等；产品的功能和成分必须与标签、说明书相一致”。

国外保健食品发展迅速，安全体系较为完善。我国保健食品市场和产品都经历了三个阶段，主要问题包括市场混乱、冒充药品、违规加药、原辅料的不安全性，从而增加了保健食品的不安全性。

2003 年颁布实施的《保健食品安全性毒理学评价程序》，包括对受试物处理的要求、实验动物、剂量及分组、接触途径、试验期限和观察指标选择、试验四个阶段和内容、选用原则、目的和结果判定以及评价时应考虑的问题。该部分内容是本章的重点和难点，内容相对较为抽象，建议将理论知识与实验操作和相关研究报告结合起来学习。

【练习题】

一、判断题

1. 保健食品是药品的一种。(　　)

2. 外源化学物联合作用的类型包括相加作用、协同作用、拮抗作用和独立作用。(　　)

3. 最大未观察到有害作用剂量是未能观察到任何对机体损害作用的最低剂量。(　　)

4. 急性经口染毒，为了准确地将受试物染入消化道中，多采用喂饲和吞咽胶囊。(　　)

5. 保健食品慢性毒性试验的目的是确定最大未观察到有害作用剂量。(　　)

6. 亚慢性毒性试验主要的目的是探讨阈剂量及最大未观察到有害作用剂量。(　　)

7. 保健食品哺乳动物长期致癌试验结果分析指标是肿瘤发生率、肿瘤多发性、肿瘤潜伏期。(　　)

8. 食品毒理学亚慢性毒性试验期限是 3 ~ 6 个月。(　　)

9. LD_{50}值与毒性大小成反比。(　　)

10. 鼠伤寒沙门氏菌的突变型菌株在无组氨酸的培养基上不能生长。(　　)

二、选择题

1. 保健食品毒性试验中的体外试验方法常用（　　）。

A. 游离器官　　B. 原代培养细胞

C. 细胞器　　D. 以上都是

2. 保健食品急性毒性试验选择动物的原则（　　）。

A. 对化合物毒性反应与人接近的动物　　B. 易于饲养管理、操作方便

C. 易于获得，品系纯化，价格低廉　　D. 以上都是

3. 保健食品亚慢性毒性试验中一般化验指标有（　　）。

A. 肝肾功能　　B. 病理学检查

C. 灵敏指标的检查　　D. 特异指标的检查

4. 哪种试验组合符合我国保健食品安全性评价程序（　　）。

A. Ames 试验，大鼠骨髓细胞微核试验，小鼠骨髓细胞染色体畸变试验

B. Ames 试验，小鼠骨髓细胞微核试验，大鼠骨髓细胞染色体畸变试验

C. Ames 试验，小鼠骨髓细胞微核试验，大鼠睾丸细胞染色体试验

D. 显性致死试验，微核试验，染色体试验

5. 改进寇氏法要求（ ）。

A. 设 5 ~7 个剂量组　B. 各剂量组小鼠不少于 10 只

C. 组距为几何级数　D. 死亡率呈常态分布

E. 以上都是

6. 急性毒性试验一般观察时间是（ ）。

A. 1d　B. 1 周

C. 2 周　D. 3 周

7. 体外试验有（ ）。

A. 小鼠微核试验　B. 大鼠精子畸变试验

C. 骨髓细胞染色体畸变试验　D. 人体外周血淋巴细胞染色体试验

8. 急性毒性是（ ）。

A. 机体多次接触化合物所引起的中毒效应

B. 机体一次大剂量接触化合物后引起快速而猛烈的中毒效应

C. 机体（人或动物）一次大剂量，24h 多次接触外来化合物后所引起的中毒效应，甚至死亡效应

D. 是指瞬间给予动物，快速出现中毒效应

三、综述题

1. 查阅相关资料，综述国内外保健食品开发新动向和国内保健食品市场存在问题，给出具体建议和对策？要求学生分组完成，作业形式为演讲报告，所查阅资料、团队合作和信息加工为作业重要组成部分。

2. 就保健食品的安全性问题作一份调查问卷，要求有 2 个或 3 个开放性问题，能揭示出消费者对保健食品安全性问题的观点。注意调查问卷的设计及技巧，调查问卷对象的选择以及调查问卷的主题。

3. 查阅相关专业研究报告和文献，将已发表的关于某特定功能保健食品或特定保健食品毒理评价的研究报告与自己所学的相关理论知识结合起来，具体谈谈两者之间的联系和区别。

4. 从功能性角度列举出至少 10 类保健食品及其代表食品。就你最感兴趣的一种，查阅相关文献，叙述其生产工艺流程和操作要点。

5. 选择一个保健食品产品，记录产品包装上的相关信息，并结合相关法律法规（如标识、注册等），以演讲报告形式完成作业。

6. 保健食品有哪些基本要求？伪劣保健食品一般违反了其中的哪些要求？

第五章　转基因食品的安全性毒理学评价

【教学目的与要求】

1. 了解转基因食品的概念、转基因食品存在的理由及国内外转基因食品发展状况；

2. 掌握转基因食品安全性评价的目的、原则和内容；

3. 了解发达国家对发展转基因食品的政策和我国对转基因食品的管理。

所谓转基因（genetically modified，GM）是将不同来源的DNA分子进行重组，克服天然物种生殖隔离的屏障，将具有某种特性的基因分离和克隆，转接到另外的生物细胞内，从而可以按照人们的意愿创造出自然界中原来并不存在的新的生物功能和类型。使用基因工程或分子生物学技术（不包括传统育种、细胞及原生质体融合、杂交、诱变等技术），将遗传物质导入活细胞或生物体中，产生基因重组现象，使之表达并遗传的相关技术则称为“转基因技术”（genetically modified technology，GMT）。

转基因技术的应用和发展将给农业、工业、医疗、环保等产业带来一场革命，会产生巨大的经济效益与社会效益；但同时也可能对人类社会和环境造成一定的危害，转基因技术及产品的安全性已成为人们关注的焦点。

第一节　GM食品及其安全性问题

一、GM食品概述

利用现代分子生物技术，将某些生物的基因转移到其他物种中去，改造生物的遗传物质，使其在形状、营养品质、消费品质等方面向人们所需要的目标转变。也就是说，通过基因工程手段将一种或几种外源性基因转移至某种生物体（包括动物、植物和微生物），并使其有效表达出相应的产物（多肽或蛋白质），这样的生物体作为食品或以其为原料加工生产的食品就是“转基因食品”（genetically modified foods，GMF）。

转基因技术与传统的以及新近发展的亚种间杂交技术相比，基本原则并无实质差别，但它着眼于从分子水平上，对单个或几个基因进行精确操作（通过重组DNA技术做基因的修饰或转移），因而更加精致、严密和具有更高的可控制性。理论上讲，通过这种手段，人们可以按照自己的意愿得到所需要的食品。

从20世纪80年代初发展起来的植物基因工程技术能对植物进行精确地改

造，转基因作物（genetically modified crops，GMC）首先在产量、抗逆性和品质等方面均有显著改进。同时，又极大地减少了农民对农药的依赖，降低农业生产成本，缓解不断恶化的农业生态环境。通过转基因技术还可以提高食品的品质和营养价值。另外，通过转移或修饰与控制成熟期有关的基因可以使转基因生物成熟期延迟或提前，以适应市场需求。还可以通过不同品种间的基因重组可形成新品种，以增加生物多样性。利用转基因技术还可以生产有重要医疗价值而用一般方法又难以大量生产的蛋白质（如基因工程牛奶）及食品疫苗等特殊食品，并可获得转基因动物以及防止食源性疾病的危害、用于食品微生物的检验等。转基因食品的发展必将缓解伴随着新世纪到来的人口增长与粮食匮乏的矛盾。

转基因技术无论在植物性食品、动物性食品，还是在微生物中都得以日益广泛地应用。但目前世界上真正批准上市的只有转基因植物（作物）食品。

二、GM 食品安全性问题

1. GM 食品安全性缘由

转基因食品因其可以增加食品原料产量，改良食品营养价值和风味，去除食品的不良特性，减少农药使用而具有无法估量的发展潜力和应用价值。但随着 GM 食品的快速产生和发展，引起了方方面面人士的关注，特别是随着 GM 食品的上市，有关生态、食品方面的专家更加明确提出了“安全性”问题。

虽然目前尚无证据表明转基因食品是不安全的，但相对于传统的自然食品而言，它还是一个新生事物，的确存在着不确定的因素与未知的长期效应，主要集中在两大方面：一是转基因食品对人类健康的安全性问题；二是转基因生物对自然生态环境的安全性问题。

（1）关于转基因食品对人类健康的安全性问题

① 抗生素抗性标志基因传递：GM 食品中抗生素抗性标志基因（antibiotic resistance marker genes）有可能转移并插入人畜肠道微生物内，并在其中表达，使之转变为抗药菌株，这就有可能影响口服抗生素的药效，对健康造成危害；也有可能向人畜肠道微生物或肠黏膜上皮细胞传递。

② 潜在致敏性：GM 食品中引入的新基因蛋白质有可能是食品致敏原。对 GM 食品的潜在致敏性要进行严格的上市前人体试验和上市后对食用人群的监测。

③ 影响人肠道微生态环境：GM 食品中的标记基因有可能传递给人肠道正常微生物群，引起菌群谱和数量变化，通过菌群失调影响人的正常消化功能及其他生理功能。

④ 影响人群膳食的营养：GM 食品营养组成和抗营养因子的变化可能对醇、酪胺、组胺等在食品中的含量产生影响。

⑤ 芥酸、黄豆毒素、番茄毒素、棉酚等天然毒素在食品中含量可发生变化。

⑥ 非意愿效应（unintended effects）：例如由新基因产物可能产生的代谢干

扰等。

除了以上担忧外，多数人还提出可能由于外源基因的来源、导入位点的不同以及随机性，极有可能产生基因缺失、错码等突变，使所表达的蛋白质产物的性状、数量及部位与期望值不符。

（2）转基因食品对环境生态可能产生的影响　如果转基因高产作物一旦通过花粉导入方式将高产基因传给周围杂草，会引发超级杂草出现，对天然森林造成基因污染和对这些地区的其他物种带来不可预见的后果；如果转基因不育品种的不育基因在种植地大肆传播，会导致当地农业崩溃；转入毒蛋白基因的植物，如果毒蛋白能在花蜜中表达，则可能引起蜜蜂等传粉昆虫和植物群落的崩溃，甚至有可能危及其他动物以及人畜的栖居环境和身体健康；如果用于食品的植物通过基因改良成为药用植物，那么通过异花授粉会使食用植物产生药性，从而污染人类的食品供应。

2. GM 食品的安全性争论

转基因食品与传统食品之间存在着对有限市场份额的竞争。许多既得利益的传统农业从事者积极地走在了抵制转基因食品队伍的前列。而转基因食品的生产与销售者为确保其市场占有率，维持消费者信心，当然要通过各种渠道大张旗鼓地宣传转基因食品的安全性。

欧盟反对转基因食品主要是由于二噁英、疯牛病等事件带来的民众的压力。同时，以安全性为由，限制美国转基因农产品的进口，保护本国农产品市场与本国农民的利益。许多国家借助转基因食品安全性争论出台了转基因限量标准与标签制度，以避免直接禁止进口，违背 WTO 原则，扶持本国产业，缓解进口产品对国内市场的压力。这就大大增加了转基因食品在检测、隔离和标识方面的成本，抬高了其市场价格，从而间接限制了其进口能力，延缓了其流通速度。

对于普通公众来说，获得信息的渠道、科学的分辨能力、对新知识的认知程度和理解方式又是千差万别，使得他们对转基因食品产生不同态度，从而引发争论。再者，目前全世界 80% 的转基因农作物出自拥有相关基因、作物和种子的专利权，对转基因产品的市场拥有垄断性的控制权的孟山都、杜邦等 5 家跨国公司。同时，转基因种子的销售者、除草剂生产厂家等获得了丰厚利润。为了避免这种技术和产品垄断带来的利益损失和进口依赖性的产生，许多人加入了反对者的行列。但是，那些在温饱线上挣扎、在营养不良中受煎熬的人却对这项极具潜力的新技术寄托着希望：转基因食品并不比传统食品有更多风险，饥饿与贫穷才是最大的敌人，生存才是首要问题。据 FAO 第 6 次世界粮食调查显示，近 10 年来，世界储粮已下降到 FAO 的安全界限之下（60d），穷国人口是地球上的大多数，他们的声音不应被忽视。

关于转基因食品安全性争论实质上是一场不同国家、不同集团的利益冲突的表现。人们所争论的决不是纯粹的科学技术概念上的“风险”，而是对其既得利益、预期利益和预期风险所作的全面分析与综合衡量。人们所争论的安全也并不是纯粹的科学技术概念上的“安全”，而是蕴含了政治安全、经济安全、伦理道德安全的内容。

第二节　GM 食品的安全性评价

一、GM 食品安全评价的目的

食品不同于其他只要控制好最终环节就能将其危害降到最低（或消除）的一般商品。对于食品的安全，必须从原料生产贯穿到消费者使用前的全过程。一般来说，新种类的食用植物在上市前并未系统地对其进行广泛的化学、毒理学和营养学方面的评估（除非这些食物可能作为膳食的基本组成应用于特殊的人群，如婴儿），对于诸如食品添加剂或可能在食物中残留的农药要进行典型的严格的安全性评价。也即通常人们认为传统食品是安全的。但随着新技术在食品生产中的不断应用，食品安全的风险也越来越大，相当多的食品安全风险的实质是科学应用的风险，这种风险只有通过科学的手段才能加以识别和控制。加强对转基因食品安全管理的核心和基础是安全性评价。目前国际上对转基因食品安全评价遵循以科学为基础、个案分析、实质等同性和逐步完善的原则。安全评价的主要内容包括毒性、过敏性、营养成分、抗营养因子、标记基因转移和非期望效应等。

安全性评价包括转基因食品与传统对应物的比较，集中于异同点的测定。对整个转基因食品的安全性评价既要考虑期望效应，又要考虑非期望效应。若新的或改变的危害、营养或安全问题被确定，要分析以确定其与人类健康的关系。

二、GM 食品标识和名称问题

由于目前的安全检测方法还不能完全排除转基因食品中含有的外源基因带来的潜在风险。于是，对上市转基因食品的标识成了被关注的焦点。为了维护消费者对转基因食品的知情权和自由选择权，欧盟、日本、韩国、瑞士、澳大利亚、新西兰、巴西、俄罗斯等国家和地区都先后颁布了转基因食品标识的法令。

2001 年 1 月，130 多个国家代表通过的《生物安全议定书》规定，基因改良产品的出口商必须在产品上加“可能含有基因改良成分”标识，并要求标识转基因食品。同时规定各国有权禁止进口认为可能对人类及环境构成威胁的基因改良食物。国际食品法典委员会制定了评估转基因食品是否符合健康标准的首批原则，要求转基因食品在进入市场前对其卫生标准必须经过政府检验和批准，特别要检验其“引起变态反应的能力”，要求在含过敏原以及营养和成分有改变时必须进行强制性标识，并保证标识的可理解性、真实性及非误导性。

美国和加拿大对转基因食品的标签问题没有硬性规定。美国采用的是以产品为基础的管理模式，认为只有在成分、营养价值和致敏性方面跟同类传统食品差别很大的转基因食品才要加上转基因食品标签。但是迫于世界各国纷纷颁布的标签法和民众的关心，美国政府于2000年5月，宣布对GM食品管理条例进行一系列修改。

日本只规定以最常用的转基因食品（大豆和玉米）作主要配料的特定类别食品，须加上标签。并于2000年4月1日起实行转基因产品标识制度。

欧盟于1997年5月通过的《新食品规程》规定，欧盟成员国对上市的包括所有转基因食品或含有转基因成分的食品要有标签。1998年9月，增设的标签指南规定来自转基因豆类和玉米的食品必须加标签。1999年10月，提出转基因原料的混入上限需在1%以下。从2001年4月起，食品中任何成分、添加剂或食用香料含有超过1%的转基因原料就需标识。

为了确保转基因作物的安全，我国从2002年3月20日起，开始实施《农业转基因生物标识管理办法》，要求包括转基因食品在内的所有转基因农产品，必须按规定加贴标识，否则不得销售或进口。如果营养素含量明显少于相应的传统产品，也应标明。为了全面标识，我国将进一步加大建立检测设施的力度，研究在何种程度上标识转基因成分。

当GM食品来源的GM作物与相应的传统作物相差显著时，加工成的GM食品不宜使用相同的名称。此外还有GM食品标准问题，这些都有不同意见。

三、GM食品安全性评价的基本原则、方法和内容

1. 转基因食品安全性评价的基本原则

评价GM食品安全性的基本原则是评价食品或其成分的客观特性而非所使用的转基因技术本身。2000年6月，FAO与WHO在日内瓦召开的专家联合咨询会议，讨论了转基因食品安全与营养评价的科学基础和法则，并重点讨论了实质等同性的概念及其在安全性评价中的应用，会议一致认为实质等同性是安全性评价框架的核心内容。

实质等同性（substantial equivalence，即实际等同性）原则由OECD（经济合作与发展组织）于1993年提出。即如果一种转基因食品与现存的传统同类食品相比较，其特性、化学成分、营养成分、所含毒素以及人和动物食用和饲用情况是类似的，那么它们就具有实质等同性。实质等同性的确定说明了这种新食品与非转基因品种在有益健康方面可能是相似的。实质等同性分析是对转基因食品与传统食品相对的安全性进行比较，是一种动态过程。运用实质等同性概念来形成一个多学科的体系进行安全性评价是目前的主流观点。

目前实质等同分为三种情况，第一种：传统食品及食品成分具有实质等同性；第二种：除了插入的性状外，该产品与传统食品及食品成分具有实质等同性，安全性的分析应集中在这些特定的差异上；第三种：与传统食品及食品成分无实质等同性。

除了实质等同性原则外，进行转基因食品的安全性评价还要遵循科学原则、个案原则和逐步原则。

科学原则是第一要遵循的原则。基于科学基础的食品安全性评价会对整个技术的进步和产业的发展起到关键的推动作用。长期的科学实践过程中积累的科学理论和技术已经为转基因食品的安全性评价打下了较好的基础。

个案原则不是特别针对转基因食品的，但是转基因食品的安全性评价必须遵守个案分析的原则。由于转基因食品的研发是通过不同的技术路线、选择不同的供体、受体和转入不同的目的基因，在相同的供体和受体中也会采用不同来源的目的基因，因此，用个案原则分析和评价食品安全性可以最大限度地发现安全隐患，保障食品安全。

逐步原则的理解可以在两个层次上进行，其一：对转基因产品管理分阶段审批，在不同的阶段要解决的安全问题不同；其二：由于转入目的基因的安全风险是不同方面的，如毒性、致敏性、标记基因的毒性、抗营养成分或天然毒素等，评价也要分步骤进行。逐步原则可以提高效率，在最短的时间内发现可能存在的风险。

2. 转基因食品安全性评价的方法

转基因食品不同于被食品添加剂、农药残留、兽药残留或化学污染物等外来化学物污染的食品，故传统的食品安全评价标准和方法不适合于评价转基因食品。

如果某个转基因食品或食品成分与传统的食品成分大体相同，则在安全性方面可将其以相同的方式对待。可以得出食品或食品成分与常规食品或食品成分一样安全的结论。这即是转基因食品安全性评价方法的理论依据："相互比较"和"实际等同性"。"比较"是把 GM 食品作物与相应的亲本作物比较来评价 GM 食品的相对安全性。"比较"和"实际等同性"是评价的核心。实际等同性是为了确定 GM 食品与相应的传统食品的相对安全性。

所谓实际等同性，对单一的，生化上明确的食品或原料，它的生化属性在相似的传统食品的自然变动范围之内；对复合的食品或原料，在成分、营养价值、代谢、用途以及不良物质含量都在相似的传统食品或原料的已知和可检测的自然变动范围内，就是实际等同。确定 GM 食品的实际等同性时必须考虑它的分子特征、表型特征、主要营养素和天然毒素。

等同性与实际等同性有一定区别。等同性是指 GM 食品或原料固有的分析特征，实际等同性是用来评定 GM 食品的安全性和营养价值与其相似传统食品的相似程度。如果某一 GM 食品（除 DNA 改变外）与其相应传统食品完全一致，那么两者就是实际等同。等同性涉及是否需要贴上 GM 食品标识和说明它的来源与组成。

根据"实质等同性"原则，转基因食品的评价方法具体可分为以下几类。

（1）实质等同性比较法　遵循“实质等同性”原则，将转基因植物与传统植物进行形态学和生理学的比较。实质等同性概念是安全性评价过程中的关键步骤。但实质等同本身并不是安全性评价，而是构建新食品相对于其传统对应物的安全性评价这一框架的起点。通过这种方式进行安全性评价并不意味着新产品绝对安全。它更注重针对于任何确定的差异方面的安全性进行评价，因此新食品相对于传统对应物的安全性就可得到考虑。

（2）等同性与相似性结合法　“等同性与相似性定标法（Safety Assessment of Food by Equivalence and Similarity Targeting，SAFEST）”，是由欧洲国际生命科学学会于 1996 年提出的用于转基因食品安全性评价的基本指导原则。此法将 GM 食品或原料根据其与相似传统食品的等同性和相似性比较而划分为 3 类。

① Ⅰ类 GM 食品。它们是与对照传统食品或原料实际等同的 GM 食品或原料。这类 GM 食品生物的每个代谢物必须是清楚的；人摄食量与相似传统食品相差不大；全部 DNA 来自亲本生物，基因产物水平与亲本相同。Ⅰ类 GM 食品不需更深入的资料即可作出安全性评价。例如 Zeneca 公司转基因番茄制成的番茄酱，与对照番茄酱 36 个化学分析指标结果比较，其相关水平高达 98.9%，而且不含基因产物，故可评为与传统番茄酱实际等同，属Ⅰ类 GM 食品。

② Ⅱ类 GM 食品。它们是与对照传统食品或原料十分相似的 GM 食品或原料。它们与相似传统食品实际等同，但某些可识别性质有差别。它具有或没有某种新的成分或性质（如微生物的致病性）。这些不同的性质是使用分析手段或实验方法等进一步研究的焦点。对新食品中的新成分需要重点进行安全性评价，查阅文献以及做毒理学试验。例如，由 GM 番茄制成的番茄酱，如含有新基因产物，评为与传统番茄酱十分相似，属Ⅱ类 GM 食品。

③ Ⅲ类 GM 食品。它们与相似传统食品即不等同也不类似。这类 GM 食品和 GM 食品原料需作较深入的安全性评价。例如用超高压处理过的草莓果酱与传统方法生产的不十分相似，属于Ⅲ类新食品。

对新食品归类时，首先要恰当地选择用来比较的传统食品，不仅要能反映出它的化学组成、它的每日摄食量（EDI）、在膳食中的作用以及加工对它的影响。GM 生物要与它的亲本生物比较，找出其差别、表型水平（外观、生物学特性）和成分水平（包括主要成分、营养素和毒素等）。

（3）Fagan 改良法　该方法是 Fagan 博士于 1996 年提出的，主要包括两方面的内容：其一，通过对已知毒素、过敏原和营养成分的检测，验明寄主植物中原有毒素、过敏原是否存在；营养成分是否发生变化。其二，对未知毒素和过敏原的鉴定，通过动物试验和人体试验观察，明确是否有不良反应。此外还需要进行市场信息反馈和社会调查，印证其安全性。该评价方法较在实质等同性原则下的动态比较法更为严谨科学。但如此多的检测内容和如此长的研究周期，特别是人体试验观察，不仅增加了操作难度，而且可能影响人身安全。

（4）树状决策法　该方法是1998年国际食品生物技术委员会和国际生命科学学会提出来的，通常用于转基因食品潜在过敏性评价（图5－1）。世界卫生组织曾指出，选择标记基因的安全性应与目标基因等其他基因一样进行全面评价，包括选择标记基因的分子、化学和生物学特性，以及选择标记基因编码蛋白的安全性，如直接毒性、蛋白的过敏性及蛋白功能的安全性等方面。

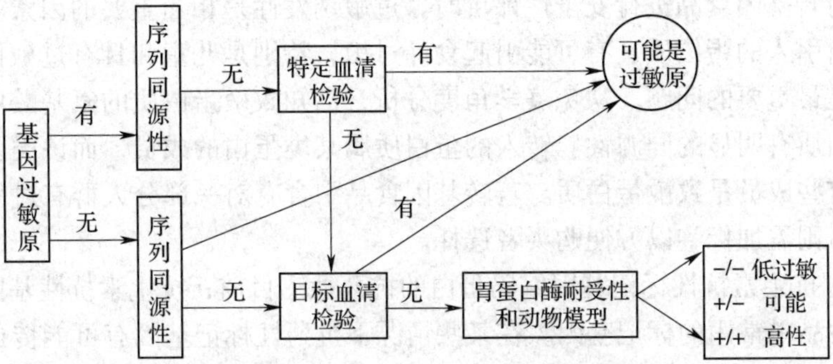

图5－1　树状决策法评价程序

（Joint FAO/WHO food standard programme. Review of the work by international organizations on the evaluation of the safety and nutrition aspects of foods derived from biotechnology. Chiba，Japan，25～29 March 2001.）

3. 转基因食品安全性评价的内容

对GM食品进行安全性评价主要有来自食品作物的特征毒素、致敏原、重要营养素含量和生物利用度及插入基因蛋白质的安全性和营养价值等。

（1）外源基因的直接毒性　任何DNA都由4种碱基组合而成，目前所用的标记基因在DNA组成上并无异常。转基因食品中外源基因的含量很少，通过食用转基因食品而摄入体内的外源基因的数量与消化道中持续存在的来源于其他食品中的DNA数量相比是微不足道的，WHO与FDA认为转基因食品中的外源基因本身不会对人体产生直接毒害作用。

（2）外源基因水平转移的可能性　转基因食品中的外源基因被摄入人体后，引起安全性问题的可能性很小。理由为：① DNA从植物细胞中释放出来后，很快被降解成小片段，甚至核苷酸。因此植物DNA在进入有肠道微生物存在的小肠下段、盲肠和结肠前已被降解；② 即使有完整的DNA存在，DNA转移整合进受体细胞并进行表达也是一个非常复杂的过程。目前尚未发现消化系统中有植物DNA转移至肠道微生物的现象。同时，上皮细胞又因其半衰期很短而不断被取代，不可能被保存下来。因此被摄入人体内的转基因食品中的标记基因水平转移并表达的可能性极小。

（3）外源基因编码蛋白的直接毒性　毒性的评价对于用任何一种原料及方式生产出来的食品第一次食用前都是必需的，包括天然食品。对外源基因编码蛋白的直接毒性进行评判主要根据以下方面进行：① 根据外源基因编码蛋白的化学组成判断其毒性；② 采用动物试验或模拟试验的方法评判外源基因编码蛋白的毒性。目前通过严格审查后被批准的外源基因编码蛋白对人类均无直接毒性。

（4）外源基因编码蛋白的致敏性　植物成分中含有上万种不同蛋白质，虽然其中仅有极少数蛋白质具有过敏性，但仍然不排除出现新的过敏性食品的可能。因此在对转基因食品进行安全性评价时，过敏诱发性是相当重要的因素。转基因食品中所引入的蛋白质，有可能引起食品过敏，特别是儿童和具有过敏体质的成人，这是最重要的问题。从免疫学角度分析，已知致敏蛋白质的氨基酸序列与转入的蛋白质有明显的同源性。转入的蛋白质属某类蛋白的成员，而该类蛋白质家族中的有些成员是致敏蛋白质。若转基因食品中含有对一部分人群有过敏性反应的蛋白，则需加标签以方便购买者选择。

（5）抗生素抗性标记基因编码蛋白的抗药性　目前，抗生素抗性基因已成为转基因食品中常用的标记基因。在某些情况下抗药性标记基因有可能传递给人畜肠道微生物，从而影响到口服抗生素的药效。标记基因也有可能传递给肠道正常微生物群。通过菌群影响人肠道的微生态环境及消化道的正常消化功能。但是随着科学技术的发展，现在已可将转基因植物中的标记基因通过定位重组技术删除，或者可用更安全的标记基因，也可不用标记基因。

（6）外源基因的多效性　目前转基因技术的手段还是不完善的，无法准确控制外源基因在宿主染色体中的插入位点，不可能达到定向插入的程度。外源基因的插入会对宿主体内某些基因的表达产生影响，可能会造成多效性。最常见的有两种情况：① 外源基因的插入引起宿主体内某一基因失活；② 外源基因的插入使原来沉默的基因激活。

4. 转基因食品安全性评价的技术

（1）食物成分营养评价技术　主要包括转基因食品的主要成分（营养和抗营养成分）分析测定，人群和特殊人群对转基因食品主要成分的摄入水平、转基因食品主要成分的生物利用率分析，以及转基因食品中代谢物的评价。

（2）流行病学研究　通过人群的膳食调查、健康状况调查，分析转基因食品对健康的作用。通过上市后的监测，以追踪转基因食品上市后对营养和安全的影响。

（3）生物信息学技术　与蛋白质信息数据库、欧洲分子生物学实验室数据库、蛋白质序列资料库和基因库的蛋白质资料进行比较，获得目的蛋白与已知蛋白质毒性和致敏性的资料。

（4）分子生物学技术　包括目的蛋白体外表达技术（大肠杆菌表达系统、酵母表达系统、哺乳动物表达系统），等同性分析技术（二维凝胶电泳技术、翻译后修饰技术、氨基酸序列、免疫反应性和生物活性测定）和蛋白质测定技术、PCR 技术（ELISA 测定、普通 PCR、实时定量 PCR）。

（5）致敏性评价技术　包括氨基酸序列相似性比较，特异 IgE 抗体结合试验，定向筛选血清试验，模拟胃肠液消化试验，动物模型，皮肤穿刺试验，双盲法食品激发试验（金标准）及重组蛋白质的表达水平。

（6）毒理学评价技术　包括经口急性毒性试验，遗传毒性试验（Ames 试验、小鼠骨髓微核试验、骨髓细胞染色体畸变试验、小鼠精子畸形试验、睾丸染色体畸变试验），传统致畸试验，短期喂养试验（大鼠 30d 或 90d 喂养试验），繁殖试验（2 代或 3 代繁殖试验），代谢试验，慢性毒性试验（致癌试验）。

四、GM 食品的管理

转基因产品对人体的危害目前还只是一种推测，世界各国通行的办法是对转基因商品实行标识制度，让消费者自行选择。至今仍无转基因食品安全性的国际标准，FAO 和 WHO 正准备制定。在转基因食品安全性问题未得到明确结论之前，加强对转基因食品的管理是非常重要和合理的。目前，各国在转基因产品安全性评价法规和管理方面的差异较大，世界主要发达国家和部分发展中国家都已制定各自的管理法规，负责对转基因产品安全性进行评价和监控。

在 1976 年制定的世界上第一个实验室基因工程法规《重组 DNA 分子实验准则》后，20 多个国家先后成立了国家生物安全委员会，负责生物资源的管理。对所有通过生物技术和基因工程进行的研究和由此得到的产品，特别是供人类和动物食用的产品，都要进行严格的生物评价，包括对生态环境、人类健康等的影响。

美国所有农业生物技术产品的上市，必须通过美国食品与药物管理局（FDA）、农业部（USDA）和环境保护局（EPA）这 3 个部门中的一个或者一个以上的部门批准。转基因品种上市前必须经过严格的检验和监督，并用商标注明。加拿大生物资源管理由联邦农业部和卫生部负责。已经确立有关基因工程谷物及其商品化的法规，还颁布了有关微生物和植物环境生物技术的法规和有关新食品的法规。澳大利亚于 1994 年成立了“基因技术顾问委员会”，负责对基因技术的安全性及可能涉及的法律问题向政府提供咨询，同时制定有关安全标准并予以实施。日本和韩国政府都执行强制性标签制度，并制定了相应的处罚办法。菲律宾、印度尼西亚、沙特阿拉伯、新西兰、挪威、瑞士、捷克、俄罗斯等国家政府也都从标签的角度对有关转基因食品进行了相应的规定和管理。

欧盟新的登记制度要求使用转基因产品的企业经营者追踪所有转基因产品从生产到出售的全过程。新成立的食品安全机构将负责评估所有新推出的生物技术产品的安全性，然后作出是否允许这些产品进入市场的决定。

我国也非常重视转基因作物和转基因产品的管理，制定了《基因工程安全管理条例》、《农业生物基因工程安全管理实施办法》、《农业转基因生物安全管理条例》、《农业转基因生物标识管理办法》、《转基因食品卫生管理办法》等一系列转基因产品管理办法，加强对转基因食品的安全性管理。我国规定，转基因食品作为一类新资源食品，经卫生部审查批准后方可生产或者进口，未经卫生部批准的转基因食品不得生产或者进口，也不得用作食品或食品原料；转基因食品应当符合《食品安全法》及有关法规规章标准的规定，不得对人体造成急性、慢性或其他潜在性健康危害；转基因食品的食用安全性和营养质量不得低于对应的原有食品等。还规定了转基因食品的生产、经营、食用安全性、营养质量评价、申报及审批以及标识和监督管理等。

总之，由于基因工程研究是一个新的领域，目前的科学技术水平还难以完全准确地预测基因在受体生物遗传背景中的全部表现，人们对转基因生物出现的新组合、新性状及潜在的危险性还缺乏足够的预见能力。因此必须采取一系列严格措施，对农业遗传生物工程从实验研究到商品化生产进行全过程的安全性评价和监控管理，在发展生物基因工程技术的同时，保障人类和环境的安全。

【本章小结】

转基因食品正在世界许多国家进行开发，数量和品种增加速度都很快。转基因食品的安全性问题已受到社会各界的关注，转基因食品的毒理学安全性评价是对毒理学的新挑战。

目前转基因食品多数来自转基因农作物。转基因技术插入的基因（或质粒）与受体生物体的基因组之间的相互作用比较复杂，这种相互作用是转基因食品安全性的主要决定因素，也是转基因食品毒理学安全性评价的关键性内容。

实质等同性原则、科学原则、个案原则和逐步原则在转基因安全性评价中得到广泛应用，但存在一定的局限性。目前已经进行了转基因马铃薯、大豆、番茄、棉花、西葫芦、水稻、烟草以及芦笋的食用安全性评价，积累了一些研究经验和方法，得到一些有意义的研究结果，但也存在着一定的争论。转基因食品的评价方法具体可分为实质等同性比较法、等同性与相似性结合法、Fagan 改良法和树状决策法。对 GM 食品进行安全性评价主要有来自食品作物的特征毒素、致敏原、重要营养素含量和生物利用度及插入基因蛋白质的安全性和营养价值等。涉及的转基因食品安全性评价的技术有食物成分营养评价技术、流行病学研究方法、生物信息学技术、分子生物学技术、致敏性评价技术及毒理学评价技术。

转基因食品安全性评价的程序基本上包括以下几个方面：① 新基因产品特性研究；② 分析营养物质和已知毒素含量的变化；③ 潜在致敏性的研究；④ 转基因食品与动物或人类肠道微生物群进行基因交换的可能及其影响；⑤ 活体和离体的毒理和营养评价。

转基因产品对人体的危害目前还只是一种推测，世界上至今仍无转基因食品安全性的国际标准。在转基因食品安全性问题未得到明确结论之前，世界主要发达国家和部分发展中国家都通过已制定的管理法规对转基因食品进行管理。相信随着现代生物技术的不断迅猛发展，转基因食品管理的相关法律、法规和条例的不断完善，转基因食品能为人类的可持续发展更好地服务。

【练习题】

一、判断题

1. 食品和其他商品一样，只要控制好最终环节就能将其危害降到最低（或消除）。(　　)

2. 转基因技术着眼于从分子水平上，对单个或几个基因进行精确操作，因而比传统的亚种间杂交技术更加精致、严密和具有更高的可控制性。(　　)

3. GM 食品中引入的新基因蛋白质有可能是食品致敏原，通过 GM 食品生产工人的过敏反应就可以确定。(　　)

4. 评价 GM 食品的安全性就是评价所使用的转基因技术本身。(　　)

5. 如果一种转基因食品与现存的传统同类食品相比较，具有实质等同性。那就说明这种新食品与非转基因品种在有益健康方面可能是相似的。(　　)

二、不定项选择题

1. 转基因食品的评价方法具体可分为（　　）。

A. 树状决策法　　B. 实质等同性比较法

C. Fagan 改良法　　D. 等同性与相似性结合法

2. 转基因食品安全性评价框架的核心内容是（　　）。

A. 科学评价　　B. 实质等同性

C. 比较评价　　D. 技术评价

3. 转基因食品安全性评价的技术有（　　）。

A. 流行病学研究方法　　B. 生物信息学技术

C. 毒理学评价技术　　D. 致敏性评价技术

4. Zeneca 公司转基因番茄制成的番茄酱，与对照番茄酱 36 个化学分析指标结果比较，其相关水平高达 98.9%，而且不含基因产物。根据等同性和相似性比较法，该 GM 食品可评为（　　）GM 食品。

A. Ⅰ类　　B. Ⅱ类

C. Ⅲ类　　D. Ⅳ类

三、问答题

1. 什么是转基因食品？GM 食品安全性问题主要集中在哪两方面？

2. 简述 GM 食品安全评价的目的、基本原则、方法。

3. 简述 GM 食品安全评价的过程。

第六章　食品安全风险分析及毒理学评价

【教学目的与要求】

1. 了解食品安全风险分析体系；
2. 掌握食品安全性毒理学评价程序；
3. 掌握流行病学调查方法，重点掌握食源性疾病毒理学调查方法。

随着经济全球化、贸易自由化和食品国际贸易的迅速发展，饮食的地域界限被打破，导致食品的不安全因素越来越多。食品安全现已成为人们日益关注的全球性问题。如何做到既能保证公平贸易、又能有效规避风险及保障公众健康是我国食品质量管理必须面对的重大课题。20 世纪 50 年代以来，世界各国在食品安全管理上掀起了三次高潮，第一次是在食品链中广泛引入食品卫生质量管理体系与管理制度；第二次是在食品企业推广应用危害分析与关键控制点质量保证体系；第三次是开展食品安全风险分析工作。

第一节　食品安全风险分析体系

一、食品安全风险分析形成背景

自从 20 世纪 90 年代以来，世界上接连不断地发生危害人类健康乃至生命的重大食品安全事件，如 1996 年的疯牛病（英国）、1998 年的猪脑炎（东南亚）、1999 年的二噁英风波（比利时），美国每年食源性疾病的发生高达 81100 例。食品安全风险分析正是在这样的食品安全事件背景下形成的。

1991 年，世界粮农组织（FAO）、世界卫生组织（WHO）和关贸总协定（GATT）联合在罗马召开了“食品标准、食物化学品及食品贸易”会议，建议法典各分委员会及顾问组织在评价食品标准时，以适当的科学原则为基础，并遵循风险评估的决定。该决定于第 19 次法典委员会（CAC）被采纳。1994 年，第 41 届食品法典委员会执委会会议建议 FAO 与 WHO 就风险分析问题联合召开会议，此后，在 1995、1997 和 1999 年，FAO/WHO 连续召开关于“风险分析在食品标准中的应用”、“风险管理和食品安全”及“风险交流在食品标准和安全上的作用”等三次专家咨询会议，从而形成了食品安全风险分析体系（risk analysis system of food safety）的框架。

二、食品安全风险分析的构架

食品安全风险分析包括风险评估、风险管理和风险交流三部分，三者互为前提、相互作用（图6－1）。

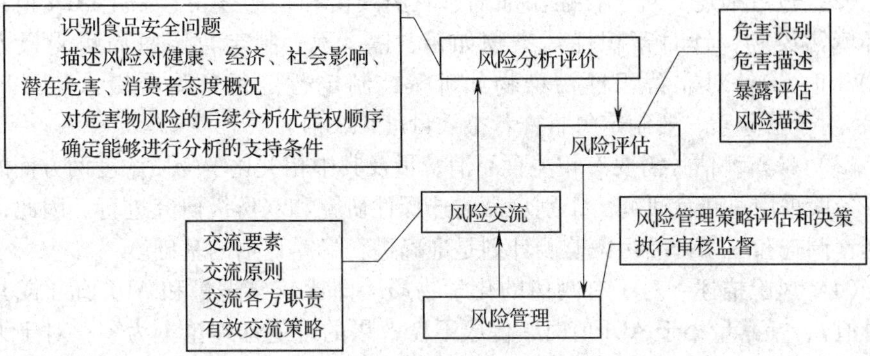

图6－1　食品安全风险分析框架

（一）风险评估（hazard assessment）

风险评估是对科学技术信息及其不确定性信息进行组织和系统研究的一种方法，是确定食品中有害物质或微生物对人体产生危害的概率和强度，危害等于概率和强度的乘积。风险评估的实施主体是食品科学、卫生学和毒理学方面的科学家，须独立于政府和企业从而保证其评估结论的可靠性。

风险评估过程可以分为四个明显不同的阶段：危害识别（hazard identification）、危害描述（hazard characterization）、暴露评估（exposure evaluation）和风险描述（risk characterization）。危害识别主要是指要确定人体摄入某种物质的潜在不良效果，产生这种不良效果的可能性，以及对产生这种不良效果的确定性和不确定性进行鉴定；食品中存在的风险主要有化学危害、物理危害、生物危害以及交叉作用的危害。由于物理危害在食品的机械加工时常可以有效避免，所以危害识别主要是以化学危害识别和生物危害识别为主；危害描述一般是将毒理学试验获得的数据外推到人，计算人体的每日容许摄入量；暴露评估的目的是求得某种危害物对人体的暴露剂量、暴露频率、时间长短、路径及范围，主要根据膳食调查和各种食品中化学物质暴露水平调查的数据进行。风险描述是就暴露对人群产生健康不良效果的可能性进行估计，是危害识别、危害描述和暴露评估的综合结果。

危害识别和危害描述是风险评估的基础，暴露评估是食品安全风险评估中难度较大的环节，有膳食摄入量、食品含量影响、剂量与暴露模式等方面的内容。经过危害识别、危害描述和暴露评估，需要进一步对风险的不确定性和变异性进行必要描述，从而为风险管理提供依据。

1．化学危害物（包括添加剂、农药和兽药残留、环境污染物和天然毒素）的风险评估

（1）危害识别　目前采用“证据力”方法。该方法要求从合适的数据库、同行评审的文献以及可获得的其他来源（如企业界未发表的研究）中得到的科学信息进行充分评议。通常按照下列顺序对不同的研究给予不同的重视：流行病学研究、动物毒理学研究、体外实验以及最后的定量结构－反应关系。

（2）危害描述　对于食品添加剂、农药残留和兽药残留，制定 ADI 值；对于环境污染物，针对蓄积性污染物如铅、镉、汞，制定暂定每周耐受摄入量（PTWI 值），针对非蓄积性污染物如砷等，制定暂定每日耐受摄入量（PTDI 值）；对于营养素，要制定每日推荐摄入量（RDI 值）。

（3）暴露评估　需要有相关食品消费量及其中相关化学物质浓度两方面的资料，一般采用总膳食研究、个别食品的选择性研究和双份饭研究进行。因此，进行膳食调查和国家食品污染监测计划是准确进行暴露评估的基础。

（4）风险描述　对于有阈值的化学物质，即比较暴露量和 ADI 值（或其他测量值），暴露量小于 ADI 值时，健康不良效果的可能性理论上为零；对于无阈值物质，人群的风险是暴露量和效力的综合结果。同时，风险描述需要说明风险评估过程中每一步所涉及的不确定性。

2．生物性风险评估

食品总带有一定的生物性风险，包括致病性细菌、病毒、蠕虫、原生动物、藻类和它们产生的某些毒素。相对于化学危害物而言，目前尚缺乏足够的资料以建立衡量食源性病原体风险的可能性和严重性的数学模型。而且，生物性危害物还会受到很多复杂因素的影响，包括食物从种植、加工、贮存到烹调的全过程、宿主的差异（敏感性、抵抗力）、病原菌的毒力差异、病原体数量的动态变化、文化和地域的差异等。因此对生物病原体的风险评估以定性方式为主。生物危害的识别主要是有害微生物在食品中的含量和毒性、食源性疾病、流行病学传播机理等；危害描述则是微生物与食品、人体健康之间的关系等。定性的风险评估取决于：特定的食物品种、病原菌的生态学知识、流行病学数据，以及专家对生产、加工、贮存、烹调等过程有关危害的判断。

（二）风险管理（risk management）

风险管理是在风险评估的基础上，以维护消费者健康为首要目的，制定和实施合理的政策，有效控制食品安全风险。风险管理的实施主体是政府，政府通过制定食品中有害物质或微生物的最高限量、卫生标准、食品标签标准、食品法律法规，以及采取公众食品安全教育等措施，保障公众健康。食品风险管理是一个动态过程，尤其是必须坚持风险评估和风险管理相分离的原则，防止政府既是“裁判员”又是“运动员”。风险管理包括风险评价（确认食品安全问题、审议风险评估结果、描述风险概况、对危害进行排序等）、风险管理政策评估（包括制定和选择最佳的食品安全管理政策）。

（三）风险交流（risk communication）

风险交流是指在风险评估人员、风险管理人员、消费者和其他有关的团体之间就与风险有关的信息和意见进行相互交流。内容涉及风险的性质、危害的程度、可能、紧迫性和风险延伸的范围，以及风险管理的抉择及社会效果与影响评估等。

三、食品安全风险分析举例

（一）油炸马铃薯中丙烯酰胺的风险评估

1. 评估背景

丙烯酰胺具有影响神经和生殖的毒性，动物暴露实验表明有致癌性和致突变性，作为饮用水中的残留问题，受到最高限量的规定。自从在油炸马铃薯中发现丙烯酰胺含量有可能超过这个最高限量的千百倍，油炸马铃薯中丙烯酰胺含量的监测即受到国内外有关专家学者、国际组织、政府官员的高度重视。在风险管理和风险交流方面，都加强了对油炸马铃薯食品企业的关注和重视，以及对消费者的提醒。

2. 风险评估

（1）危害识别和危害特征描述　从物理性质、化学性质、生物学性质、神经毒性、生殖毒性、致癌性、致突变性方面进行检测和试验。

（2）暴露评估　针对不同人群的膳食暴露评估、致癌性评估，根据加工样品检测、动物实验和流行病学实验，探究油炸马铃薯食品中丙烯酰胺的形成机理，利用数据研究油炸马铃薯食品中丙烯酰胺对人体健康的影响和风险关系。

（3）风险描述　通过危害分析和膳食摄入影响、暴露评估等步骤，综合油炸马铃薯中丙烯酰胺含量的风险特征包括：

① 油炸马铃薯中丙烯酰胺含量较高，且含量随油炸时间不同而变化；

② 人体中吸收丙烯酰胺的含量与膳食摄入量有关，因此，与饮食习惯有明显相关性；

③ 通过人和动物实验，人均日摄入量不超过0.012mg/kg体重时，无神经毒性风险，致癌风险与年龄、性别有关。至今毒性的剂量与反应关系数据依然缺少；我国人群研究表明，一次摄入最高限量与年龄体重有关系，一次摄入100g油炸马铃薯片存在较高的健康风险。

3. 风险管理

由于风险评估存在的数据样本有限，以及对人体健康关系的不确定性，因此潜在风险须要继续关注和加强研究。管理策略是加大投入、进行专题攻关研究、建立中国人体健康风险评估数据库、加强与世界有关国家和组织的合作研究。

4. 风险交流

对生产含有丙烯酰胺食品的企业，应掌握加工条件如温度、时间、食物原料成分等与丙烯酰胺的关系，规范基本的加工工艺流程和工序要求，在行业中形成企业交流平台，以尽量减小生产企业产品中丙烯酰胺的风险。

在有关的信息平台如有公信力的政府网站、媒体等发布食品中丙烯酰胺风险预警信息，给予科学的消费指导，提高消费者的风险识别和预警能力。

（二）软饮料中苯的风险评估

1. 评估背景

英国食品标准局2006年3月在网站公布一项检测，通过对英国和法国在售的230种软饮料检测后发现，一些饮料中含有超量的致癌化学物质“苯”，最高的达到8mg/L，超过饮用水标准的8倍。而早在2006年2月22日，新西兰一家网站刊登消息称，包括可口可乐旗下的芬达、百事可乐公司旗下的美年达橙汁等软饮料，都含有防腐剂和抗氧化剂，可能构成致癌危险。这一结果的发表，在全球引起轩然大波。FDA早在1990年公布的测试报告就显示，软饮料中包含的维生素C和苯甲酸钠相互作用，可形成苯。1991年，法国“巴黎水”饮料因苯含量超标，不得不在全球召回上亿瓶。

2. 风险评估

（1）危害识别和危害特征描述　苯在常温下为无色液体，有特殊的芳香气味，易挥发，易燃。短时间内吸入大量苯蒸气可引起急性中毒。急性苯中毒主要表现为中枢神经系统的麻醉作用，轻者表现为兴奋、步态不稳，以及头晕、头痛、恶心、呕吐等，重者可出现意识模糊，由浅昏迷进入深昏迷或出现抽搐，甚至导致呼吸、心跳停止。长期反复接触低浓度的苯会引起慢性中毒，主要是对神经系统、造血系统的损害，并会导致各种类型的白血病。国际癌症研究中心已确认苯为人类致癌物。苯慢性中毒的症状包括牙龈出血、鼻出血、皮下出血点或紫癜，女性月经量过多、经期延长等。

食品科学家认为，这些饮料中出现高含量的苯，原因在于两种常用的成分产生化学反应，即苯甲酸钠和抗坏血酸。在正常情况下，该两种物质都比较稳定，但在极端条件如酸性环境、温度升高或阳光照射时会产生致癌物苯。

（2）暴露评估　苯对人体的暴露途径主要有：吸入、食入、经皮肤吸收；代谢和降解途径为：苯在大鼠体内的代谢产物为苯酚、氢醌、儿苯酚、羟基氯醌及苯巯基尿酸；残留与蓄积：进入人体的苯可迅速排出，主要途径是通过呼吸与尿液排出。

（3）风险描述　在所检测的软饮料中，一部分苯含量超出安全标准，最高的达到8μg/L。但根据中国卫生部饮用水标准，芬达、美年达汽水符合饮用水标准。对于苯甲酸钠的食用，世界健康组织设立的容许日摄取量为5mg/kg。FDA认为，一般承认苯甲酸钠用于食品中是安全的。但有关研究指出，即使只含有低浓度的苯，人在长期接触后也可引起慢性中毒，苯对人的神经和心血管系统有明显的毒性，对造血机能有抑制作用，如白血球减少、贫血等。

四、我国食品安全风险分析存在的问题和对策

我国从20世纪70年代起，就组织开展了食品中污染物和部分塑料食品包装

材料树脂等的危险性评估工作。2001 年将食品安全风险分析引入到农产品安全领域。2006 年施行的《农产品质量安全法》确立了风险评估的法律地位，要求把风险评估结果作为制定农产品质量安全标准的重要依据。近年来我国还加强了对食品中重点危害因素进行危险性评估，开展了食品中微生物、食品中化学污染物、食品添加剂、食品强化剂等专题评估，开展了对总膳食结构以及污染物风险和食源性疾病的风险评估工作。2009 年实施的食品安全法，对食品卫生安全制度作了重要的补充和完善，其中提到要建立食品安全风险监测和评估制度，把食品安全风险评估结果作为制定食品安全标准、确定食源性疾病控制对策的重要依据。

基于风险分析方法的应用，我国已在食品安全监管中及时发布了食品中苏丹红、油炸食品中丙烯酰胺、面粉中溴酸钾等多项评估结果。检验检疫部门结合我国进出口贸易中出现的热点问题和国际热点问题在口岸开展了一系列的食品安全风险分析，如酱油中三氯丙醇残留；苹果汁中甲胺磷、乙酰甲胺磷残留；禽肉、水产品中氯霉素残留；冷冻加工水产品中金黄色葡萄球菌及其肠毒素、牡蛎食用中感染副溶血性弧菌、进境冻大马哈鱼携带溶藻弧菌可能影响人体安全和水产动物健康的风险评估等。这些工作提高了我国的食品安全风险管理水平，也在引导消费、督促公众和国际社会理解我们国家的食品安全监管政策方面起到了良好的交流作用。

与此同时，我国食品安全事件依然频繁发生，诸如石蜡大米、甲醛啤酒、“大头”婴儿奶粉、红心鸭蛋、婴儿结石奶粉等事件，使食品市场的信任危机日趋加深，对食品行业发展造成沉重打击。我国在开展食品安全风险分析中还存在以下诸多问题。

（1）法律法规不健全，风险分析缺乏制度保障　不但在食品标准的制定上与发达国家存在较大差距，而且食品安全法律体系不完善、内容少、调整范围窄、法律效力不够、操作性差，没有针对食品安全风险分析的专门法律。

（2）风险分析体系尚未形成　我国没有设立食品安全风险分析的权威机构，食品安全风险分析停留在对某一种食品和产业链的某一环节的风险分析上，还没有开展从农田到餐桌全过程的食品风险分析。我国还没有完善的、畅通的监测网络，加之检测、监测手段有限，致样本量小、数据不全，当前我国只有少数食品卫生标准是建立在风险评估基础上的，而大部分的标准则没有风险评估。如由于事前缺乏对硝基呋喃的风险评估和预警，致使将近 40 亿元的多宝鱼产业链几乎遭到灭顶之灾。

（3）关键检测技术及设备与发达国家有较大差距　如在农药残留检测方面，美国 FDA 可检测 360 多种农药残留，德国可检测 325 种农药残留，加拿大可检测 251 种农药残留，而我国只能监测上百种农药残留；又如发达国家拥有瘦肉精、激素、氯丙醇的痕量检测技术和仪器，而我国则尚欠缺。

（4）未全面采用与国际接轨的风险制技术　发达国家广泛采用了良好兽医规范（GVP）、良好生产规范（GMP）、危害分析及关键控制点（HACCP）等先进的控制技术，而我国的食品加工中尚未全面运用以上技术。

（5）风险交流机制不健全，风险信息传达不顺畅　如2007年3月美国宠物饲料和4月小麦蛋白粉含三聚氰胺事件，以及卫生部门收集到的罕见的婴幼儿肾结石病例，但这些信息被孤立而没能相互交流和分析。

因此，健全食品安全风险分析的法律法规、整合各方资源，完善食品安全风险评估机制、实施风险评估和风险管理职能分离机制、建立统一的食品安全风险信息交流机制，构建畅通的风险信息处理渠道和提高监测水平是当务之急。

第二节　我国食品安全性毒理学评价

食品安全性评价主要是阐明某种食品是否可以安全食用，食品中有关危害成分或物质的毒性及其风险大小，利用足够的毒理学资料确认物质的安全剂量，通过风险评估进行风险控制。食品安全性评价在食品安全性研究、监控和管理上具有重要的意义。

在食品安全性评价方面，20世纪以来，美国、法国、德国等一些国家开始了医疗卫生方面专门的立法，陆续制定和颁布了关于有毒化学品的管理法规。如美国在1979年颁布了联邦食品、药物和化妆品法案，对各种化学物质安全性进行管理；国际经济与发展合作组织于1982年颁布了化学物品管理法，提出了一整套毒理实验指南、良好实验室规范和化学物投放市场前申报毒性资料的最低限度，对新化学物实行统一的管理办法。目前我国实施的主要有关法律法规包括《食品安全性毒理学评价程序》、《农药安全性毒理学评价程序》、《农药登记毒理学试验方法》、《食品功能毒理学评价程序和检验方法（试行）》、《化学危险品安全管理条例》、《保健食品管理办法》、《中华人民共和国食品安全法》、《保健食品安全性毒理学评价规范》、《保健食品通用卫生要求》等。

现代食品安全性评价除了进行传统的毒理学评价之外，还需要进行人体研究、残留量研究、暴露量研究、消费水平（膳食结构）和摄入风险评价（见本章第一节）等。在进行整体的食品安全性评价过程中，要进行食品中某危害成分的单项评价、某食品综合评价、膳食结构的综合评价以及最终的风险评价，同时要把化学物质评价、毒理学评价、微生物学评价和营养学评价统一起来得出结论。

在食品安全性评价中，涉及毒理学、流行病学、临床医学、化学、生物统计学等，而毒理学评价占有主导地位，通过毒理学评价可以了解受试物毒作用的表现和性质、剂量-反应（效应）关系，确定毒作用的靶器官和损害的可逆性。流行病学则是在毒理实验获得的数据有限时经常运用的分析和评价方法。

一、实验动物的选择

（一）物种和品系选择

对实验动物物种选择时，应选择对受试物在代谢、生物化学和毒理学特征与人最接近的物种；其自然寿命不太长且易于饲养和实验操作；须经济易得。另外，实验动物至少应保证清洁、无传染给人的疾病和动物特有的疾病。常用实验动物物种包括大鼠、小鼠、豚鼠、兔、狗。其他可能用到的实验动物有地鼠、猕猴、小型猪、鸡等（表6-1）。目前常规选择两种类物种，一种是啮齿类，另一种是非啮齿类。系统毒性研究最常用的啮齿类是大鼠和小鼠，非啮齿类是狗。豚鼠常用于皮肤刺激试验和致敏试验，兔常用于皮肤刺激试验和眼刺激试验。遗传毒理学试验多用小鼠，致癌试验常用大鼠和小鼠，致畸试验常用大鼠、小鼠和兔。迟发性神经毒性试验常用母鸡。

表6-1　　常用实验动物生物学和生理学参数

参数	猴	狗	猫	兔	大鼠	小鼠	豚鼠	地鼠
成体体重/kg	3.5	14.0	3.3	3.7	0.45	0.035	0.43	0.12
寿命/年	16	15	14	6	3	1.5	31	
出生体重/g	500~700	1100~2200	125	100	5~6	1.5	75~100	2.0
断乳时体重/g	4400	5800	3000	100~1500	40~50	10~12	250	35
断乳年龄/周	16~24	6	6~9	8	3~4	3	2	3~4
生殖年龄/月	54	9	10	6~7	2~3	2	3	2
动情期/d	1~2	7~13	9~19	30	1	1	1	1
性周期/d	28	22	15~28	15~16	4~5	4~5	16~19	4
生殖期/年	10~15	5~10	4	1~3	1	1	3	1
生殖季节	任何时间	春，秋	冬季 2~3个月	任何时间	任何时间	任何时间	任何时间	任何时间

不同品系实验动物对外源化学物毒性反应有差别，毒理学研究要选择适宜的品系，对某种外源化学物毒理学系列研究中应固定使用同一品系动物，以求研究结果的稳定性。

（二）个体选择

在性别选择上，如果已知不同性别的动物对受试物敏感性不同，应选择敏感的性别。如对性别差异不清楚，则应选用雌雄两种性别。如实验中发现存在性别差异，则应将不同性别动物的实验结果分别统计分析。在遗传毒理学研究中的实验动物个体选择原则相对比较复杂。

关于年龄和体重的选择，取决于试验的类型。急性试验一般选用成年动物；慢性试验则考虑其实验周期长，选用较年幼的或初断乳的动物。实验过程中，一般通过粗略估计动物体重作为挑选适龄动物的依据。要求在同一试验中，组内个体间体重差异应小于10%，各组间平均体重差异不应超过5%。

另外实验动物的生理状态会影响动物体重及其他指标的检测结果，一般情况下，除非实验有特殊要求（如致畸试验、繁殖试验等），应选用未产未孕的雌性动物。

动物的健康状况对毒理学实验有直接影响，除非实验有特殊要求，应选用健康动物（一般通过在实验前观察5～7d来确定），健康动物应发育正常、体形健壮，无外观畸形，被毛浓密、有光泽、顺贴而不蓬乱，行动灵活、反应敏捷，眼睛明亮有神，表皮无溃疡和结痂，天然孔道干净无分泌物等。

二、剂量选择、动物分组和实验限期

（一）剂量选择

在毒理学试验中，一般至少要设3个剂量组（即高剂量组、中剂量组、低剂量组），从而获得满意的剂量－反应关系。具体组数依据实验设计、要求和统计学方法而定（如在急性毒性试验测定LD_{50}或LC_{50}时，可以是4组，也可以是5～7组）。一般要求，高剂量组应出现明确的有害作用，或者高剂量组剂量已达到染毒的极限剂量；低剂量组应不出现任何可观察到的有害作用，但低剂量组剂量应当高于人可能的接触剂量，至少等于人可能的接触剂量；中剂量组的剂量介于高剂量组和低剂量组之间，应出现轻微的毒性效应。高、中、低剂量组剂量一般按等比例计算，剂量间距应为2或$\sqrt{10}$，低剂量组剂量一般为高剂量组剂量的1/20～1/10。

（二）动物分组

毒理学实验中，动物分组受多种因素影响，如要求的敏感度、实验动物寿命、生殖能力等。实验动物分组的原则要求所有的动物分配到各剂量组和对照组的机会均等。正确的分组方法是随机分组。实验动物按性别、体重顺序编号，然后利用统计学的随机数字表，按完全随机分组法或配伍组随机分组法，将实验动物分配到各剂量组和对照组。然后应计算各组实验动物体重的均值和标准差，必要时可将实验动物适当调组，以使各组实验动物体重的均值的差别不超过允许范围。

（三）实验限期

除特殊情况外，毒理学试验期限由实验类型、要求以及动物寿命等条件决定。如急性毒性是一次或1d内多次染毒观察14d，亚慢性毒性试验规定为染毒持续至实验动物寿命的10%，对大鼠和小鼠为90d，对狗应为1年。

三、实验动物染毒方式的选择

（一）实验动物染毒前准备

实验动物在经过为期5~7d健康筛查之后，采用苦味酸（黄色）、品红（红色）的酒精饱和溶液在动物被毛上染色作为标记。

（二）受试物实验前准备

受试物应一次备齐全部实验的用量。所需受试物总量应为每组动物数、各处理组的剂量和、染毒次数、动物的平均体重乘积的1.2倍（1.2为考虑到实验损耗而设置的安全因子）。

受试物需要在染毒前配置成一定的样品剂型。常用的是制备成水溶液、油溶液或混悬液。对溶剂和助溶剂的要求是：所用的溶剂或助溶剂应该是无毒的，与受试物不起反应，受试物在溶液中应稳定。对水溶性受试物，体内试验适当的溶剂为水（经口染毒）和等渗盐水（胃肠道外染毒）。水不溶性受试物应溶于或悬浮于适当的有机溶剂中。天然植物油（如玉米油、橄榄油）可以用作为溶剂。

准备染毒制剂时的要点：① 在准备制剂时加热受试物不应接近改变其化学性质或物理性质的温度；② 如受试物为固体，并且评价其对皮肤的毒性，应保持其形状和颗粒大小；③ 多成分的受试物（混合物）应按配方配制，以使染毒制剂准确地反映原混合物（即其成分不应被选择性地悬浮或溶解）；④ 制剂应保持化学稳定性和受试物的一致性；⑤ 制剂应减少总试验容积，利用溶剂或赋形剂的量不应过多；⑥ 制剂应易于准确染毒；⑦ 如可能，制剂pH应为5~9；⑧ 不应用酸或碱使受试物解离（基于保护动物的原因，并避免改变肠道或肾小管内的pH）；⑨ 如果应用非胃肠道途径，终溶液应尽可能接近等渗。

对于各种染毒途径的最大容积，以受试的实验动物物种或制剂来确定。一般规定，染毒最大容积为：① 经口20mL/kg（对空腹动物）；② 经皮2mL/kg（根据体表面积计算，限于染毒的准确性）；③ 静脉1mL/kg（5min以上）；④ 肌肉注射0.5mL/kg（一个部位）；⑤ 每眼0.01mL；⑥ 直肠0.5mL/kg；⑦ 阴道：大鼠0.2mL，兔1mL；⑧ 吸入2mg/L；⑨ 鼻：猴或狗每鼻孔0.1mL。染毒的通常容积（最大容积）：大鼠灌胃为1.0（3.0）mL/100g体重，静注为0.5（3.0）mL/100g体重；小鼠灌胃为0.2（1.0）mL/20g体重，静注为0.2（0.5）mL/20g体重；狗灌胃为50（100）mL/10kg体重，静注为30（50）mL/10kg体重。各种规范可能有不同的规定，应按规定进行。

（三）染毒途径（参见实训三）

四、食品安全性毒理学评价程序

毒理学安全性评价（toxicological safety evaluation）是指通过动物实验和对人群的观察，阐明某种物质的毒性及潜在的危害，对该物质能否投放市场作出取舍的决定，或提出人类安全的接触条件，即对人类使用这种物质的安全性作出评价的研究过程。它实际上是在了解某种物质的毒性及危害性的基础上，全面权衡其利弊和实际应用的可能性，从确保该物质的最大效益、对生态环境和人类健康最小危害性的角度，对该物质能否生产和使用作出判断或寻求人类的安全接触条件。卫生部颁布的GB 15193.1—2003《食品安全性毒理学评价程序》标准适用于评价食品生产、加工、保藏、运输和销售过程中所涉及的可能对健康造成危害的化学、生物和物理因素的安全性，评价对象包括食品添加剂（含营养强化剂）、食品新资源及其成分、新资源食品、辐照食品、食品容器与包装材料、食品工具、设备、洗涤剂、消毒剂、农药残留、兽药残留、食品工业用微生物等。

（一）受试物的要求

对于单一化学物质，应提供受试物（必要时包括其杂质）的物理、化学性质（包括化学结构、纯度、稳定性等）。对于配方产品，应提供受试物的配方，必要时应提供受试物各组成成分的物理、化学性质（包括化学名称、结构、纯度、稳定性、溶解度等）有关资料。

提供原料来源、生产工艺、人体可能的摄入量等有关资料。

受试物必须是符合既定配方的规格化产品，其组成成分、比例及纯度应与实际应用的相同，在需要检测高纯度受试物及其可能存在的杂质的毒性或进行特殊试验时可选用纯品，或以纯品及杂质分别进行毒性检测。

（二）食品安全性毒理学评价试验的四个阶段和内容

1. 毒理试验的四个阶段和内容

（1）第一阶段：急性毒性试验　经口急性毒性：LD_{50}，联合急性毒性，最大耐受剂量法（test of maximum tolerated dose）。

急性毒性是指实验动物一次接触或24h内多次接触某一化学物所引起的毒效应。急性毒性试验可以分为两类：一类是以死亡为终点，以检测受试物急性毒性上限指标为目的的试验，这类试验主要是求得受试物的LD_{50}值。另一类急性毒性试验检测非致死性指标。急性毒性试验设计包括选择动物种类（主要为大鼠或小鼠，初成年）、受试物剂量、观察指标（LD_{50}、中毒症状、死亡与死亡时间、体重以及体温、心电等其他指标）及计算方法［LD_{50}常用计算方法包括寇氏（Karbor）法、几率单位法（probit method）和霍恩氏（Horn）法］。几种常见的急性毒性试验设计方法包括寇氏法、几率单位-对数图解法、霍恩氏法、最大耐受量法和联合急性毒性试验法，其中，前三者一般用于LD_{50}的获得；最大耐受量法适宜条件是：有关资料显示毒性极小的或未显示毒性的受试物，给予动物最大使用浓度和最大灌胃容量时，仍不出现死亡。而联合急性毒性试验的原理是：两种或两种以上的受试物同时存在时，可能发生拮抗、相加或协同三种不同的联合方式，可以根据一定的公式计算和判定标准来确定这三种不同的作用。参见实训八。

（2）第二阶段：遗传毒性试验，传统致畸试验，30d 喂养试验　遗传毒性试验的组合必须考虑原核细胞和真核细胞、生殖细胞与体细胞、体内和体外试验相结合的原则。从 Ames 试验或 V79/HGPRT 基因突变试验、骨髓细胞微核试验或哺乳动物骨髓细胞染色体畸变试验、TK 基因突变试验或“小鼠精子畸形分析和睾丸染色体畸变分析”试验中分别各选一项。

① 鼠伤寒沙门氏菌/哺乳动物微粒体酶试验（Ames 试验）或 V79/HGPRT 基因突变试验，Ames 试验首选，必要时可另选和加选其他试验。

a. 鼠伤寒沙门氏菌回复突变试验：鼠伤寒沙门氏菌回复突变试验是由美国加州大学的 Ames 教授在 20 世纪 70 年代建立并完善的，所以又称 Ames 试验。实验一般采用四株鼠伤寒沙门氏菌突变型菌株 TA97、TA98、TA100、TA102。TA97 和 TA98 可以检测各种移码型诱变剂；TA100 检测碱基置换突变；TA102 能检测出其他测试菌株不能检出或极少检出的某些诱变剂，如甲醛、各种过氧化氢化合物和丝裂霉素 C 等交联剂。一般用来测试受试物诱变性时，必须通过其中四个菌株的检测。必要时可增加 TA1535、TA1537 或 TA104 任一菌株。某些致突变物需要代谢活化后才能使沙门氏菌突变型产生回复突变，代谢活化系统可以用多氯联苯（PCB）诱导的大鼠肝匀浆（S9）制备的 S9 混合液。Ames 试验方法包括点试法、平板掺入法及预培养平板掺入法。点试验法一般用于预试验，平板掺入结果是 Ames 试验的标准试验法。参见实训十一。

b. 体外哺乳类细胞（V79/HGPRT）基因突变试验：体外哺乳类细胞（V79/HGPRT）基因突变试验的原理是，细胞在正常培养条件下，对 6－TG（硫代鸟嘌呤）的毒性作用敏感，不能生存，在致癌物和/或致突变物作用下，某些细胞 X 染色体上控制次黄嘌呤鸟嘌呤磷酸核糖转移酶（HGPRT）的结构基因发生突变，不能再产生 HGPRT，从而使突变细胞对 6－TG 具有抗性作用。这些突变细胞在含有 6－TG 的选择性培养液中能继续分裂并形成集落。根据突变集落形成数，计算突变率以判定受试物的致突变性。试验中使用中国仓鼠肺（V79 细胞株）。为了减少自发突变率，正式实验前先将野生型细胞群体中存在的自发 HGPRT座位突变体选择性杀灭。

② 骨髓细胞微核试验或哺乳动物骨髓细胞染色体畸变试验。

a. 骨髓细胞微核试验：通过观察有微核的细胞率（‰），用于检测断裂剂及非整倍体诱发剂。用于微核检测的细胞很多，目前应用最多的是啮齿类动物骨髓多染红细胞（PCE）微核试验。常用小鼠，根据 LD_{50}至少设两个处理剂量组，同时设阴性和阳性对照组，每组至少 8 只动物，雌雄各半。通过染毒、处死、取骨髓、涂片、固定和染色等程序后，计算微核细胞率（‰）。参见实训九。

b. 哺乳动物骨髓细胞染色体畸变试验：染色体是细胞核中具有特殊结构和遗传功能的小体，当化学物质作用于细胞周期 G1 期和 S 期时，诱发染色体型畸变，而作用于 G2 期时则诱发染色体单体型畸变。给试验的大、小鼠腹腔注入秋水仙素，抑制细胞分裂时纺锤体的形成，以便增加中期分裂相细胞的比例，并使染色体丝缩短、分散，轮廓清晰。在显微镜下观察染色体数目和形态。试验中常用健康年轻的成年大鼠或小鼠。每组用两种性别的动物至少各 5 只。动物购买后适应环境 3d，受试物应设三个剂量组，最高剂量组原则上为动物出现严重中毒表现和/或个别动物出现死亡的剂量，一般可取 1/2 LD_{50}，低剂量组应不表现出毒性。分别取 1/4 和 1/8 LD_{50}，作为中、低剂量组，通过经口给予受试物 2 ~ 4 次（每次间隔 24h）、注射秋水仙素（处死前 2h）、处死（大鼠断头处死，小鼠颈椎脱臼）、取材、制片等程序后，通过阅片观察染色体数目和结构的改变，采用统计学处理方法，与对照组相比确定试验结果为阳性或阴性。

③ TK 基因突变试验。

TK 基因突变试验的检测终点是胸苷激酶（TK）基因的突变。对于人类，TK 基因定位于 17 号染色体长臂远端；对于小鼠则定位于 11 号染色体。故 TK 基因的突变属于常染色体基因突变。TK 基因的产物胸苷激酶在体内催化从脱氧胸苷（TdR）生成胸苷酸（TMP）的反应。在正常情况下，此反应并非生命所必需，原因是体内的 TMP 主要来自于脱氧尿嘧啶核苷酸（dUMP），即由胸苷酸合成酶催化的 dUMP 甲基化反应生成 TMP。但如在细胞培养物中加入胸苷类似物（如三氟胸苷，TFT），则 TFT 在胸苷激酶的催化下可生成三氟胸苷酸，进而掺入 DNA，造成致死性突变，故细胞不能存活。若 TK 基因发生突变，导致胸苷激酶缺陷，则 TFT 不能磷酸化，亦不能掺入 DNA，故细胞在含有 TFT 的培养基中能够生长，即表现出对 TFT 的抗性。根据突变集落形成数，计算突变频率，以判定受试物的致突变性。

④ 小鼠精子畸形分析和睾丸染色体畸变分析。

a. 小鼠精子畸形分析：小鼠精子畸形受基因控制，具有高度遗传性，许多常染色体及 X、Y 性染色体基因直接或间接地决定精子形态。精子的畸形主要是指形态的异常，已知精子的畸形是决定精子形成的基因发生突变的结果。因此形态的改变提示有关基因及其蛋白质产物的改变。小鼠精子畸形试验可检测环境因子对精子生成、发育的影响，而且对已知的生殖细胞致突变物有高度敏感性，故本试验可用作检测环境因子在体内对生殖细胞的致突变作用。一般选择成年雄性小鼠，6 ~ 8 周龄，体重 25 ~ 35g。动物购买后适应环境 3 ~ 5d。受试物应设三个剂量组，最高剂量组原则上为动物出现严重中毒表现和/或个别动物出现死亡的剂量，一般可取 1/2 LD_{50}，低剂量组应不表现出毒性，分别取 1/4 和 1/8 LD_{50}，作为中、低剂量组。受试物经预处理后连续 5d 经口给予，一般在首次给予后的第 35d 用颈椎脱臼法处死小鼠，随之取材、处理、涂片、阅片，计数结构完整精子（每只动物至少检查 1000 个精子）以及精子畸形类型。再与阴性对照组对照精子异常率（一般阴性对照组的精子异常率 0.8% ~3.4%）。

b. 睾丸染色体畸变分析：不同周期的雄性生殖细胞对化学物质的敏感性不同，多数情况下化学诱变剂诱发染色体畸变必须经过 DNA 复制期，故在前细线期处理。第 12 ~ 14d 采样，以观察作用于前细线期引起的精母细胞染色体畸变效应。一般选用健康成年雄性小鼠，体重 25 ~ 30g，每组至少 5 只动物购买后于试验前适应环境 3 ~ 5d，剂量设置与小鼠精子畸形分析实验相同，受试物经配制后灌胃给予受试物（连续 5d，每天 1 次），各组均于第一次给予受试物后的第 12 ~ 14d 将受试动物处死制片。动物处死前 6h 腹腔注射秋水仙素。用颈椎脱臼法处死小鼠。通过取材、制片和阅片等程序后，观察染色体的结构畸变，与阴性对照组进行对比。

⑤ 其他备选遗传毒性试验：显性致死试验、果蝇伴性隐性致死试验，非程序 DNA 合成试验。

a. 显性致死试验：显性致死指发育中的精子或卵子细胞发生遗传学损伤，此种损伤不影响受精，但导致受精卵或发育中的胚胎死亡。一般认为显性致死主要是由于染色体损伤（包括结构及数目改变）的结果。显性致死试验以胚胎死亡为观察终点，用于检测受试物对动物性细胞的染色体损伤作用。一般至少设 3 个受试物剂量组。高剂量组应引起动物生育力轻度下降。各组受试物剂量可在 1/10 ~ 1/3 LD_{50}之间，每组雌性鼠为雄性鼠的 5 ~ 6 倍量。每组雄鼠一般不少于 15 只，雄鼠与雌鼠交配，使每组产生至少 30 只受孕雌鼠。一般仅对雄性动物染毒（灌胃法或喂饲法），然后与未处理的雌性动物交配（按雌雄鼠 2∶1 比例同笼交配 6d 后，取出雌鼠另行饲养。雄鼠则于 1d 后，再以同样数量的另一批雌鼠同笼交配，如此共进行 5 ~ 6 批），以雌雄鼠同笼日算起第 15 ~ 17d，采用颈椎脱臼法处死雌鼠后，立即剖腹取出子宫，仔细检查、计数，分别记录每一雌鼠的活胎数、早期死亡胚胎数与晚期死亡胚胎数。

b. 果蝇伴性隐性致死试验：果蝇伴性隐性致死试验依据隐形基因在伴性遗传中具有交叉遗传的特征。利用眼色性状由 X 染色体上的基因决定，并与 X 染色体的遗传相关联的特征来作为观察在 X 染色体上基因突变的标记，故以野生型雄蝇（红色圆眼，正常蝇）染毒，与 Base（Muller - 5）雌蝇（淡杏色棒眼）交配，如雄蝇经受试物处理后，在 X 染色体上的基因发生隐性致死，则可通过上述两点遗传规则于 F_2代的雄蝇中表现出来，并藉眼色性状为标记来判断试验的结果。即根据孟德尔分类反应产生四种不同表型的 F_2代，有隐性致死时在 F_2代中没有红色圆眼的雄蝇。试验时，雄蝇用 3 ~ 4d 龄的野生型黑腹果蝇，雌蝇用 Base 品系 3 ~ 5d 龄的处女蝇以 1/2 LD_{50}或 LD_{50}为高剂量组，1/5 LD_{50}或 1/10 LD_{50}为低剂量组，另设阴性和阳性对照组。通过受试物配制、溶液饲养、交配等程序后，观察受试染色体数与致死阳性管数，计算致死率。

c. 非程序DNA合成试验：正常细胞的细胞周期包括G1期、S期、G2期和M期，在有丝分裂过程中，仅在S期进行DNA复制合成，称为程序DNA合成，当DNA受损伤时，损伤修复的DNA合成主要在其他细胞周期，称程序外DNA合成（UDS），因此发现UDS增高，即表明DNA发生过损伤。在体外培养细胞中，用UDS的测量来显示DNA修复合成的主要关键在于如何鉴别很高水平的半保留DNA复制和水平较低（充其量只有半保留DNA复制的5%）的UDS。这可以用同步培养将细胞阻断于G1期并用约物（常用羟基脲）抑制残留的半保留DNA复制后显示。同步培养可用缺乏必需氨基酸精氨酸的培养基（ADM）使DNA合成的始动受阻而使细胞同步于G1期。在这些半保留DNA合成明显抑制和阻断了的细胞中，UDS即可用^3H－胸腺嘧啶核苷的掺入增加显示。它可用放射自显影或液体闪烁计数法进行测量。该法经济、操作简便。

⑥ 传统致畸试验。

母体在孕期受到可通过胎盘屏障的某种有害物质作用，影响胚胎的器官分化与发育，导致结构和机能的缺陷，出现胎仔畸形。因此，在受孕动物的胚胎着床后，并已开始进入细胞及器官分化期时投予受试物，可检出该物质对胎仔的致畸作用。常用实验动物为大鼠。选用健康、性成熟（90～100d）大鼠，雌性未交配过的大鼠80～90只，雄性减半。至少设3个试验组。高剂量原则上应使部分孕鼠（和/或胎鼠）出现毒性作用，如体重减轻等，低剂量组不应引起明显的毒性作用，各剂量组可采用1/4、1/16、1/64 LD_{50}，性成熟雌、雄大鼠按1∶1（或2∶1）同笼后交配，检出的“孕鼠”随机分到各组，并称重和编号，在受孕的第7～16d，每天经口给予受试物，受孕的0、7、12、16、20d称体重，并计算给受试物的量。于大鼠妊娠第20d直接断头处死。检查项目包括孕鼠处死检查（剖腹取出子宫称重，记录并检查吸收胎、早死胎、晚死胎及活胎数）、活胎鼠检查（包括胎仔性别、体重、体长、外观）、胎鼠骨检查、内脏检查。通过致畸指数（雌鼠LD_{50}与最小致畸剂量的比值）和致畸危害指数（最大不致畸剂量与最大可能摄入量的比值）评价试验结果。以致畸指数10以下为不致畸，10～100为致畸，100以上为强致畸。致畸危害指数表示有害物质在食品中存在时人体受害几率，指数大于300说明该物对人危害小，100～300为中等，小于100为大。

⑦ 30d喂养试验。如受试物需进行第三、四阶段毒性试验者，可不进行本试验。

当评价某受试物的毒作用特点时，在了解受试物的纯度、溶解特性、稳定性等理化性质和有关毒性的初步资料之后，可进行30d或90d喂养试验，以提出较长期喂饲不同剂量的受试物对动物引起有害效应的剂量、毒作用性质和靶器官，估计亚慢性摄入的危害性。90d喂养试验所确定的最大未观察到有害作用剂量可为慢性试验的剂量选择和观察指标提供依据。当最大未观察到有害作用剂量达到人体可能摄入量的一定倍数时，则可以此为依据外推到人，为确定人食用的安全剂量提供依据。

试验一般选择大鼠。为了观察受试物对生长发育的影响，使用雌、雄两种性别的离乳大鼠（出生后4周）。试验开始时动物体重的差异应不超过平均体重的±20%。

至少应设三个剂量组和一个对照组。每个剂量组至少20只动物，雌、雄各10只。原则上高剂量组的动物在喂饲受试物期间应当出现明显中毒表现但不造成死亡或严重损害，低剂量组不引起毒性作用，估计或确定出最大未观察到有害作用剂量。在此两剂量间再设一至几个剂量组，以获得比较明确的剂量－反应关系。对于能求出 LD_{50} 的受试物：以 LD_{50} 的10%～25%作为30d或90d喂养试验的最高剂量组，然后在此剂量下设几个剂量组，最低剂量组至少是人体可能摄入量的3倍；对于求不出 LD_{50} 的受试物，30d喂养试验应尽可能涵盖人体可能摄入量100倍的剂量组。对于人体摄入量较大的受试物，高剂量组可以按最大耐受剂量设计。90d喂养试验根据30d喂养试验结果确定剂量，或者以人的可能摄入量的100～300倍作为最大未观察到有害作用剂量，然后在此剂量以上设几个剂量组，必要时可在此剂量以下增设剂量组。

受试物可以掺入饲料中喂养，如有困难，可以加入水中或灌胃。当受试物掺入饲料时，需将受试物剂量按每100g体重的摄入量折算为饲料的量（mg/kg），30d喂养试验按体重的10%折算，90d喂养试验按体重的8%折算。

观察指标包括一般指标（每天记录动物的一般表现、行为、中毒表现和死亡情况。每周称一次体重和2次食物摄入量，计算每周及总的食物利用率，均为必测指标）、血液学指标（血红蛋白、红细胞计数、白细胞计数及分类，依受试物情况，必要时测定血小板数和网织红细胞数等。30d喂养一般于试验结束时测定一次，90d喂养一般于试验中期和结束时各测定一次）、血液生化学指标（谷丙转氨酶、谷草转氨酶、尿素氮、肌苷、血糖、血清清蛋白、总胆固醇、甘油三酯、总蛋白，均为必测指标）、病理检查（大体解剖、脏器称量、组织病理学检查）和其他指标（必要时，根据受试物的性质及所观察的毒性反应，增加其他敏感指标）。

⑧ 蓄积毒性试验。

外源化学物进入机体后，经过代谢转化排出体外，或直接排出体外。但是当其连续地、反复地进入机体，而且吸收速度超过代谢转化与排泄的速度时，化学物质在体内的量逐渐增加。

常用的蓄积毒性试验方法有蓄积系数法和生物半衰期法。

蓄积系数法是一种检测生物效应的试验方法。原理是在一定期限之内，以低于致死剂量的受试物，每日给予实验动物，直至出现某种预计效应为止。计算达到此预计效应的累积剂量，求此累积剂量与一次接触该化学物质产生相同效应的剂量的比值，此比值就是蓄积系数（K 值）。蓄积试验多用小鼠或大鼠为实验动物，一般以死亡为效应指标，K 值计算公式如下：

$$K = LD_{50}(n) / LD_{50}(1)$$

式中 LD_{50}（n）表示给实验动物该受试物多次染毒，实验动物死亡一半时，受试物染毒剂量的总和。式中 LD_{50}（1）表示给实验动物该受试物一次染毒的 LD_{50} 剂量。蓄积系数 $K<1$ 为高度蓄积，$1 \leqslant K < 3$ 为明显蓄积，$3 \leqslant K < 5$ 为中等蓄积，$K \geqslant 5$ 为轻度蓄积。蓄积系数法的具体试验方案主要有两种。

a. 固定剂量法：啮齿类动物分成两组，每组动物 20 只。一组为对照组，一组为染毒组。染毒组每天定量的、相同途径给予受试物质，染毒剂量可以选择 LD_{50} 剂量的 1/20 ~ 1/5 之间，每日观察累积染毒组动物的死亡数，直至累积发生一半实验动物死亡为止。计算累积总染毒剂量，求出 K 值，进行评价。如染毒剂量已累积达到 5 个 LD_{50}，而实验动物仍未死亡一半，甚或没有死亡，就可终止试验，此时 $K>5$。

b. 定期递增剂量法：同上法，染毒组开始按 0.1 LD_{50} 剂量给予受试化学物质，以 4d 为一期，以后每期给予的受试化学物质的剂量按等比级数（1.5 倍）逐期递增。此方法试验最长只需要 28d，但是在染毒 20d 后也可以结束试验，因此时累计剂量已达 5.3 LD_{50}。在试验期中，只要实验动物死亡数累积已达一半，便可随时终止试验，计算其累积剂量，求出 K 值，进行评价。

生物半衰期（bio1ogical halftime，$t_{1/2}$）法是用毒物动力学原理阐明外源化学物在机体内的蓄积作用特性。$t_{1/2}$ 反映了外源化学物从机体消除的速度，$t_{1/2}$ 短，从机体消除快。如外源化学物吸收速度超过消除速度时，就引起化学物的蓄积。一般，在等间距、等剂量染毒的条件下，化学物在体内经 5 ~ 6 个生物半衰期即可达到蓄积极限，此时理论蓄积量为极限值的 96.9% ~98.4% 。此后继续染毒蓄积量也基本上不再增加。

$$\text{蓄积极限量} = \text{每日吸收量} \times t_{1/2} \times 1.44。$$

（3）第三阶段：亚慢性毒性试验　90d 喂养试验、繁殖试验、代谢试验。

亚慢性毒性作用是指实验动物连续多日接触较大剂量的外源化学物所出现的中毒效应。

a. 繁殖试验：通过对实验动物繁殖过程的观察，来评价外源化学物对动物性腺功能、交配、受精能力、分娩、授乳以及后代发育等繁殖功能有无损害作用。凡受试物能引起生殖机能障碍，干扰配子的形成或使生殖细胞受损，其结果除可影响受精卵或孕卵的着床而导致不孕外，尚可影响胚胎的发生及胎仔的发育，如胚胎死亡导致自然流产、胎仔发育迟缓以及胎仔畸形。如果对母体造成不良影响会出现妊娠、分娩和乳汁分泌的异常，亦可出现胎仔出生后发育异常。选择健康刚断乳（5 ~9 周龄）大鼠，至少 2 个实验组和 1 个对照组。每组雌鼠 20

只，雄鼠10只（或20只）；设对照组、低剂量组（可按最大未观察到有作用剂量的1/30或人类可能摄入量的100倍）、高剂量组（为最大耐受量或有胚胎毒性的剂量）；一般采用将受试物加入饲料或饮水中，亲代和子代染毒方式和投予剂量应相同。实验动物按设计剂量先摄入受试物12周，性发育成熟可开始交配。先将亲代（F_0）雌鼠和雄鼠按常规方式交配，所生仔鼠为第一代（F_1）。每代交配两次，故每代仔鼠共a、b两窝（一代繁殖试验除外），第一代为F_{1a}和F_{1b}，其余各代依此类推。观察代数因受检目的而异，可作一代、二代、三代或多代观察。观察指标包括：对亲代动物的子宫、卵巢、阴道、睾丸、精囊、前列腺作肉眼大体观察，必要时应作病理组织学检查；对每代的第一窝仔鼠（F_{1a}、F_{2a}、F_{3a}）断乳后观察3个月，记录出生时和断乳时的存活率、体重、体长、尾长。在喂养期间观察一般健康状况、摄食量、体重、饲料效价、性成熟情况及死亡率等指标；对每代的第二窝仔鼠（F_{1b}、F_{2b}、F_{3b}）主要观察交配成功率、受孕率、正常妊娠率、幼仔出生成活率、幼仔哺乳成活率，分别反映动物的交配、受孕、胚胎发育、分娩和哺育幼鼠成活情况；为了同时观察有无畸胎出现，可在每代第二次交配（即b窝鼠交配）时，选出部分受孕雌鼠（5～10）只，在分娩前2d剖腹取出胎仔，观察有无畸形。将实验组动物各项观察指标统计结果与对照组动物进行比较，如实验组动物在交配、妊娠、幼仔存活、幼仔发育等方面受到影响，说明受试化学物质对动物生育繁殖功能有损害作用。

b. 代谢试验：代谢试验是对受试物在体内的过程可作出准确评价，为阐明该受试物的毒作用性质与程度提供科学依据的试验。受试物在体内可发生一系列复杂的生化变化。受试物经胃肠道吸收后通过血液转运到全身各组织器官，再经过生物转化，由各种途径排出体外。因此，受试物原形物在逐渐被代谢降解，而其代谢产物不断生成。测定灌胃后不同时间内受试物原形物或其代谢物在血液、组织或排泄物中的含量，以了解该受试物在动物体内的动力学特征，包括吸收、分布、消除的特点，组织蓄积及可能作用的靶器官等，根据数学模型，求出各项代谢动力学参数。同时采用分离纯化方法确定主要代谢产物的化学结构，测试其毒性并推测受试物在体内的具体代谢途径。试验时一般选用两种性别的成年大鼠（体重170～200g）或小鼠（22～28g），选用低于最大未观察到有害作用剂量，需要时可用高、低两种剂量。可单次或多次给予受试物。一般采用灌胃法给予受试物，灌胃前动物禁食16～18h，自由饮水，受试物一般要求新鲜配制。进行代谢试验前，需建立测定生物样品中受试物含量的微量化学分析方法或标记受试物的同位素示踪方法。测定项目包括血浆中受试物含量或放射性水平、胃肠道吸收、主要器官和组织中的分布、排泄（尿、粪排泄和胆汁排泄）以及生物转化。根据吸收速率、组织分布以及排泄情况，估计受试物在体内的代谢速率和蓄积性；根据主要代谢物的结构及性质，推断受试物在体内的可能代谢途径以及有无毒性代谢物的生成情况。

（4）第四阶段：慢性毒性试验（包括致癌试验） 慢性毒性试验是在实验动物生命周期中的关键时期，用适当得方法和剂量给动物饲喂受试物，观察其蓄积的毒性效果，评价动物长期接触受试物后可能出现的毒性作用，尤其是进行性或不可逆的毒性作用以及致癌作用，以确定外源化学物的毒性下限，即最大未观察到有害作用剂量，为最终评价受试物是否应用于食品提供依据，为该化学物的危险评价与制定人接触该化学物的危险评价与制定其安全限量提供毒理学依据，如每日容许摄入量。

慢性毒性试验和致癌试验中，原则上宜选用接近人体代谢特点的实验动物，因为目前已掌握大、小鼠各品系的特点及诱发肿瘤的敏感性，可优先用于慢性毒性和致癌试验；慢性毒性试验啮齿类动物用大鼠，致癌试验大、小鼠均可。一般选择动物刚断乳（大鼠出生 3 ~ 4 周，体重 50 ~ 70g，小鼠出生 3 周，体重 10 ~ 12g），雌雄各半。注意控制实验动物的自然肿瘤发生率越低越好。

除对照组外，一般试验组可分为 3 ~ 5 组，高剂量应引起一些毒性表现或损害作用，但不影响其正常生长、发育和寿命，高剂量组的设计根据 90d 喂养试验确定，低剂量组不引起任何毒性作用。对照组除了不给予受试物外，其他各方面都应与试验组相同，如果受试物使用了某种毒性不明的介质，则应同时设未处理对照和介质对照。试验组的剂量可按几何级数或其他规律划分。可以以亚慢性毒性效应的阈剂量的 1/5 ~ 1/2 作为高剂量组，以 1/100 为预计的慢性最大未观察到有害作用剂量组，也可以依据 LD_{50} 进行各组剂量设计。每组至少 50 只，雌雄各半，雌鼠应为非经产鼠、非孕鼠。非啮齿类动物每组每一性别至少 4 只，如计划在试验期间定期剖杀时，动物数要作相应增加。当慢性毒性和致癌试验结合在一起进行时，每组动物雌雄均以 50 只以上为宜，如计划在试验期间定时剖杀，动物数要作相应增加。一般采用胃肠道与呼吸道接触方式给予受试物。

一般情况下，致癌试验的试验期小鼠定为 18 个月，大鼠为 24 个月；个别生命期较长和自发性肿瘤率较低的动物可适当延长。试验期间，当最低剂量组或对照组存活的动物数仅为开始时的 25% 时，可及时中止试验；但因明显的受试物毒性作用造成高剂量组动物过早死亡，则应继续进行试验；如因管理不善所造成的动物死亡大于 10% 及小鼠在试验期为 18 个月或大鼠为 24 个月时，各组存活率均小于 50% 也应终止进行。

观察指标以亚慢性毒性试验的观察指标为基础，除一般健康状况、体重等常用观察指标及血液学、生化检查外，应在不同间隔期（如每隔 6 个月）处死部分动物，进行病理检查以观察各种毒性作用，包括肿瘤的发生、进行性或不可逆反应等动态变化。肝和肾功能通常作为慢性毒性试验的常规观察指标。

（三）不同受试物选择毒性试验的原则

（1）凡属我国创新的物质一般要求进行四个阶段的试验。特别是对其中化学结构提示有慢性毒性、遗传毒性或致癌性可能者或产量大、使用范围广、摄入机会多者，必须进行全部四个阶段的毒性试验。

（2）凡属与已知物质（指经过安全性评价并允许使用者）的化学结构基本相同的衍生物或类似物，则根据第一、二、三阶段毒性试验结果判断是否需进行第四阶段的毒性试验。

（3）凡属已知的化学物质，世界卫生组织已公布每人每日容许摄入量者，同时申请单位又有资料证明我国产品的质量规格与国外产品一致，则可先进行第一、二阶段毒性试验，若试验结果与国外产品的结果一致，一般不要求进行进一步的毒性试验，否则应进行第三阶段毒性试验。

（4）食品添加剂（包括营养强化剂）、食品新资源和新资源食品、食品容器和包装材料、辐照食品、食品及食品工具与设备用洗涤消毒剂、农药残留及兽药残留的安全性毒理学评价试验的选择。

① 食品添加剂（food additive）

A. 香料。鉴于食品中使用的香料品种很多，化学结构很不相同，而用量很少，在评价时可参考国际组织和国外的资料和规定，分别决定需要进行的试验。

a. 凡属世界卫生组织（WHO）已建议批准使用或已制定每日容许摄入量者，以及香料生产者协会（FEMA）、欧洲理事会（COE）和国际香料工业组织（IOFI）四个国际组织中的两个或两个以上允许使用的，参照国外资料或规定进行评价。

b. 凡属资料不全或只有一个国际组织批准的，先进行急性毒性试验和本程序所规定的致突变试验中的一项，经初步评价后，再决定是否需进行进一步试验。

c. 凡属尚无资料可查、国际组织未允许使用的，先进行第一、二阶段毒性试验，经初步评价后，决定是否需进行进一步试验。

d. 凡属用食用动植物可食部分提取的单一高纯度天然香料，如其化学结构及有关资料并未提示具有不安全性的，一般不要求进行毒性试验。

B. 其他食品添加剂

a. 凡属毒理学资料比较完整，世界卫生组织已公布每日容许摄入量或不需规定日许量者，要求进行急性毒性试验和两项致突变试验，首选 Ames 试验和骨髓细胞微核试验。但生产工艺、成品的纯度和杂质来源不同者，进行第一、二阶段毒性试验后，应根据试验结果考虑是否进行下一阶段试验。

b. 凡属有一个国际组织或国家批准使用，但世界卫生组织未公布每日容许摄入量，或资料不完整者，在进行第一、二阶段毒性试验后作初步评价，以决定是否需进行进一步的毒性试验。

c. 对于由动、植物或微生物制取的单一组分，高纯度的添加剂，凡属新品种需先进行第一、二、三阶段毒性试验，凡属国外一个国际组织或国家已批准使用的，则进行第一、二阶段毒性试验，经初步评价后，决定是否需进行进一步试验。

C. 进口食品添加剂：要求进口单位提供毒理学资料及出口国批准使用的资料，由国务院卫生行政主管部门指定的单位审查后决定是否需要进行毒性试验。

② 食品新资源和新资源食品。食品新资源及其食品，原则上应进行第一、二、三阶段毒性试验，以及必要的人群流行病学调查。必要时应进行第四阶段试验。若根据有关文献资料及成分分析，未发现有毒或毒性甚微不至构成对健康损害的物质，以及较大数量人群有长期食用历史而未发现有害作用的动、植物及微生物等（包括作为调料的动、植物及微生物的粗提制品）可以先进行第一、二阶段毒性试验，经初步评价后，决定是否需要进行进一步的毒性试验。

③ 食品容器与包装材料。鉴于食品容器与包装材料的品种很多，所使用的原料、生产助剂、单体、残留的反应物、溶剂、塑料添加剂以及副反应和化学降解的产物等各不相同，接触食品的种类、性质、加工、贮存及制备方式不同（如加热、微波烹调或辐照等），迁移到食品中的污染物的种类、性质和数量各不相同，在评价时可参考国际组织和国外的资料及规定，分别决定需要进行的试验，提出试验程序及方法，报国务院卫生行政主管部门指定的单位认可后进行试验。

④ 辐照食品（irradiated food）。按《辐照食品卫生管理办法》要求提供毒理学试验资料。

⑤ 食品及食品工具设备用洗涤消毒剂。按卫生部颁发的《消毒管理办法》进行，重点考虑残留毒性。

⑥ 农药残留。按 GB 15670—1995 进行。

⑦ 兽药残留。参照 GB 15670—1995 进行。

（四）食品安全性毒理学评价试验的目的和结果判定

1. 毒理学试验的目的

（1）急性毒性试验　测定 LD_{50}，了解受试物的毒性强度、性质和可能的靶器官，为进一步进行毒性试验的剂量和毒性观察指标的选择提供依据，并根据 LD_{50} 进行分级。

（2）遗传毒性试验　对受试物的遗传毒性以及是否具有潜在致癌作用进行筛选。

（3）致畸试验　了解受试物是否具有致畸作用。

（4）30d 喂养试验　对只需进行第一、二阶段毒性试验的受试物，在急性毒性试验的基础上，通过 30d 喂养试验，进一步了解其毒性作用，观察其对生长发育的影响，并可初步估计最大未观察到有害作用剂量。

（5）亚慢性毒性试验（90d 喂养试验，繁殖试验）　观察受试物以不同剂量水平经较长期喂养后对动物的毒性作用性质和作用的靶器官，了解受试物对动物繁殖及对子代的发育毒性，观察对生长发育的影响，并初步确定最大未观察到有害作用剂量和致癌的可能性；为慢性毒性和致癌试验的剂量选择提供依据。

（6）代谢试验　了解受试物在体内的吸收、分布和排泄速度以及蓄积性，寻找可能的靶器官；为选择慢性毒性试验的合适动物种系提供依据；了解其代谢产物的形成情况。

（7）慢性毒性试验和致癌试验　了解经长期接触受试物后出现的毒性作用以及致癌作用；最后确定最大未观察到有害作用剂量，为受试物能否应用于食品的最终评价提供依据。

2. 各项毒理学试验结果的判定

（1）急性毒性试验　如 LD_{50} 剂量小于人的可能摄入量的10倍，则放弃该受试物用于食品，不再继续其他毒理学试验。如大于10倍者，可进入下一阶段毒理学试验。

（2）遗传毒性试验

① 如三项试验（Ames 试验或 V79/HGPRT 基因突变试验、骨髓细胞微核试验或哺乳动物骨髓细胞染色体畸变试验及 TK 基因突变试验或“小鼠精子畸形分析和睾丸染色体畸变分析”中任一项）中，体内、体外各有一项或以上试验为阳性，则表示该受试物很可能具有遗传毒性和致癌作用，一般应放弃该受试物应用于食品。

② 如三项试验中一项体内试验为阳性或两项体外试验阳性，则再选两项备选试验（至少一项为体内试验）。如再选的试验均为阴性，则可继续进行下一步的毒性试验；如其中有一项试验阳性，则结合其他试验结果，经专家讨论决定，再做其他备选试验或进入下一步的毒性试验。

③ 如三项试验均为阴性，则可继续进行下一步的毒性试验。

（3）30d 喂养试验　对只要求进行第一、二阶段毒理学试验的受试物，若短期喂养试验未发现有明显毒性作用，综合其他各项试验结果可作出初步评价；若试验中发现有明显毒性作用，尤其是有剂量－反应关系时，则考虑进行进一步的毒性试验。

（4）90d 喂养试验、繁殖试验、传统致畸试验　根据这三项试验中所采用的最敏感指标所得的最大未观察到有害作用剂量进行评价，原则如下：

① 最大未观察到有害作用剂量小于或等于人的可能摄入量的100倍者，表示毒性较强，应放弃该受试物用于食品。

② 最大未观察到有害作用剂量大于100而小于300倍者，应进行慢性毒性试验。

③ 最大未观察到有害作用剂量大于或等于300倍者，则不必进行慢性毒性试验，可进行安全性评价。

（5）慢性毒性和致癌试验　根据慢性毒性试验所得的最大未观察到有害作用剂量进行评价的原则如下：

① 最大未观察到有害作用剂量小于或等于人的可能摄入量的50倍者，表示

毒性较强，应放弃该受试物用于食品。

② 最大未观察到有害作用剂量大于50而小于100倍者，经安全性评价后，决定该受试物可否用于食品。

③ 最大未观察到有害作用剂量大于或等于100倍者，则可考虑允许其使用于食品。

根据致癌试验所得的肿瘤发生率、潜伏期和多发性等进行致癌试验结果判定的原则是：凡符合下列情况之一，并经统计学处理有显著性差异者，可认为致癌试验结果阳性。若存在剂量－反应关系，则判断阳性更可靠。

① 肿瘤只发生在试验组动物，对照组中无肿瘤发生。

② 试验组与对照组动物均发生肿瘤，但试验组发生率高。

③ 试验组动物中多发性肿瘤明显，对照组中无多发性肿瘤，或只是少数动物有多发性肿瘤。

④ 试验组与对照组动物肿瘤发生率虽无明显差异，但试验组中发生时间较早。

（6）新资源食品等受试物　新资源食品等受试物在进行试验时，若受试物掺入饲料的最大加入量或液体受试物经浓缩后仍达不到最大未观察到有害作用剂量为人的可能摄入量的规定倍数时，综合其他的毒性试验结果和实际食用或饮用量进行安全性评价。

五、进行食品安全性评价时需要考虑的因素

（1）试验指标的统计学意义和生物学意义　在分析试验组与对照组指标统计学上差异的显著性时，应根据其有无剂量－反应关系、同类指标横向比较及与本实验室的历史性对照值范围比较的原则等来综合考虑指标差异有无生物学意义。此外，如在受试物组发现某种肿瘤发生率增高，即使在统计学上与对照组比较差异无显著性，仍要给予关注。

（2）生理作用与毒性作用　对实验中某些指标的异常改变，在结果分析评价时要注意区分是生理学表现还是受试物的毒性作用。

（3）人的可能摄入量较大的受试物　应考虑给予受试物量过大时，可能影响营养素摄入量及其生物利用率，从而导致动物某些毒理学表现，而非受试物的毒性作用所致。

（4）时间－毒性效应关系　对由受试物引起的毒性效应进行分析评价时，要考虑在同一剂量水平下毒性效应随时间的变化情况。

（5）人的可能摄入量　除一般人群的摄入量外，还应考虑特殊和敏感人群（如儿童、孕妇及高摄入量人群）。对孕妇、乳母或儿童食用的食品，应特别注意其胚胎毒性或生殖发育毒性、神经毒性和免疫毒性。

（6）人体资料　由于存在着动物与人之间的种属差异，在评价食品的安全性

时，应尽可能收集人群接触受试物后的反应资料，如职业性接触和意外事故接触等。志愿受试者的体内代谢资料对于将动物试验结果推论到人具有很重要的意义。在确保安全的条件下，可以考虑遵照有关规定进行人体试食试验。

（7）动物毒性试验和体外试验资料　本程序所列的各项动物毒性试验和体外试验系统虽然仍有待完善，却是目前水平下所得到的最重要的资料，也是进行评价的主要依据。在试验得到阳性结果，而且结果的判定涉及受试物能否应用于食品时，需要考虑结果的重复性和剂量 - 反应关系。

（8）安全系数　由动物毒性试验结果推论到人时，鉴于动物、人的种属和个体之间的生物学差异，一般采用安全系数的方法，以确保对人的安全性。安全系数通常为 100 倍，但可根据受试物的理化性质、毒性大小、代谢特点、接触的人群范围和人的可能摄入量、食品中的使用量及使用范围等因素，综合考虑增大或减小安全系数。

（9）代谢试验的资料　代谢研究是对化学物质进行毒理学评价的一个重要方面，因为不同化学物质、剂量大小，在代谢方面的差别往往对毒性作用影响很大。在毒性试验中，原则上应尽量使用与人具有相同代谢途径和模式的动物种系来进行试验。研究受试物在实验动物和人体内吸收、分布、排泄和生物转化方面的差别，对于将动物试验结果比较正确地推论到人具有重要意义。

（10）综合评价　在进行最后评价时，必须综合考虑受试物的理化性质、毒性大小、代谢特点、蓄积性、接触的人群范围、食品中的使用量与使用范围、人的可能摄入量等因素，在受试物可能对人体健康造成的危害以及其可能的有益作用之间进行权衡。评价的依据不仅是科学试验的结果，而且与当时的科学水平、技术条件以及社会因素有关。因此，随着时间的推移，很可能结论也不同，随着情况的不断改变，科学技术的进步和研究工作的不断进展，有必要对已通过评价的化学物质进行重新评价，作出新的结论。

对于已在食品中应用了相当长时间的物质，对接触人群进行流行病学调查具有重大意义，但往往难以获得剂量 - 反应关系方面的可靠资料；对于新的受试物质，则只能依靠动物试验和其他试验研究资料。然而，即使有了完整和详尽的动物试验资料和一部分人类接触者的流行病学研究资料，由于人类的种族和个体差异，也很难作出能保证每个人都安全的评价。所谓绝对的安全实际上是不存在的。根据上述材料，进行最终评价时，应全面权衡和考虑实际可能，从确保发挥该受试物的最大效益，以及对人体健康和环境造成最小危害的前提下作出结论。

六、每日允许摄入量的制定

每日允许摄入量（ADI）是指人类每日摄入某物质直至终生，而不产生可检测到的对健康产生危害的量。以每千克体重可摄入的量表示，即 mg/（kg 体重 · d）。鉴于从有限的动物试验外推到人群时，存在固有的不确定性，在考虑种属间和种属内敏感性的差异，实验动物与接触人群数量上的差别，人群中复杂疾病过程的多样性，人体摄入量估算的困难程度及食物中多种组分间的可能的协同作用等基础上，有必要确定一定的安全性界限，常用的方法是使用安全系数，即，ADI 是通过将得到的最大未观察到有作用剂量除以合理的安全系数计算得出。安全系数一般定为 100，即假设人比实验动物对受试物敏感 10 倍，人群内敏感性差异为 10 倍。安全系数主要是根据经验而定的，非固定不变的，用安全系数制定 ADI 也不是简单的数学计算。安全系数的确定要根据受试物的性质，已有的毒理学资料的数量和质量，受试物的毒性作用性质，以及受试物在实际应用的范围、数量，适用人群等诸种因素作相应的增大或减小。只有在全部资料综合分析的基础上，才能确定适宜的安全系数。

另外，制定 ADI 时也存在一些特例：

（1）类别 ADI（Group ADI）　如果毒性作用类似的几种化合物用作或用于食品，则应对该组化合物制定类别 ADI 以限制其累加摄入。制定类别 ADI 时，有时可根据该组化合物的平均最大未观察到有作用剂量，但常用该组化合物中最低的最大未观察到有作用剂量，同时还考虑个别化合物研究的相对质量和试验周期。

（2）无 ADI 规定（ADI not specified）　根据已有资料（化学、生化、毒理学等）表明某种受试物毒性很低，且其使用量和人膳食中的总摄入量对人体健康不产生危害，则可不必规定具体 ADI，但符合这一要求的物质必须有良好的生产规范的制约，并不得用于掺假，掩盖食品质量缺陷或导致营养不平衡。

（3）暂定 ADI（temporaryADI）　当某种物质的安全资料有限，或根据最新资料对已制定 ADI 的某种物质的安全性提出疑问，如要求进一步提供所需安全性资料的短期内，有充分的资料认为在此短期内使用该物质是安全的，但同时又不足以确定长期食用安全时，可制定暂定 ADI 并使用较大的安全系数（通常为 100 ×2），还需规定暂定 ADI 的有效期限，并要求在此期间经过毒理学试验结果充分证明该受试物是安全的，暂定 ADI 值改为 ADI 值；如毒理学试验结果证明确有安全问题，撤销暂定 ADI 值。

（4）不能提出 ADI（no ADI allocated）　某些情况下，不对受试物提出 ADI，如安全性资料不充足，认为在食品中应用不安全或者未制定特性鉴别及纯度检测的方法和规格说明。

七、流行病学调查

（一）流行病学定义及其研究方法

流行病学是研究人群中疾病与健康状况的分布及其影响因素，并研究如何防治疾病及促进健康策略和措施的科学。流行病学的研究方法基本分为三大类，即描述性研究、分析性研究和实验性研究。

1．描述性研究

用于描述疾病的发生和存在的频率分布特点、变动趋势、提供疾病发生和变动原因的线索。描述性研究中包括三种基本类型：历史回顾调查、现患研究和监测。

2．分析性研究

用于筛检疾病的危险因素的检验因果关系假说。分析性研究中包括两种基本类型：病例对照研究和群组研究（队列研究）。

3．实验性研究

用来检验因果关系假说和评价防治措施和对策的效果。实验性研究包括两种基本类型：治疗实验和预防（干预）实验。

（二）流行病学调查研究的一般步骤

1．制定调查设计方案

包括资料搜集、整理和分析资料的计划。搜集资料的计划在整个设计中占主要地位，包括以下内容。

（1）明确调查目的和指标　调查目的有两类，一是了解参数，用以说明总体的特征，如某地区食物中毒的特征；二是研究事物或现象之间的关系，以探求人群健康的有关因素或探索病因，如研究某地区食物中毒的发病原因和相关因素。将调查目的具体化为指标。

（2）确定研究对象和观察单位　调查对象根据研究目的确定。观察单位是要调查的总体中的个体，也是统计计算的单位。

（3）选择调查方法　调查方法按调查范围，可分为全面调查和非全面调查，全面调查是对总体中每个个体都进行调查，如某种疾病的普查；非全面调查又有典型调查和抽样调查。典型调查是有意识选择好的、中间型的或差的典型进行调查；抽样调查是从总体中随机抽出一部分进行调查，是医学研究中常用的方法。

（4）决定采取的调查方式　有直接观察、采访、填表和通信四种调查方式。前两种方式由调查人员亲自参与和记录，调查质量可靠。后两种方式由被调查者自己填写，若被调查者文化水平高、素质高，乐意配合调查，也可以得到可靠的资料。

（5）设计调查项目和调查表　调查项目包括备查项目和分析项目。备查项目用于核查资料，如被调查者的姓名、性别、住址、电话以及调查者和调查日期。分析项目用于计算统计指标，分析健康相关因素或病因。备查项目不可过多，必要的分析项目不能少。将调查项目按逻辑顺序排列即成调查表。

（6）估计样本含量　若进行抽样调查，须估计样本含量，其方法有查表法和公式计算法。

2．制定调查实施方案

包括人、财、物的准备，调查人员的培训，统一调查方法。最好开展预调查，获得经验，完善调查方案。

3. 正式调查

调查时把好质量关，保证收集的资料完整、准确、及时。以目前最流行的甲型 H1N1 流感病调查为例，个案的现场调查需要了解的项目包括病例基本情况（包括其人口学基本信息、居住环境、联系方式、既往病史等）、病例的发病和就诊经过、病例的临床症状、体征、实验室和影像学检查等临床资料、出现症状前 10d 的流行病学史、旅行史、疑似或确诊甲型 H1N1 流感患者的接触史、其他流感样病例的接触史、医疗机构暴露史、实验室暴露史、可疑动物接触史等；爆发疫情的现场调查包括核实疫情、开展病例搜索和调查，确认爆发规模、调查首发病例和指示病例、调查重点病例、收集相关信息、分析爆发原因。

4. 整理、分析资料，写出调查报告

（三）食源性疾病的流行病学调查

食源性疾病（food origin disease）的流行病学是病原菌致病特性、属主易感染性、污染食品的物理特性、地理分布、发病季节等交互作用的结果。某些致病菌对特定食品有选择性，是它们在食品生态环境、收获或（和）加工环境的综合结果（表 6－2）。20 世纪早期，结核病、链球菌食物中毒、伤寒热等是食源性疾病的主要形式，目前，致病菌的菌相、肠道感染的危险因素和涉及的食品类型已经发生了巨大变化。

表 6－2　按食品、季节和地理分布分类的爆发食源性疾病的原因

病因		食品	季节	地理分布
细菌	沙门菌	牛肉、禽、蛋、乳制品等	夏、秋	无
	金黄色葡萄球菌	火腿、禽、蛋、色拉、糕点等	夏	无
	空肠弯曲菌	禽、鲜奶	春 夏	无
	肉毒梭菌	蔬菜、水果、鱼等	夏、秋	无
	志贺菌	生菜	夏	无
	副溶血性弧菌	贝	秋、冬、春	海岸
	蜡样芽孢杆菌	米饭、豆腐、猪肉等	全年	无
病毒	诺沃克病毒	贝、色拉等	全年	无
化学	组胺鱼中毒	金枪鱼、鲭鱼等	全年	海岸
	有毒蘑菇中毒	蘑菇	春、秋	温带
	重金属	盐酸性饮料	全年	无

一般食源性疾病，尤其是食物中毒，需要报告，所报告的疾病以实验室为基础，按在临床微生物实验室分离鉴定致病因子进行报告。一般可以假定食源性疾病的报告率为 10%，取决于疾病的严重程度和实验室检测的容易程度以及是否

已经被检测，报告率波动很大。有些致病因子仅仅通过食物传播（如旋毛虫）；然而，其他致病因子可以通过饮水传播（如贾第鞭毛虫），有些甚至可以通过人和人之间传播（如志贺菌）。最近美国的估计认为每年有7500万病例，32.5万人住院和0.5万人死亡，沙门菌病、李斯特菌病和弓形虫病占了已知致病因子造成死亡病例的83%。然而，由于3/4的食源性疾病和60%的死亡原因不明，因此需要开展检测来对每个致病菌所致疾病的总数、由食物传播的比例、由未知致病因子引起的急性胃肠炎进行估计。流行病学调查作为研究流行病学的主要方法之一，即可通过调查、收集人群健康状况、环境因素、社会因素，分析病例（或健康异常）的分布、变化及其规律，探索和阐明病因。另外，流行病学调查和监测也可以为反生物恐怖提供第一手的科学资料。

（四）爆发流行病学调查方法的具体步骤

流行病学调查包括隔离调查、爆发调查、现况调查、病例－对照研究、群组研究等。近年来，对食源性疾病爆发调查已经作为确定食品如何被污染的重要资料，爆发调查的步骤如下。

1. 判定爆发的存在

爆发是指2人以上共同进餐或进食同一种食物后出现相似病症，包括：

（1）一起疑似食源性疾病爆发　2人以上共同进餐或进食同一种食物后出现相似病症；

（2）一起可能存在食源疾病的爆发　2人以上共同进餐或进食同一种食物后出现相似病症，并在食物与疾病之间有较强的联系；

（3）一起确定的食源性疾病爆发　在以上定义的基础，还在食物和临床样品中分离出病性微生物或致病因素。根据定义即可判定爆发是否存在。

2. 确认诊断（临床、实验、流行病学）

同一次爆发的病例，临床表现大同小异，所以可根据部分病人的主要临床表现（症状、体征）和实验室结果，迅速地作出正确综合诊断。可用实验室的方法确诊一部分病人，其他人可用临床诊断的方法；要注重该病表现出来的流行病学特点，结合根据流行病学推断临床症状。如夏季某地发生一批有脑炎症状的病人，临床诊断为流行性乙型脑炎，病例集中在一个地区发生，但流行病学特点，乙脑曾高度散发，这一点不符合乙脑的流行病学特点，而类似于钩端螺旋体病。后经实验室证实为钩端螺旋体病。

3. 确定发病人数和收集资料

在一个集体内，凡发生病人的地方都要普查；在农村根据了解病人的分布范围，进行普查；在城市根据病人分布的情况来确定普查的范围，普查时需要搜集的资料包括包括病人基本信息（姓名、性别、年龄、职业）、发病时期、主要临床表现、与诊断有关的实验室结果、预防接种、居住、饮食、生活用水及其生活习惯、劳动力、社交活动、暴露于可疑的传染源和传播因素的情况、接触者。

4．按时间、地点和人群整理和分析资料

爆发调查分析包括核对资料、整理资料、分析资料。

（1）核对资料　对于不完整的资料设法补偿。

（2）整理资料　按地区、人群、时间特点描述疾病的分布。

① 爆发强度。计算罹患率。

② 地区分布。可以根据不同地点计算发病率；根据病例发病地点，绘制标点地图，观察病例是否集中于某地区。

③ 人群分布。可按年龄、性别、职业分组计算。

④ 时间分布。根据发病日期统计单位时间内的病例数。

⑤ 潜伏期的推算。如爆发属于同一次暴露于某个传播因子或同一个传染源，而且续发病例少时，可以比较准确地计算最短、最长平均潜伏期。有些疾病爆发如是二次暴露和同源流行续发病例很少，则能较准确地推算出最短、最长平均潜伏期。如一次聚餐引发的食物中毒的爆发。续发病例少，可以从暴露日期至第一个病例发病日期推算出最短潜伏期；暴露日期至最后一个发病日期，可以推算出最长潜伏期。平均潜伏期可以用中位数、几何均数法求得。

⑥ 确定暴露日期。可从发病高峰倒推一个潜伏期，潜伏期来推算暴露日期（时间范围）。

（3）分析资料　主要目的是分析和探索引起爆发的原因，根据疾病分布（地区、人群、时间分布）特点，找出爆发的特点，再根据爆发的特点，分析爆发可能的原因。通过时间分布特点推算出潜伏期，通过感染地点分析传染源、传播因子；通过人群分布特点比较暴露组与非暴露组的发病率，如食物中毒引起的爆发；分析疾病传播方式，传播方式的分析判定对于查明传染源和引起爆发的原因，以及有效的防制都很重要。爆发时，常见传染病的传播方式包括同源爆发和非同源爆发（如人与动物之间传播、昆虫媒介传播）；进行实验室检查，追查传染源。

5．执行控制和预防措施

拟定措施方案，确定措施方法，实施措施，评价措施，尽快落实，控制疫情，防止疫源地扩散，一般是一边调查一边分析，一边采取措施。

评价措施效果时，注重争取措施时已处于潜伏期的人是不会受到措施影响的，所以判定措施有无效果的标准是从采取措施之日起经过一个最长潜伏期后，是否有病例出现。

是在发病高峰后才采取措施，很难评价其效果，采取措施后，新病例减少，不出现，可能暴露者大部分已发病，也可能易感者已减少到一定程度，爆发自己终止。

6．撰写报告

据全部调查材料对爆发的原因促成因素，经验教训等作出结论，并写成书面的报告，一次成功的调查在流行病学上是有一定的学术价值的。在毒理学试验数据有限的情况下，流行病学调查就显得尤为重要。这些资料和发现可以用来设计控制措施，减少或排除致病菌的污染。

【本章小结】

食品安全风险分析包括风险评估、风险管理和风险交流这 3 个互为前提、相互作用的部分，其中风险评估过程是食品安全风险分析的核心，包括危害识别、危害描述、暴露评估和风险描述。如国外相比，我国食品安全分析体系尚未形成，各方资源未能有效整合，风险信息处理渠道不够畅通，监测水平也有待提高。

GB 15193.1—2003《食品安全性毒理学评价程序》内容包括：实验动物的选择、剂量选择、动物分组和实验限期、实验动物染毒方式选择，评价程序的四个阶段和内容、毒理实验选择原则、实验的目的和判定原则等。该部分内容是本章的重中之重，需结合实验操作、相关研究报告进行学习。

流行病调查尤其是食源性流行病学调查在食品安全性评价中占有重要地位。爆发流行病学调查遵循一定的方法和程序。

【练习题】

一、判断题

1. HACCP 计划应得到食品安全小组的批准，前提方案可不得到食品安全小组的批准。(　　)

2. HACCP 体系所关注的是食品的质量是否合格。(　　)

3. HACCP 体系的基础是企业是否建立 ISO 9001 质量管理体系。(　　)

4. HACCP 体系所阐述的关键控制点即产品生产加工过程中的关键工序。(　　)

5. HACCP 体系要求任何贯彻 HACCP 管理体系的组织必须完全消除食品中存在的一切危害因素。(　　)

6. ISO 22000 标准不适用于如设备、清洁剂、包装材料以及其他与食品接触材料的供应商。(　　)

7. 在食品中发现头发、苍蝇、玻璃等不属于 GMP 问题。(　　)

二、选择题

1. 接触化合物的途径不同，其毒性大小的顺序是（　　）。

A. 静脉注射 > 经呼吸道　　B. 静脉注射 > 腹腔注射

C. 腹腔注射 > 经口　　D. 经口 > 经皮

E. 以上都是

2. 急性，亚慢性，慢性毒性试验分别选择动物年龄为（　　）。

A. 初成年，性刚成熟，初断乳　　B. 初断乳，性刚成熟，初成年

C. 初断乳，初成年，性刚成熟　　D. 初成年，初断乳，性刚成熟

E. 性刚成熟，初断乳，初成年

3. 致畸作用的毒理学特点是（　　）。
A. 有致畸敏感期，剂量 - 反应关系曲线陡峭，物种差异明显
B. 无致畸敏感期，剂量 - 反应关系曲线陡峭，物种差异明显
C. 有致畸敏感期，剂量 - 反应关系曲线平缓，物种差异明显
D. 无致畸敏感期，剂量 - 反应关系曲线平缓，物种差异明显
4. 大鼠致畸试验中的给药时间是受精后（　　）。
A. 7 ~ 16d　　B. 8 ~ 16d
C. 9 ~ 16d　　D. 9 ~ 17d
E. 8 ~ 17d
5. 致突变试验的质量控制应通过（　　）。
A. 盲法观察　　B. 设立阳性对照
C. 设立阴性对照　　D. 以上都是
6. 男性患者 28 岁，农民，1998 年夏季因在田间喷洒农药，突然晕倒在地，急诊入院。体检瞳孔缩小，对光反应消失，多汗，流涎，全身抽搐，语言不清，血压 135/94mmHg。急性中毒治疗原则（　　）。
A. 及时使用复能剂　　B. 病情好转后，仍应使用阿托品维持量 4 ~ 6d
C. 严密观察病情变化　　D. 经常测试全血胆碱脂酶活力活力及心电图
E. 全都进行
7. 急性毒性试验选择动物的原则（　　）。
A. 对化合物毒性反应与人接近的动物　　B. 易于饲养管理
C. 操作方便　　D. 易于获得，品系纯化，价格低廉
E. 以上都是
8. 哪种试验组合符合我国食品安全性评价程序（　　）。
A. Ames 试验，大鼠骨髓细胞微核试验，小鼠骨髓细胞染色体畸变试验
B. Ames 试验，小鼠骨髓细胞微核试验，大鼠骨髓细胞染色体畸变试验
C. Ames 试验，小鼠骨髓细胞微核试验，大鼠睾丸细胞染色体试验
D. 显性致死试验，微核试验，染色体试验
9. 霍恩法的要求是（　　）。
A. 4 个染毒剂量组　　B. 每组动物数 4 只或 5 只
C. 组距 2. 15　　D. 组距 3. 16
E. 以上都是
10. 改进寇氏法要求（　　）。
A. 设 5 ~ 7 个剂量组　　B. 每个剂量组小鼠不可少于 10 只
C. 组距为几何级数　　D. 死亡率呈常态分布
E. 以上都是
11. 致癌物的最终确定应该依据（　　）。
A. 致突变试验，动物致癌试验，流行病学调查
B. 构效分析，致突变试验，动物致癌试验
C. 流行病学调查，剂量 - 反应关系，动物致癌试验
D. 恶性转化试验，动物致癌试验，流行病学调查

12．安全性毒理学评价程序原则是（　　）。

A．按一定顺序进行　B．最短的时间

C．最经济的办法　D．以上都是

E．以上都不是

13．急性毒性试验一般观察时间是（　　）。

A．一天　B．一周

C．两周　D．三周

14．食品安全法规定，食品生产经营人员必须多长时间健康检查一次（　　）。

A．半年　B．一年

C．两年　D．四年

15．以下不属于 HACCP 原理的是（　　）。

A．危害分析确立预防措施　B．描述产品流程图

C．建立纠偏措施　D．确定关键控制点

16．出口食品加工企业建立卫生质量体系最基本的依据是（　　）。

A．ISO 9000 标准

B．HACCP 原理

C．国家有关食品生产企业卫生要求方面的法规

D．SSOP

三、综合题

1．任选一种自己喜欢的食品，查阅相关资料，对其中可能存在安全风险的一种或多种化学物进行风险评估。

2．国内关于 HACCP 在食品生产中应用的报道很多，请选择一种食品，查阅相关资料，描述生产工艺流程，并将 HACCP 应用于该产品的生产过程。并请描述危害、关键控制点、关键限值、纠偏措施之间的相互关系。

3．以某一保健品为具体实例，查阅相关资料，描述生产工艺流程，并将 GMP 体系应用于该产品的生产。

4．请叙述 HACCP、ISO 22000、GMP、SSOP 之间的关系和区别。

5．请叙述 ISO 22000 和 ISO 9001 的联系和区别，如何才能将两者更好的结合起来确保食品安全?

6．查阅相关专业研究报告和文献，将已发表的关于某特定食品或者食品中某一化学物的毒理评价的研究报告与自己所学的相关理论知识结合起来，以演讲报告的形式完成作业。

7．应用爆发流行病学调查相关方法和步骤，查阅资料，对某一食源性疾病进行流行病学分析。

第七章　基本技能训练

【教学目的与要求】

1. 掌握实验动物房管理要点；
2. 掌握常见实验动物的饲养管理操作技术；
3. 掌握动物实验染毒与处置方法；
4. 掌握实验动物解剖技术；
5. 掌握实验动物组织制片技术；
6. 了解动物细胞培养技术。

实训一　实验动物房管理

知识链接1　实验动物房环境因素

实验动物指经人工培育，对其携带微生物和寄生虫实行控制，遗传背景明确或者来源清楚，用于科学研究、教学、生产、检定以及其他科学实验的动物。实验动物房顾名思义即指实验动物繁殖、饲养、实验的场所。实验动物房的环境因素分为：① 物理因素：温度、湿度、气流速度、光照、噪声等。② 化学因素：饲料、饮水、空气、臭气、消毒剂、有毒物质等。③ 生物因素：饲养密度及各种病原体（病毒、细菌、寄生虫等）。④ 人为因素：设施、饲养、管理、实验处理等。无论是哪种因素，都不是孤立的，而是相互联系而产生影响的。实验动物环境控制的原则就是按照有关国家标准，减少或消除对实验动物机体的一切有害因素和不利影响，创造一个使实验动物机体正常生长、发育、繁殖的最适条件，以保证实验动物的健康和达到实验利用的目的。

环境因素对实验动物机体具有“有利”和“有害”两个方面的作用。一方面环境因素是实验动物生存的必要条件，动物通过新陈代谢同周围环境不断地进行物质和能量交换，同时动物经常接受外界环境刺激产生免疫反应增强体质，促进生长；另一方面环境因素也存在对动物机体有害的各种因素，动物处于有害因素作用下，虽然有一定适应环境变化的能力或产生免疫反应来减轻或消除这些有害因素的作用，但是有害因素作用超过一定水平，就会对动物机体产生直接或间接危害，动物各种功能就会失调，引起各种疾病甚至死亡。环境条件不仅影响实验动物的质量，而且还直接影响动物实验的科学性、动物反应的敏感性和实验结果的可重复性，所以必须严格控制实验动物的环境条件。

总体上把实验动物环境条件分为三类：① 普通环境：符合动物居住的基本要

求，不能完全控制传染因子，适用于饲育教学等用途的普通级实验动物。② 屏障环境：适用于饲育清洁实验动物及无特定病原体（specific pathogen free，SPF）实验动物，该环境严格控制人员、物品和环境空气的进出。③ 隔离环境：采用无菌隔离装置以保存无菌或无外来污染动物。隔离装置内的空气、饲料、水、垫料和设备均为无菌，动物和物料的动态传递须经特殊的传递系统，该系统既能保证与环境的绝对隔离，又能满足转运动物时保持内环境一致。该环境设施适用于饲育无特定病原体（SPF）、悉生（Gnotobiotic）及无菌（germ free）实验动物。

实验动物设施一般应达到下列要求：

（1）设施应尽量避免对动物有潜在危险。选址应远离疫区和公害污染地区。

（2）建筑物要坚固耐用，并应留有一定的备用房间，为房屋的定期轮换消毒以及应急时使用。施工和建筑材料应严格要求。

（3）实验动物设施应成为独立的区域，与其他建筑物分开；且各幢动物房之间最好有一定的自然间隔，以防止交叉感染。

（4）有保障环境控制的设备和措施。如空气净化设备、消毒灭菌设备等。

（5）注意清洁作业和污染作业的隔离，最好采用单行路线，即作业只允许由清洁作业区向污染作业区移动，不许逆转，以减少交叉感染的机会。

（6）有适当的防灾和安全措施，以保证设备正常运转。如应急发电装置、防火、防生物污染设施等。

知识链接2　实验动物房环境指标

动物房应具有一定的空间，内部应通风良好，笼架不固定以便移动，地面及墙壁应耐冲洗，以便于消毒、清洁和更换饲养各种动物。要有防蚊蝇等昆虫及野生动物进入的屏障设施。要使之符合各种动物的生活习性，做到干燥、安静，温度和湿度适宜。为了防止温差过大或空气潮湿影响动物健康，应安装通风和空气调节装置。如持续进行机械通风，动物应占有的空间可按通气量适当调整。近年来趋向于建造封闭式动物房，室内的温度、湿度、光照、通风都靠人工控制。要求将各种影响因素控制如下：温度 20～26℃；湿度 50%～70%；噪声 <60dB。并且还应注意防止人耳听不到的 20000～50000Hz 超声波的影响；换气 8～15 次/h；气流 10～25cm/s，定时照明 10～14h/d。

（1）实验动物生活空间　动物房房间不宜过大（表 7－1）。每间以 $20m^2$ 为好。至少每只兔 $1m^3$，10 只小鼠 1～$1.5m^3$，10 只大鼠 2～$3m^3$。

（2）温湿度控制　动物的种类和实验的目的不同，温度、湿度条件也不同（表 7－2）。由表 7－2 可见，与一般人的工作和生活环境相比，动物房温度、湿度偏低，要求全年温湿度稳定，但容许有一定的波动，只是日波动不能太大。对一般动物来说，温度在 ±2℃，湿度在 ±10% 的范围内均可。一般室温应保持全年在 15～27℃范围内，24h 温差不超过 8℃。饲养大、小鼠的适宜室温是 18～

25℃，相对湿度为40%～70%。

（3）气流速度和分布　实验动物房空调要特别注意防止吹风感，要重视送风气流的设计。与人相比，由于动物单位质量的体表面积大，体温调节机理也不同，气流不均匀所造成的影响就更大。一般允许使用的气流风速范围为0.1～0.2m/s。气流速度以13～18cm/s为最宜。

（4）氨浓度控制　所有的实验动物设施中室内氨浓度均应低于14mg/m^3。

（5）静压差控制　静压差对开放系统的设施来说是没有要求的，而对半屏障和屏障环境，国内外专家一致认为其压力梯度区间差应保持在20Pa，在隔离环境应保持40Pa。这样的压差控制可防止室外或邻室的细菌经天棚、床、壁、窗等缝隙侵入室内，也可防止动物房的臭气向外部散出，控制臭气的流向。

（6）空气洁净度控制　GB 14925—2001《实验动物环境及设施》规定，静态条件下，屏障环境为1万级，隔离环境为100级，但不是运行控制指标。

（7）照明　可见光线对动物机体有多种功能。但照度过强或过暗，时间过长或过短，对实验动物都不利。大鼠在2000lx，照射几小时就出现视网膜障碍，连续暴露2d尚有恢复的可能，如果暴露8d以上就不能恢复，即使在60lx照度下，连续照射13周，大鼠也会出现视网膜的退行性变化。波长和灯光颜色可影响小鼠的自发行为，在蓝、绿、白色光下最低，而在红色光与黑暗中最大。大鼠的阴道开口以蓝色照明比红色照明要早3d。照明时间，在12h照明、12h黑暗条件下，大鼠的发情实验可呈现最稳定的4日周期。如以16h照明、8h黑暗则呈现5日性周期或更长。若以22h照明，2h黑暗，则性周期长短不一，极不规律，或连续发情或不能繁殖。

表7-1　各类动物所需居所最小空间

动物种类＼项目	单养时面积/m^2	群养时面积/m^2（母+同窝仔）	最小高度/m
小鼠体重/g			
<20	0.0065	0.016/只	0.13
>20	0.01		0.15
大鼠体重/g			
<150	0.015	0.018/只	0.18
>150	0.025		0.18
豚鼠体重/g			
<350	0.03	0.09/只	0.18
>350	0.065		0.22
地鼠体重/g			
<100	0.01	0.09/只	0.18
>100	0.012		0.18

续表

项目 / 动物种类	单养时面积/m^2	群养时面积/m^2（母+同窝仔）	最小高度/m
兔体重/kg			
<2.5	0.20	0.93/只	0.40
>2.5	0.46		0.45
猫体重/kg			
<2.5	0.28	—	
>2.5	0.37		0.76（栖木）
犬体重/kg			
<10	0.60	—	0.8
10~20	1.0		0.9
>20	1.5		1.5
猴体重/kg			
<4	0.5	—	0.6
4~6	0.6		0.7
>6	0.75		0.8
小型猪体重/kg			
<20	0.96	—	0.6
>20	1.2		0.8
鸡体重/kg			
<2	0.12	—	0.4
>2	0.15		0.6

表 7-2　　实验动物繁育、生产设施环境指标（静态）

项　目	指　标						
	小鼠、大鼠、豚鼠、地鼠			犬、猴、猫、兔、小型猪			鸡
	普通环境	屏障环境	隔离环境	普通环境	屏障环境	隔离环境	屏障环境
温度/℃	18~29	20~26		16~28	20~26		16~28
日温差/℃　≤	—	4		—	4		4
相对湿度/%	40~70						
换气次数/（次/h）	8~10	10~20①	20~50①	8~10	10~20①	20~50①	10~20②
气流速度/（m/s）	0.1~0.2						
压强梯度/Pa	—	20~50②	100~150	—	20~50②	100~150	20~50②
空气洁净度/级	—	10000	100	—	10000	100	10000
落下菌数/（个/皿）　≤	30	3	无检出	30	3	无检出	3

续表

项目		指标						
		小鼠、大鼠、豚鼠、地鼠			犬、猴、猫、兔、小型猪			鸡
		普通环境	屏障环境	隔离环境	普通环境	屏障环境	隔离环境	屏障环境
氨浓度/（mg/m^3） ≤		14						
噪声/dB ≤		60						
照度/lx	工作照度	150～300						
	动物照度	15～20			100～200			5～10
昼夜明暗交替时间/h		12/12 或 10/14						

注：表中氨浓度指标为动态指标。

① 一般采用全新风，保证动物室有足够的新鲜空气。如果先期去除了粉尘颗粒物和有毒有害气体，不排除使用循环空气的可能，但再循环空气仅限于同一单元，新鲜空气不得少于50%。并保证供风的温、湿度参数。

② 单走廊设施必须保证饲育室、实验室压强最高。

知识链接3　实验动物的笼具及其材料

饲养小鼠和大鼠分为单养和群养两种笼养方式。而兔和狗等动物原则上要求笼具有足够的活动空间，便于饲养、观察、清扫、消毒。选用无毒、耐腐蚀、耐121～135℃高温、耐冲击（1m高，平拿，自由落下至水泥地面不碎裂）的笼器具，并应符合动物生理生态及防逃逸的要求。制造笼具的材料大致有以下几种：① 不锈钢。外形美观，经久耐用，经受高压灭菌。② 塑料。轻，也便于化学消毒。如为透明塑料，还便于观察。适合于制作大、小鼠笼具。③ 防腐蚀合金。日趋广泛地用于制作小动物笼具，具有易加工制作、轻、耐热、使用时间长等优点。

垫料：垫料应选用吸湿性好、尘埃少、无异味、无毒性、无油脂的材料。垫料须经消毒、灭菌后方可使用。

饮水设备：一般采用饮水瓶（玻璃瓶或无毒塑料瓶）、饮水盒或自动饮水装置。饮水嘴用不锈钢材料制成。饮水瓶盖、吸水管均应耐高温、高压消毒。大动物饮水所用盆、罐应作固定，以免被弄翻。

知识链接4　实验动物房消毒

为了保障工作人员的健康和预防实验动物疾病，动物房内应制定定期的清洁卫生和消毒制度，保持室内清洁。每天上班后，立即检查动物的一般状况，发现病鼠、死鼠应查明原因，及时处理并登记。消毒包括定期消毒和临时消毒。定期消毒包括每日（1～2次）、周（大扫除1次）、月、季度等对动物房、笼具、垫料、器械以及工作人员的手、衣物进行消毒；临时消毒是指为了扑灭、控制或预防疾病的传播所采用的临时措施。

消毒方法可分为：① 机械消毒法。这是常规使用的方法，包括动物房的清扫、洗刷，笼具、食具、水瓶的洗刷，粪便、垫料、饲料残渣的清除等。这些方法可清除大量病原微生物和有害物质，但必须配合其他消毒方法才能达到彻底消毒的目的。② 物理消毒法。包括对清扫洗刷干净后的动物房及笼具等进行日光曝晒或紫外线照射，对笼具、食具、器械和饲料等进行干热、高热煮沸或高压蒸汽消毒，以及焚烧动物尸体、垫料等。③ 化学消毒法。使用化学消毒药液对清扫洗刷干净的动物房、动物笼具、器械，甚至工作人员的手进行喷洒、浸泡、熏蒸等。要注意：配制的消毒药液浓度要适当，过高或过低都达不到消毒目的，且要充分溶解，搅拌均匀；对可能经呼吸道、口、皮肤、虹膜引起人和动物中毒的消毒药剂，使用时应根据其特性，采取有效的防护措施。

常用的化学消毒方法有：① 工作人员手的消毒。用肥皂洗刷干净后，再用75%乙醇、2%~3%来苏尔溶液或1‰苯扎溴铵（新洁尔灭）溶液浸泡3~5min即可。② 空气消毒。首先将动物移出。50m^3空间的动物房，应在蒸发皿中加入乳酸2~4mL或福尔马林（40%甲醛）50mL及少量水，加热蒸发至干，密闭30~60min；也可用50%漂白粉澄清液喷雾，50m^3空间的动物房约用1500mL 50%漂白粉澄清液，密闭30min，消毒完毕后开门通风。③ 0.2%~0.5%过氧乙酸则可用作多种方式的消毒。取冰醋酸（工业品，98%）300mL，加入95%硫酸15.8mL，再加入过氧化氢（工业品，29%）150mL混匀。置室温下72~96h，加0.4%磷酸，即配制成18%过氧乙酸贮备液。临用时加水稀释至所需浓度。手消毒在0.2%~0.5%溶液中浸泡2min（消毒液每天换1次）；洗净的食具、笼具、器械等，需在0.2%溶液中浸泡2h。地面和墙壁则用5%溶液均匀喷洒至全湿；房间按0.75~1g/m^3熏蒸。

操作训练1　观摩实验动物环境设施

【目的与要求】

1. 了解实验动物环境设施的组成及配套设备。
2. 掌握实验动物屏障设施的设计及配套设置原则。
3. 增加对实验动物设施运行管理规范的感性认识。

【仪器和材料】

工作服、鞋套。

【操作方法与步骤】

参观某实验动物中心，了解实验动物设施的选址、外环境和内环境。观察实验动物设施的布局、建筑、内装修（所用材料、天花板、墙壁和地面），观察人员通道、物品、动物传入传出的途径及要求。观察门窗的设计及要求，观察通风、空调系统的设置及送风口和排风口的位置，观察照明设备及开关的设置及要求，观察高压灭菌器、渡槽、传递窗的设置及要求，观察洗涤间的设置、布局及要求，观察更衣、沐浴、缓冲间的布局及要求，参观机房，了解其布局及机组的设置和要求，参观控制室，了解各种记录仪器、功能和设计要求。

【实训结果】

画出实验动物设施的整体布局。

【注意事项】

统一组织参观，严格遵守实验动物中心的各项工作制度。

操作训练2　实验动物环境质量检测

【目的与要求】

通过实训掌握实验动物环境质量检测时各种仪器的使用和检测的方法步骤，为环境因素的评价提供相关数据。

【仪器和材料】

噪声计、照度计、培养皿、培养箱、琼脂、尘埃粒子计数器、微压计、风速仪、温湿度计、气泡吸收管、空气采样机、流量计、带塞比色管、分光光度计。

【操作方法与步骤】

一、噪声测定

分静态和动态检测，静态为在动物饲养前，所有系统正常运转时，动态为饲养动物后，在正常饲养条件下检测。检测仪器是噪声计，仪器使用按说明方法。

测点布置：测点高度的选择以实际动物的耳部距地面的高度来定。测点数量：6 个/$10m^2$。

二、照度测定

测定者穿着深色衣服，避免反射光影响测定结果。测定前开启所有的照明设备，测定时以距墙壁 1m 以上，离地面 85cm 处的平面照明度为准。每隔 1.0 ~ 2.0m 选择 1 个测量点，每点测 3 次，照度值为平均值，单位为 lx。

三、空气落下菌测定

空气落下菌数应在实验动物设施经消毒灭菌，空调净化系统正常运行 48h 后进行。

在无动物的状态下，每 5 ~ $10m^2$ 放置 1 个直径 9cm 的琼脂培养基，敞开皿盖暴露 30min，盖上皿盖，置于 37℃ 培养 48h 后，计算培养皿内菌落数（个/皿）。

四、空气洁净度测定

1. 检测条件

应在动物饲养前，空调净化系统运行 48h 后进行。

2. 检测仪器

尘埃粒子计数器。

3. 测点布置

取样高度距地面1.0m，测点距离为0.5～2.0m，层流洁净室测点总数不少于20点。乱流洁净室面积不大于$50m^2$的布置5个测点，每增加20～$50m^2$应增加3～5个测点。

4. 采样流量及采样量

测定方法按使用说明书，每个测定点连续测定3次，测定过程中不得调整测定次数。测定时100级净化室的采样量每分钟不小于1L，1000级以上的净化室的采样量每分钟不小于0.3L。

5. 结果评定

层流洁净室取各测定点最大值；乱流洁净室取洁净室各测点的平均值作为实测结果。

五、相邻洁净区静压差测定

1. 仪器

微压计，最小刻度为1.0Pa。

2. 检测条件

（1）静态检测　动物设施笼器具已安装到位，空调通风系统连续运行48h以上，设施内无动物及工作人员的情况下检测。

（2）动态检测　动物设施于正常状态下进行的测试。

3. 测定方法

测定顺序一般由低压到高压，测定前将需要测定压差的两个区域封闭，关闭所有的门。测定时将测定用的胶管穿过墙上或门上预留的空洞进入室内（穿胶管的空洞必须密封，设置在离墙面不远处垂直气流的方向，且周围无阻挡物、气流干扰小的区域）。

六、风速及换气次数的测定

1. 测定条件

实验动物设施接近负荷，连续48h以上进行测定。

2. 风速仪的操作

按使用说明进行操作。使用前应仔细校正，在仪器稳定运行条件下测定，数字稳定10s后读取。

3. 室内风速的测定

根据设计要求和使用目的确定动物饲育区和实验工作区。区内布点测试：①普通环境，应选择放置实验动物用具的具有代表性的位置及室内中心点位置布点。②乱流洁净室面积≤$50m^2$至少布置5个测点，每增加20～$50m^2$增加3～5个测点，乱流洁净室内取各测点平均值。

4. 风口风速的测定

由于实验动物设施内送风口多为散流型风口，所以为了保证测定的准确，应制备一个1.5m长的辅助风管，测定时将辅助风管与送风口紧密连接，然后将辅助风管距风口 1m 处的截面积分成 15cm^{2}以下若干个等面积，测定各等面积的风速，求出平均值作为该送风口的风速。

当风口为长方形时，应将其断面分成 15cm^{2}以下的 16～64 个等面积，再测定各等面积的风速，求出平均值作为平均风速。

当风口为圆形直径 30cm 时，用同心圆做 3 个等面积的环状带，在直径上选 12 个点进行测定，求出风速平均值。直径小于 60cm 时，做成 5 个同心圆，测定 16 个点，计算平均风速值。

如果当送风口和出风口上装有格子状或冲孔金属条篦时，应用下列公式计算：

$$S = (A + a)/2$$

式中 S——断面积，m^2；

A——送风口或出风口的总截面积，m^2；

a——送风口或出风口的孔截面积，m^2。

5. 结果计算

以下式求换气量：

$$Q = 3600Sv$$

式中 Q——所求换气量，m^3/h；

S——有效横截面积，m^2；

v——平均风速，m/s。

再乘上校正系数即可求得，校正系数在进风口为 1.0，出风口为 0.8，以 20℃为标准状态，换算公式：

$$Q_0 = 3600\ (273 + 20/273 + t)\ Sv$$

式中 Q_0——为标准状态时的换气量，m^3/h；

t——为送风温度，℃。

换气次数按下式求得：

$$r = Q/v$$

式中 r——为换气次数，次/h；

Q——为送风量，m^3/h；

v——为室内容积，m^3。

七、温度、湿度测定

温、湿度是日常管理中最基本也是最重要的环境检测指标之一，温、湿度的检测除了可观察连接到空调设备上的自动温、湿度控制仪，还应在每个房间设置温度、湿度计。常用的温度计有棒状温度计、最高最低温度计、热敏电阻温度计，数字型温度计等。常用湿度计有干湿球温度计、通风干湿机温度计、氯化锂露点计及自动记录温、湿度计等。

实验动物设施建成使用之前，应对动物室内环境进行检测。在测定温度、湿度时，空调通风系统应连续运转，并作多点检测，如在外界空气最冷和最热时检测最佳。测量点应具有代表性，在距地面10，50，150，200cm高度水平设定间隔0.5，1m的很多格状测点，依次测量，并将结果制成不同等高的温度度数分布图。一般动物室常采用田字型、9点模式，即在入口、中央、内侧相当于动物饲养在高度的上、中、下三层设级三个格测定（50，100，150cm）。

以洁净室面积小于50m^2为例，测定前空调系统连续运转24h以上，测定时空调系统处于运转状态。当室温波动范围≥±2℃，室内相对湿度波动范围≥10%时，最少设1个测定点，每增加50m^2最少加一个测定点，测定连续进行8h，间隔15~30min测定1次；当室温波动范围在（±0.5~±2）℃之间，室内相对湿度波动范围在±5%~10%之间，至少设5个测定点，每增加20~50m^2时应增加3~5个测定点，测定连续进行24h，间隔15~30min测定1次，当室温波动范围<±0.5℃，室内相对湿度波动范围<±5%，至少设20个测定点，测定连续进行48h，间隔15~30min测定1次。

常规检测是为了查明各环境因素维持的状况。最好用温、湿度自动连续记录器进行连续测定，并长期保存测定结果，测量应选择在能代表整个房间的位置上。

八、氨浓度的测定

在设施正常运行状态，动物饲养密度符合设计标准，垫料更换符合时限要求下进行。

一般采用纳氏试剂比色法测定氨浓度。

1. 仪器

大型气泡吸收管，空气采样机，流量计（0.2~1.0L/min），带塞比色管（10mL），分光光度计。

2. 试剂

所有试剂均用无氨水配制（加纳氏试剂不应有颜色反应），配制时室内不应有氨气。

（1）吸收液 0.5mol/L硫酸溶液。

（2）纳氏试剂 称取17g氯化汞溶于300mL蒸馏水中，另将35g碘化钾溶于100mL蒸馏水中，将氯化汞溶液滴入碘化钾溶液直至出现红色不溶物沉淀为止。然后加入600mL 20%氢氧化钠溶液及剩余的氯化汞溶液。将试剂贮存于另一个棕色瓶内，放置暗处数日。取出上清液放于另一个棕色瓶内，塞好橡皮塞备用。

（3）标准溶液 称取3.879g硫酸铵［$(NH_4)_2SO_4$］（80℃干燥1h），定容1000mL，此溶液1mL含0.1mg氨（NH_3）贮备液。另取贮备液20mL定容至1000mL，配成1mL含0.02mg氨的标准液备用。

3. 样品采集

应用装有5mL吸收液的大型气泡吸收管安装在空气采样器上，以0.5L/min

速度在笼具中央位置抽取5L被检气体样品。

4. 分析

采样结束后，从采样管中取1mL样品液，置试管中，加4mL吸收液，同时按表7-3配制标准比色列，绘制标准曲线。

表7-3 氨标准比色列管的配制

签号	0	1	2	3	4	5	6	7	8	9	10
标准液体积/mL	0	0.2	0.4	0.6	0.8	1.0	1.2	1.4	1.6	1.8	2.0
0.5mol/L $(NH_4)_2SO_4$ 体积/mL	5	4.8	4.6	4.4	4.2	4.0	3.8	3.6	3.4	3.2	3.0
纳氏试剂体积/mL	0.3	0.3	0.3	0.3	0.3	0.3	0.3	0.3	0.3	0.3	0.3
氨含量/mg	0	0.04	0.008	0.012	0.16	0.02	0.042	0.048	0.032	0.036	0.04
吸光度											

向样品管中加入0.5mL纳氏试剂，混匀，放置5min后用分光光度计在500nm处比色，读取吸光度值，从标准曲线中查出相对应氨含量。

按公式计算

$$\rho = 5m/v_o$$

式中 ρ——空气中氨浓度，mg/m^3

m——样品溶液中氨含量，μg

v_o——为换算成标准状况下的采样体积，L

【实训结果】

1. 各小组对各项测定数据进行统计汇总（要求有平均值和标准差）。
2. 小组之间的数据进行比较，分析导致数据差异的原因。

操作训练3 人员、动物及物品进出实验动物屏障设施的操作

【目的与要求】

掌握人员进出实验动物屏障设施的具体步骤、人员净化的具体要求及设备使用；掌握动物、物品传递的步骤，传递过程中的具体要求及设备使用；掌握渡槽、传递窗、预真空高压灭菌器的使用。

【实训原理】

通过淋浴、穿着无菌服和风淋等措施，防止人员进入屏障设施造成污染。通过一系列无菌操作将动物传进和传出屏障设施，使动物和屏障设施在操作过程中不受污染。

凡能够高压灭菌的物品，一律由双扉高压灭菌锅灭菌后传入。如笼架（组装件）、鼠盒（可带垫料）、工作服等。不耐热的物品可由灭菌渡槽或传递窗传入，

如经辐照灭菌后的饲料、塑料微型喷雾器等。走廊、缓冲间、浴室、传递窗等区域，通常采用紫外线照射和熏蒸消毒。动物饮用水一般采用过滤除菌或高压灭菌。

【仪器和材料】

1. 更衣室（一更、二更）、淋浴室、无菌工作服（衣裤、帽、口罩、袜等）、风淋室、泡手桶、消毒药。

2. 缓冲间、传递窗、动物包装盒等。

3. 渡槽、消毒液、500mL 量筒。

4. 预真空双扉高压灭菌器、高压灭菌效果指示剂、鼠盒、预处理后的垫料。

【操作方法与步骤】

一、人员进入屏障设施

更拖鞋→一更（脱衣裤）→淋浴→二更（穿无菌内衣及工作服）→风淋室→洁净区。

二、动物传进屏障设施

1. 准备

在引进动物到达前，在检疫室内准备相应数量的鼠盒。传递窗内侧准备两份消毒液，一份内浸有长镊，另一份浸有刀具。传递窗外侧准备消毒液、洁净抹布。检查传递窗的紫外灯。

2. 传递

用消毒液擦洗包装盒并放入传递窗，关紧外侧门打开紫外灯并定时 20min。

3. 接受动物

紫外灯自动关闭后打开内侧门。戴好橡胶手套，从消毒液内取出刀具，划开包装盒的密封胶带，打开包装盒。刀具放回消毒液并洗消双手。用长镊将动物一一放入饲养盒内。操作完毕把消毒液和包装盒放入传递窗，关闭内侧门。包装盒和消毒液由外侧取走处理。

4. 检疫观察

按规定进行检疫。

三、动物发放

1. 挑选动物

动物待发人员按用户的要求严格挑选动物，做到数量、体重、性别等准确无误。

2. 包装动物

挑选完毕传入待发室，工作人员再次确认动物的数量、性别等后放入包装盒。用胶带密封后在相应部位标明动物的品种、体重、数量、性别等。

3. 传递

动物包装完毕放入传递窗或缓冲间，关闭内侧门。外面工作人员取出动物并消毒传递窗或缓冲间。

四、高压蒸汽灭菌

1. 准备

打开电、汽、水开关，预热夹层。预热的同时可以进行装锅等准备工作。

2. 装锅

在确认内侧门闭紧的前提下打开外侧门。将欲灭菌物品如饲养盒（放好垫料）、饮水瓶、工作服等码放在锅内。不可过松，也不可过挤。在适当位置（底层的饲养盒内）放入灭菌效果指示剂或卡，关闭锅门。

3. 灭菌

按启动钮，高压锅即按预先设定的程序自动火菌。

4. 出锅

屏障内部人员在结束信号鸣响后再次确认压力表指示为“零”时方可开门出锅。出锅完毕随手关紧锅门直至门闭指示灯亮。

五、灭菌渡槽的使用

1. 准备

用自来水把渡槽洗刷干净。关闭排水阀，灌注自来水，据事先量好的体积，按1:600加入百毒杀。当渡槽内的液面距中隔板2～3cm时，通知室内工作人员从远端缓缓打开渡槽内盖，利用室内正压挤出槽内存留的污染空气。液面升至预定位置（超过中隔板底边10cm以上）时停止注水。

2. 传递

操作人员戴好长袖橡胶手套，将物品缓缓放入渡槽。比重大（沉底）的物品可直接推过中隔板，20min后捞出。比重小（漂浮）的物品要浸入液体里，20min后推过中隔板并捞出。

六、缓冲间和传递窗的使用

一般不使用缓冲间和传递窗向屏障设施内传递物品。只有在传入笼架、精密仪器和传进动物时才使用缓冲间和传递窗，它们的主要作用是向外传递动物和物品。

（1）传入物品时先用消毒药充分洗消其表面，再用消毒药喷雾和紫外线照射消毒。

（2）传入精密仪器时，可把仪器放入特制口袋内用环氧乙烷灭菌，口袋放入传递窗按上述方法处理。

（3）向外传送物品时，在确认内侧门已关闭后方可打开外侧门搬运物品。搬运完毕，清理并用消毒液洗消表面，紫外线照射20min以上。

【注意事项】

（1）必须按程序操作，不可减免操作步骤。

（2）淋浴时应先洗头发后洗躯体，头洗两遍，手指刷洗两遍，淋浴时间不少于6min。

（3）二更时应站立操作，洁净服不能接触任何物品。

（4）在进入洁净区前要用0.025%的百毒杀液洗搓手掌和手背。

（5）风机运转稳定后进入风淋室，必须按要求吹净各部位和保证吹淋时间不少于3min。风机停稳后方可打开内侧门进入清洁区。

（6）在屏障设施内不同区域工作要着不同颜色与要求的工作服和工作鞋。

（7）传进动物的包装要完好无损。

（8）消毒时不能留下死角。要保证消毒药的浓度和消毒时间。

（9）发出的动物一定要确认性别，杜绝在雌性动物中混有雄性。

（10）高压锅内物品不可挤压过紧。包裹工作服等物品时不可缠绕过实。

（11）传递窗、缓冲间的内外门严禁同时打开。外侧门打开后必须随时消毒。

（12）渡槽的消毒药液要定时更换。

实训二　实验动物的饲养管理

知识链接1　实验动物分级

实验动物分为四级（表7-4）：Ⅰ级，普通动物；Ⅱ级，清洁动物；Ⅲ级，无特定病原体动物；Ⅳ级，无菌动物。对不同等级的实验动物，应当按照相应的微生物控制标准进行管理。对于毒性试验及毒理学研究应尽可能使用Ⅱ级（或Ⅱ级以上）的动物，以保证实验结果的可靠性。无菌动物和悉生动物饲养于隔离器中（隔离系统），无特殊病原体动物饲养于屏障系统，通常动物饲养于开放系统。

表7-4　实验动物等级

级别	要　求
Ⅰ级	普通动物（conventional animal，也称通常动物），应没有传染给人的疾病
Ⅱ级	清洁动物（gnotobiotic animal），除Ⅰ级标准外，种系清楚，没有该动物特有的疾病
Ⅲ级	无特定病原体动物（specific pathagen free，SPF），除Ⅱ级标准外，动物为剖腹产或子宫切除产、按纯系要求繁殖，在隔离器内或层流室内饲养，可有不致病细菌丛，没有致病病原体
Ⅳ级	无菌动物（germ free animal），在全封闭无菌条件下饲养的纯系动物，动物体外不带有任何微生物和寄生虫（包括绝大部分病毒）

一、无菌动物

无菌动物是指不能检出任何活的微生物和寄生虫的动物。无菌动物的“菌”主要是指细菌，而严格来说，还包括真菌、立克次氏体、支原体和病毒等微生物及各种寄生虫。而所谓“无”却不是绝对的，不过是根据现有的科学知识和检查方法在一定时期内不能检出已知的微生物和寄生虫而已。随着科学技术的发展，现在认为是无菌的动物或许将来可以检出微生物和寄生虫而不是无菌动物。到目前为止，尚未确立无菌动物的微生物检定法，因此，研究者的检定方法各式各样，其中病毒和立克氏体的检查尚有相当多的问题。例如，在无菌动物中供实验室使用最多的无菌小鼠，用电子显微镜检查证明，胸腺细胞中仍有存在白血病病毒的例子，因而，现在的所谓无菌动物，指动物体内外未能检出细菌、真菌、原虫、内外寄生虫的动物较妥当。

用大量抗生素也可以使普通动物暂时无菌，但是这种动物不是无菌动物。因为这种无菌状态往往是一时性的，某些残存的细菌在适当的条件下又会在体内增殖；即使能把体内细菌全部杀死，它们给动物造成的影响却是无法消除的，例如：特异性抗体的存在、网状内皮系统的活化、某些组织或器官的病理变化等。因此，无菌动物必须是生来就无菌的动物。

通常动物是在开放系统条件下饲养的，都受到自然界微生物和寄生虫的侵袭，一般都带细菌、病毒和寄生虫。有的动物外观看起来健康，其实都隐藏着某些疾病或有微生物与寄生虫的感染。因此用通常动物进行实验敏感性差、反应性不一致，实验结果缺乏再现性。要提高动物实验的准确性，就必须对实验动物在遗传和微生物两个方面加以控制，培养出标准的合格动物，才能使实验结果正确可靠，达到反应的均一性和重复性。采用兄妹间近亲交配殖繁 20 代以上所培育的近交系动物，遗传均一、个体差异小、实验结果比较准确。但是只从遗传上加以控制，如不进行微生物控制，没有排除自然感染的微生物和寄生虫的影响，实验结果仍可能不准确。因此，在精度要求高的实验中，无菌动物、悉生动物和无特殊病原体动物就成了理想的实验动物。

无菌动物在自然界并不存在，必须用人为的方法养育而成。一般将临产前的健康动物用麻醉药品或拉断颈椎处死后，立即浸泡在 37℃ 灭菌液中，送进无菌室（或无菌隔离器），按无菌手术进行剖腹，切除带胎子宫（子宫内首先应无菌），将其浸入消毒液里并立即输送到另一只隔离器中，切开子宫取胎，经用灭菌纱布揩拭仔体并断脐（电刀切断）后，放入隔离器内人工喂乳或用其他品系的无菌雌鼠作保姆代养。像小鼠和大鼠等用人工喂乳非常麻烦，故采用保姆代养。而像豚鼠因在一定程度上能自力饮乳，故人工哺乳较容易。另外，像禽类、鱼类、昆虫类等，因是在卵中无菌的前提下作出的，故用药物将卵周围灭菌后移入灭菌隔离器内使其孵化即可，而且，这些动物，一般在出生后就能自力采食，故较易育成。无菌动物的饲料水必须符合下列要求：

（1）没有活的微生物和寄生虫或虫卵，因此，必须经过充分的灭菌，一般多用高压灭菌。有条件可用^{60}Co 照射灭菌，效果好，而且营养成分破坏少，保存时间长。

（2）必须补充因高压灭菌而破坏的营养成分，如：维生素 B_1、维生素 C、泛酸等。补充的营养成分用滤菌器过滤后加入饲料或饮水中饲喂。为了减少营养成分的破坏，最好用放射线灭菌或环氧乙烷灭菌法代替高压灭菌法。

(3) 无菌动物没有肠道正常菌丛，饲料中还须补充这些细菌合成的营养成分。

(4) 饲料的组成、形态和气味等应尽可能适合动物的习性和嗜好。

无菌动物必须在与自然界微生物完全隔绝的无菌隔离器内饲育。旧式的无菌隔离器是用不锈钢等金属材料制成的，内部用高压蒸汽消毒，由于成本高、操作不方便，现在已被塑料无菌隔离器所取代。塑料隔离器是用硬透明塑料制成的，内部用过氧乙酸等消毒液喷雾消毒，由于成本低、便于观察、操作方便，目前已被广泛采用。我国生产的塑料隔离器在中国医学科学院实验动物中心已通过鉴定，并已成批生产。

无菌隔离器必须具备以下五个条件：

(1) 必须是一个对微生物密闭的容器，其内部空间和内容物能接受高压蒸汽或化学药品灭菌处理。

(2) 隔离器的空间以及内容物可随时被观察。

(3) 隔离器内部应随时在视野下从外部进行工作，但不破坏内部的无菌环境。

(4) 必须装置一个有内外门的无菌通道，动物或食物以及其他物品可以从外部无菌地输送到隔离器内部去，而不破坏内部的无菌环境，送出时亦然。

(5) 必须装置一个无菌进出气系统，内部保持适度的高汽压。

为了确认无菌动物的无菌状态，及时发现污染，必须定期进行检查。检查材料以粪便为主，也可检查饲料、饮水和铺垫物等，或用消毒棉花擦拭隔离器内面或对动物饮食器皿表面进行培养。培养基可用牛肉浸液、硫乙醇酸盐培养基、血液琼脂、马铃薯琼脂等，分别在20，37，55℃做好气和厌气性培养。同时还要进行呼吸道支原体的检查和各种寄生虫检查，对于病毒，不可能一一进行分离培养，一般是通过临床观察、细胞培养或病理组织学检查来作判定。

二、悉生动物

悉生动物（gnotobiotic animals）也称已知菌动物或已知菌丛动物（animal with known bacterial flora），是指饲养方法与无菌动物相同，但体内微生物是明确已知的动物。一般是将1~3种已知的微生物人工接种于无菌动物体内定居而得。由于此种动物和无菌动物一样是放在无菌隔离器内饲养的，因此选用此种动物作实验准确性是很高的，可排除动物体内带有的各种不明确的微生物对实验结果的机会性干扰，常用于研究微生物和宿主动物之间的关系，并可按研究目的来选择某种微生物。

无菌动物由于肠道里没有细菌，所以不能在肠内合成机体所需要的某些维生素和氨基酸，而必须由日常的饲料中补给。无菌动物饲养管理困难，且生活能力较差。把对机体有益的若干种肠道细菌喂给无菌动物，使之在肠道内定居，这就成为悉生动物。它远较无菌动物的生活能力强。饲养管理也比较容易，在多种研究试验中，可以代替无菌动物。人工感染用的肠道细菌各国使用的不尽一致，它也受营养条件的制约。如日本使用大肠埃希氏杆菌（*E. coli*）、表皮葡萄球菌（*Staphylococcus epidermides*）、粪链球菌（*Streptococcus faecalis*）、脆弱拟杆菌（*Bacteroides fragilis*）和乳杆菌（*Lactobacillus* sp.）。法国使用大肠埃希氏杆菌（*E. coli*）、白色葡萄球菌（*Staphylococcus albus*）、粪链球菌（*Streptococcus faecalis*）、*Sporulated anaerubes*（*Genus Clostridium*）和乳杆菌（*Lactobacillus* sp.）五种。悉生动物应定期作微生物检查，一方面检查是否被污染，另一方面检查接种的微生物是否定居。对未能定居的菌株还应补充接种。用缺乏叶酸的饲料饲养无菌大鼠，则出现叶酸缺乏症，但在悉生大鼠，则不出现症状。试验证明，悉生小鼠的精子形成机能与通常动物无异，而无菌小鼠的形成能力较低。有的学者认为微生物菌丛是育成期雌性小鼠性机能正常发育的重要因素。悉生动物生活能力比无菌动物要强，较易饲养。

三、无特定病原体动物

无特定病原体（SPF）动物是指机体内无特定的微生物和寄生虫存在的动物，但非特定的微生物和寄生虫是容许存在的，故实际上是指无传染病的健康动物。这类动物是目前国外使用最广泛的实验动物。它不带有对人或动物本身致病的微生物，但不能排除可经胎盘屏障垂直传播的微生物。由于用疫苗和药物进行预防及治疗，或用淘汰带菌动物来作出 SPF 动物的方法并不实用（既浪费时间，又难保去除病原），故一般大多先培育无菌动物或悉生动物后，再把其移到有封闭系统设施中去饲育繁殖。原则上 SPF 动物室内不容许存在病原菌，但在封闭的环境中，难免有很多非病原性微生物会逐渐进入动物机体中去，故亦有人把这个转移过程称之为通常动物化。SPF 动物的祖先是无菌动物，按理来说，无菌动物的子宫内和卵中是无菌的，然而，有些微生物实际上是通过其亲代传给胎儿的，因此，培育无菌动物和 SPF 动物之前，就必须考虑这个问题。即应该严格地选择剖腹产母体，该动物应未感染上规定的各种微生物和寄生虫，最好通过几代连续剖腹，来培育原种无菌动物后再培育 SPF 动物。“SPF”一词的含义是不明确的，因为在特定条件下，“非”病原体是可以成为病原体的。而且有些病原体目前缺乏有效的检查手段。“SPF”是多年来使用的名称。目前还没有更好的统一的名称，所以仍沿用。现在有 COBS（经剖腹产取得并饲养在屏障中的）、BS（在屏障系统中饲养）、DF（无病）等不同名称，都是指“SPF”动物。

知识链接 2　毒性实验常用的实验动物种类和特征

一、小鼠

1. 生物学特性和解剖生理特点

（1）小鼠（Mouse；*Mus Musculus*）属于脊椎动物门，哺乳纲，啮齿目，鼠科，小鼠属动物。

（2）成熟早，繁殖力强。小鼠6～7周龄时性成熟，雌性35～50日龄，雄性45～60日龄；体成熟雌性为65～75日龄，雄性为70～80日龄；性周期为4～5d，妊娠期为19～21d；哺乳期为20～22d；特别有产后发情便于繁殖的特点，一次排卵10～23个（视品种而定），每胎产仔数为8～15头，一年产仔胎数6～10胎，属全年、多发情性动物，繁殖率很高，生育期为一年。

（3）体形小，易于饲养管理。小鼠是啮齿目实验动物中较小型的动物，一只小鼠出生时1.5 g左右，哺乳一月后可达12～15 g，哺乳、饲养1.5～2月即可达20 g以上，可供实验需要，在短时间内可提供大量的实验动物。饲料消耗量少，一只成年小鼠的食料量为4～8g/d，饮水量4～7mL/d，排粪量1.4～2.8 g/d，排尿量1～3mL/d，需要的饲养条件也较简单，因个体小，可节省饲养场地。

（4）性情温顺，胆小怕惊。小鼠经长期的培育，在用于实验研究时，性情温顺，易于抓捕，不会主动咬人，但在雌鼠哺乳期间或雄鼠打架时“捉弄”则会咬人，一般很少相互斗架，操作起来很方便，是理想的实验动物。小鼠在罐、盒内饲养时，是很温顺的，但让其到罐外，很快就恢复到处乱窜的野性。雌鼠吃食仔鼠与其胆小怕惊有关。

（5）对外来刺激极为敏感。对于多种毒素和病原体具有易感性，反应极为灵敏，如百万分之一的破伤风毒素能使小鼠死亡，这是其他实验动物所不能比拟的。对致癌物质也很敏感，自发性肿瘤多。

（6）便于提供同胎和不同品系动物。可根据实验要求选择不同品系或同胎小鼠做实验，也可选择同一品种（或品系）、同年龄、同体重、同性别的小鼠做实验，由于动物遗传均一，个体差异小，实验结果精确可靠。

（7）喜居于光线暗的安静环境，习于昼状夜动，喜欢啃咬。小鼠白天活动较少，夜间却十分活跃，互相追逐配种，忙于觅食饮水，为此夜间应备有饲料和饮水。

（8）体小娇嫩，不耐饥饿，不耐冷热，对环境的适应性差。对疾病的抵抗力也差，因而遇到传染病时往往会发生成群死亡。如果饲料中断和饮水中断会发生休克，恢复后对体质会带来严重损害。特别怕热，一出汗就易得病死亡，如果饲料温度32℃时，常会造成小鼠死亡。

（9）成年雌鼠在动情周期不同阶段，阴道黏膜可发生典型变化，根据阴道涂片的细胞学改变，可以推断卵巢功能的周期性变化。成年雌鼠交配后10～12h阴道口有白色的阴道栓，这是受孕的标志，小鼠较为明显，大鼠和豚鼠不明显。小鼠的动情期往往开始于晚间，最普遍的是在晚10点到凌晨1点，偶尔在凌晨1点到上午7点，很少在白天，大鼠也类似，但较小鼠稍早，一般在下午4点到晚10点。

（10）小鼠面部尖突，嘴脸前部有长长的触手，耳耸立呈半圆形，眼大鲜红，生有较长的尾，尾部有模列并覆有环状角质的小表皮鳞，其数量小于200片。

（11）小鼠发育成熟时体长小于15.5cm，体重雌性为18～40g，雄性为20～

49g，双子宫型，胸部有3对乳头，鼠蹊部有2对乳头，有胆囊，胃容量小，肠内能合成维生素C，小鼠的染色体为20对，寿命为2~3年。

（12）小鼠的体温38（37~39）℃，呼吸频率163（84~230）次/min，心跳频率625（470~780）次/min，通气量24（11~36）mL/min，收缩压113（95~125）mmHg、舒张压81（67~90）mmHg。

（13）小鼠有多种毛色，有白色、灰色、黑色、棕色、黄色、巧克力色、肉桂色、淡色、白斑等。不能都叫小白鼠，一般通称为小鼠。

2. 主要品种和品系

小鼠的品种和品系很多，是实验动物中培育品系最多的动物。目前世界上常用的近交品系小鼠约有250多个，均具有不同特征。突变品系小鼠约有350多个。

（1）以色而论，有白色、灰色、棕色、黄色、黑色等。如野生毛色小鼠有C3H、CBA/N品系等；黑色小鼠有C57BL/6、C57BL/10、C58品系等；灰色小鼠有C57L、DBA/2品系等；白色小鼠有A、AKR、BALB/c、RF、SWR品系等。

（2）以肿瘤研究需要培育的品系很多，有自发瘤品系，如高癌株的C3/H/HCN、A系，津白Ⅱ号等；低癌株的C57BL/6N、C58、津白Ⅰ号等。诱发瘤品系，如乳腺癌小鼠：C3H、A品系等；胸腺癌小鼠：DBA（♀）、R111、BALB/C、C57BR等品系；肺癌小鼠：A、SWR、BALB/C、C57BL等品系；肝癌小鼠：C3H、C3He、C3Hf等品系；白血病小鼠：AKR、C58、C57BL等品系小鼠；卵巢癌小鼠C3H等品系。

（3）为研究各种人类疾病需要培育的品系也很多，如研究心血管疾病的小鼠：DBA等品系；自家免疫性疾病小鼠：NZB/N、NZB×NZW等品系；脑积水病小鼠：C57BL/KaLwN、B10、D2/nSnN等品系；肾盂积水小鼠：C57L/N、STR/N等品系；白内障小鼠L：STAR/N等品系；多尿症小鼠：STR/N、STR/1N等品系；肾脏病A/HeN等品系；疟疾小鼠：C58/LWN、DBA/1JN（对疟原虫感染有抗力）、C57L/N（疟原虫易感）等品系。

（4）为供药物和代谢等研究需要培育的品系有：矿物油过敏小鼠：BALB/CAnN等品系；免疫球蛋白缺乏小鼠：CBA/N等品系；胰岛素敏感小鼠：C57BR/CdJN等品系；类固醇代谢障碍小鼠：C57BL/10scN；维生素K缺乏小鼠：CBA/CaHN等品系；镇静剂实验小鼠：SJL、NZW等品系。在微生物和各种实验研究中，以小白鼠最为普遍，有英国种、法国种、德国种和瑞士种等，而以瑞士种最著名。目前我国各生物制品、医学研究单位繁育的小白鼠为昆明种，该品系为封闭种群，最早在抗日战争时期由缅甸而来，在云南昆明繁殖，经过多年培育繁殖而成，该品系小鼠体型较大，繁殖力强。

二、大鼠

1. 生物学特性和解剖生理特点

（1）大鼠（Rat；*Rattus norregicus*）属哺乳钢，啮齿目，鼠科，大鼠属动物。

（2）繁殖快。大鼠2月龄时性成熟，性周期4d左右，妊娠期20（19～22）d，哺乳期21d，每胎产仔平均8只，为全年、多发情性动物。

（3）喜啃咬、夜间活动、肉食，白天喜欢挤在一起休息，晚上活动大，吃食多，因此白天除实验必须抓取外，一般不要抓弄它。食性广泛，喜吃各种煮熟的动物肉。对光照较敏感。

（4）性情较凶猛、抗病力强。大鼠门齿较长，激怒、袭击抓捕时易咬手，尤其是哺乳期的母鼠更凶些，常会主动咬工作人员喂饲时伸入鼠笼的手。对外环境适应性强，成年鼠很少患病。一般情况下侵袭性不强，可在一笼内大批饲养，也不会咬人。

（5）无胆囊。

（6）不能呕吐：因此药理实验时应予注意。

（7）垂体－肾上腺系统功能发达，应激反应灵敏。行为表现多样，情绪敏感。

（8）视觉、嗅觉较灵敏，做条件反射等实验反应良好，但对许多药物易产生耐药性。

（9）大鼠血压和血管阻力对药物反应敏感，但对强心苷的作用较猫敏感性低671倍。

（10）肝脏再生能力强，切除60%～70%的肝叶仍有再生能力。

（11）对营养、维生素、氨基酸缺乏敏感，可发生典型的缺乏症状。体内可以合成维生素C。

（12）对炎症反应灵敏。它的眼角膜无血管。

（13）生长发育期长，长骨长期有骨骺线存在，不骨化。

（14）成年雌鼠在动情周期不同阶段，阴道黏膜可发生典型变化，采用阴道涂片法来观察性周期中阴道上皮细胞的变化，可推知性周期各个时期中卵巢、子宫状态与垂体激素的变动。动情周期：大鼠96～120 h；小鼠120～144 h。

（15）大鼠肠道较短，盲肠较大，但盲肠功能不发达，不耐饥饿，双子宫。胸部和鼠蹊部各有三对乳头。胰腺十分分散，位于胃和十二指肠弯曲处。染色体为21对，寿命3～4年。

（16）大鼠的体温39（38.5～39.5）℃，心跳频率475（370～580）次/min，呼吸频率85.5（66～114）次/min，通气量7.3（5～10.1）mL/min，麻醉时收缩压116（88～138）mmHg。

2．主要品种和品系

现在全世界已培育出100多个近交品生系。常用的大鼠近交品系有十几个如ACI、BVF、F344、PA、M520、WAB、WAC、WKA、SD、RF等品系。常用的非近交的纯种大鼠有7种，其中以Wistar大鼠用得最多，此种大鼠白色，相当于小鼠的瑞士（Swiss）种。其他6种大鼠也较常用：Sherman大鼠，白化鼠；

Oshorne－Mendel 大鼠，白化鼠；Sprague Dawley 大鼠，白化鼠；Long Evans 大鼠，应用最广泛，基因型为 hh，头部毛斑如包头巾（hooded），基因型若为 hhaa，则尾基部有黑色毛，一般为黑白色；August 大鼠，眼为粉红色，毛斑与 hhaa 相似，但此鼠基因为 hhpp 基因有冲淡作用，是淡化基因，此鼠用于药物还培育了不少突变品系大鼠，在医学的各个领域中也得到了广泛应用，如癫痫大鼠，用铃声响刺激会旋转起舞数秒钟，一侧倒地，发作癫痫，与人类癫痫发作相似，适于研究人类癫痫病。又如高血压大鼠（hypertension rat）：SHR 大鼠由 Okamoto 和 Aoki 选育成功，正常大鼠收缩压 110～120mmHg，育成后血压高达 200mmHg。出生五周龄 SHR 大鼠血压可达 150mmHg，成年后血压平均为 170～180mmHg，最高可达 200mmHg 以上，因此 SHR 也可称为自发性高血压大鼠（spontaneously hypertensive rat），此鼠除有高血压自发率为 100% 的特点外，还有高血压性心血管病变。适于人类的高血压病研究。目前培育成功的这类遗传性高血压大白鼠鼠种甚多，除上述由 Okamoto 等培育成功的京都种大白鼠（SHR）外，还有由 Smirk 等培育成功的新西兰种大白鼠（GHR），由 Biachi 等培育成功的米兰种大白鼠（MHS），由 Dahl 等培育成功的 Brookhaven 种高血压敏感大鼠（HSR）。此外，Okamoto 还培育了一些亚系。遗传性高血压大白鼠寿命明显缩短。采用大白鼠与家鼠杂交生的大灰鼠比纯种大白鼠较易引起听源性高血压，大灰鼠以选用 120 天龄的为宜。大灰鼠长时期处于噪声或钥匙叮当响声（Key－jingling）刺激造成听源性紧张情况下，可诱发神经源性高血压，它与人的高血压病相类似，适用于降压药物筛选的研究。

三、家兔

1．生物学特性和解剖生理特点

（1）家兔（Rabbit，*Oryctolagus curiculus*）属于哺乳纲、啮齿目、兔科、草食性哺乳动物。

（2）家兔体小力弱、胆小怕惊、怕热、怕潮，喜欢安静、清洁、干燥、凉爽的环境，不能忍受污秽的条件。

（3）是食草类单胃动物。饲养原则是以青粗食米为主，精饲料为辅。喜欢独居，白天活动少，都处于假眠或休息状态，夜间活动大，吃食多。有啃木、扒土的习惯。

（4）有食粪癖，喜直接从肛门口吃粪，有时晚上也吃自己白天的粪便。因其下段肠管可吸收粪便中未消化吸收的粗蛋白和维生素。如用兔进行营养实验时，应控制其食粪习性，否则会影响实验结果。

（5）胸腔内构造与其他动物不同，胸腔中央由纵膈连于顶壁、底壁及后壁之间将胸腔分为左右两部，互不相通，纵膈由膈胸膜和纵膈胸膜两层纵膈膜组成。肺被肋胸膜和肺胸膜隔开，心脏又被心包胸膜隔开。因此，开胸后打开心包胸膜暴露心脏进行实验操作时，只要不弄破纵隔膜，动物就不需要做人工呼吸。猫、狗等其他动物开胸后一定要做人工呼吸，才能进行心脏操作。

（6）家兔属于刺激性排卵类型动物。雌兔每两周发情一次，每次持续3～4d，发情期间，雌兔卵巢内一次能成熟许多卵子，但这些卵子并不排出，只有经雄兔的交配刺激后隔10～12 h才能排出。这种现象称刺激性排卵。如果不让雌兔交配则成熟的卵子经10～16d后全部吸收，新的卵子又开始成熟。哺乳动物中家兔和猫都属于这种类型。

（7）家兔颈部有减压神经独立分支。而人、马、牛、猪、狗、猫，此神经并不单独行走。家兔颈神经血管束中有三根粗细不同的神经。最粗、白色者为迷走神经；较细、呈灰白色者为交感神经；最细者为减压神经。位于迷走神经和交感神经之间，属于传入性神经。其神经末梢分布在主动脉弓血管壁内。

（8）家兔对体温变化十分敏感。最易产生发热反应，而且发热反应典型、恒定。小鼠、大鼠和豚鼠恒温机能差，对发热刺激的反应低，有时当热原性物质刺激时，体温反应下降。

（9）家兔的肠非常长（约为体长8倍）。肠的摆动运动（钟摆运动）波幅较大。用药后，抑制反应不易看出。兔肠壁薄，对儿茶酚胺类药物和其他药物反应灵敏。猫、狗等肠壁厚，反应迟钝。

（10）家兔的总胆管容易辨认，壶腹部明显地呈现于十二指肠第一段的表面，但组织纤细，操作时需注意。狗的胆道位置较深，要求有良好的手术暴露。猫的总胆管相对的较粗，操作也较容易，但对手术的耐受性稍逊于狗。

（11）家兔的甲状旁腺分布得比较散，位置不固定，除甲状腺周围外，有的甚至分布到胸腔内主动脉弓附近。

（12）家兔对射线十分敏感，照射后常发生休克样的特有反应，有部分动物在照射后立即或不久死亡，其休克的发生率和死亡率与照射剂量呈一定的线性关系。

（13）家兔回肠与盲肠相接处膨大形成一厚壁的圆囊，称圆小囊，这是兔特有的。圆小囊内壁呈六角形蜂窝状，里面充满着淋巴组织，其黏膜可不断地分泌碱性液体，中和盲肠中微生物分解纤维素所产生的各种有机酸，有利于消化吸收。

（14）球虫病是危害家兔最严重、感染范围最广泛的一种寄生虫病，幼兔最易感染，死亡率高达80%。一种斯狄氏属球虫专侵犯肝脏使兔患肝球虫病，患兔的肝表面可见粟米大小的白色微黄色结节。刺破后有白色脓汁流出，在显微镜下观察，可见其中有大量的球虫卵囊。患兔肝功能受到损害，选择家兔作肝功测定时应特别注意这一特点。

（15）家兔后肢膝关节的屈面腘窝部有一个比较大的呈卵圆形的腘淋巴结，长约5mm。青紫兰兔这个淋巴结更大些。在体外极易触摸和固定，适于向淋巴结内注射药物或通电，进行功能研究。

（16）家兔对许多病毒和致病菌很敏感。

（17）家兔耳大、血管清晰，便于注射和取血。

（18）家兔眼球甚大，虹膜内有色素细胞，眼睛的颜色就是由该色素细胞所决定的。白家兔眼睛的虹膜完全缺乏色素，眼内由于血管内血色的透露，故看起来是红色的。

（19）家兔有特殊的血清型和唾液型。

（20）家兔正常体温39.0（38.5～39.50）℃、皮肤温度33.5～36℃，心跳频率（258±2.8）次/min，动脉血压110（95～130）mmHg，循环血量（59±2.3）mL/kg体重，呼吸频率51（38～60）次/min，血浆相对密度1.024～1.037，血总量占体重的5.46%～8.7%，染色体22对，寿命8年。

2. 主要品种

人类对兔子进行研究已有几个世纪。实验研究用兔有38种不同的类型，此外还有一些供玩赏的类型。我国医学科研和教学中最常用的有下列三个品种：

（1）中国本兔（又名白家兔、菜兔） 饲养历史悠久，全国各地均有分布。毛色为纯白、体型紧凑，体重1.5～2.5kg，红眼睛，嘴较尖、耳朵短而厚。皮板厚实，被毛短密。中国本兔有许多突出的优点，如抗病力强、耐粗饲，对环境适应性好，繁殖力强，一年可生6～7胎，每胎平均产仔6～9只，最高达15只。雌兔有5～6对乳头。中国本兔是一种优良的育种材料，国外育成的一些优良品种均和中国本兔有血缘关系。这种兔的缺点是体型较小，生长较慢，需进一步选育提高。

（2）青紫兰兔（又名山羊青，金基拉） 是一种优良的皮肉兼用和实验用兔，我国各地都有饲养。它的毛色特点是：每根毛分为三段颜色。耳尖及尾、面呈黑色，眼圈、尾底及腹部呈白色。青紫兰色兔分标准和大型两个品系。标准型一般体重2.5～3.5kg，无肉髯；大型体重为4～6kg，毛色稍浅有肉髯。

（3）大耳白兔（又称大耳兔，日本大耳白） 是日本用中国本兔选育而成的皮肉兼用和供实验用的良种兔。毛色纯白，红眼睛，体型较大。体重4～6kg，最高可达8kg。两耳长大高举，耳根细，耳端尖，形同柳叶。大耳白兔生长发育快，繁殖力较强，但抗病力较弱。由于它的耳朵长、大，皮肤白色，血管清晰，便于取血和注射，是一种常用的实验用兔。

其他一些品种有时实验也选用，例如：新西兰白兔、银灰色兔、维也纳兔、喜马拉雅白化兔等。

知识链接3 实验动物的饲养管理

来源清楚的种子动物、良好的环境控制、标准化的饲料和科学化的管理是培育生产出高品质、标准化实验动物以及获得准确实验研究结果的重要条件，因此必须进行严格的科学化管理。

一、小鼠的饲养管理

(一) 饲养环境

小鼠对环境适应的调节能力和疾病抗御能力较其他实验动物差，而小鼠的品种和品系繁多，各个品种和品系都有自己的特殊要求，因此必须根据实际情况给予一个清洁舒适的生活环境。不同等级的小鼠应生活在相应的设施中。

小鼠临界温度为低温10℃，高温37℃，温度中性范围30～33℃。饲养环境控制应达到如下要求：温度18～29℃；相对湿度40%～70%；最好控制在18～22℃，相对湿度50%～60%。一般小鼠饲养盒内温度比环境高1～2℃，相对湿度高5%～10%。

要保持温度、湿度相对稳定，日温差不超过3℃，否则会直接影响小鼠的生长发育、生产繁殖，甚至导致小鼠发生疾病，从而影响实验结果。温湿度的相对稳定对于建筑条件较差的地方可用空气调节器、加湿器，在北方用暖气进行调节。为了保持室内空气新鲜，氨浓度不超过20mg/kg，换气次数应达到10～20次/h。

现在我国普遍采用无毒塑料鼠盒、不锈钢丝笼盖、金属笼架。笼架一般可移动，并可经受多种方法消毒灭菌。用清洁层流架小环境控制饲养二、三级小鼠是一种较好的方法。笼盒既要保证小鼠有活动的空间，又要阻止其啃咬磨牙咬破鼠盒逃逸，便于清洗消毒。带滤帽的笼具可减少微生物生物污染，但笼内氨气和其他有害气体浓度较高，有时影响实验结果的准确性。饮水器可使用玻璃瓶、塑料瓶，瓶塞上装有金属或玻璃饮水管，容量一般为250或500mL。

垫料是小鼠生活环境中直接接触的铺垫物，起吸湿（尿）、保暖、做窝的作用。因此垫料应有强吸湿性、无毒、无刺激气味、无粉尘、不可食，并使动物感到舒适。垫料必须经消毒灭菌处理，除去潜在的病原体和有害物质。一般垫料以阔叶林木的刨花或锯末为宜，也可用玉米芯加工粉碎除尘后使用。在实验中切忌用针叶木（松、桧、杉）刨花做垫料，这类刨花发出具有芳香味的挥发性物质，可对肝细胞产生损害，使药理和毒理方面的实验受到极大干扰。国外有专门的垫料生产企业，进行垫料的生产，而我国的垫料产业尚需开发。目前我国实验动物部门大部分采用木材加工副产品如锯末、刨花等，其来源、树木种类很难控制，给实验动物质量控制带来很多不利影响。

(二) 饲料和饮水

1. 饲料

小鼠应饲喂全价营养颗粒饲料，饲料中应含一定比例的粗纤维，使成型饲料具一定的硬度，以便小鼠磨牙。同时应维持营养成分相对稳定，任何饲料配方或剂型的改变都要作为重大问题记入档案。不同品系的小鼠有不同的营养标准，如纯系小鼠和种鼠的饲料所含蛋白质成分高于一般小鼠，DBA小鼠需要高蛋白质低脂肪的饲料。

2. 饮水

小鼠的水代谢相当快，应保证足够的饮水。一级动物饮水标准应不低于城市生活饮水的卫生标准。二级动物的饮水须经灭菌处理。也可用盐酸将水酸化（pH 2.5～3.0），酸化水在一定程度上可抑制细菌的生长并杀死它们，其灭菌效果可达到要求。三、四级动物饮水用高压高温方法灭菌。

（三）一般饲养管理

小鼠的饲养管理非常繁琐，要求饲养人员具有高度的责任心，随时检查小鼠状况，出现问题立即加以解决。为了使饲养工作有条不紊，必须将各项操作统筹安排，建立固定的操作程序，使饲养人员不会遗漏某项操作，同时也便于管理人员随时检查。

1. 饲喂

小鼠胃容量小，随时采食，是多餐习性的动物。成年鼠采食量一般为3～7g/d，幼鼠一般为1～3g/d。应每周添料3～4次，在鼠笼的料斗内应经常有足够量的新鲜干燥饲料，在小鼠大群饲养中，每周应固定两天添加饲料，其他时间可根据情况随时注意添加。根据小鼠不同阶段的生长发育特点，应有不同的给饲标准。由于种鼠群和生产鼠群交配繁殖频繁，尤其生产种母鼠的负担重，能量消耗大，因此除供给足够的块料外，还要定时饲喂少量葵花籽、麦芽和拌有鸡蛋的软料。葵花籽供应量为0.5～1g/（d·只成年鼠）。而麦芽和软料由于微生物条件较难控制，目前趋于淘汰不用，而致力于颗粒料的全价营养，即用维生素合剂代替。

2. 给水

用饮水瓶给水，每周换水2～3次，成年鼠饮水量一般为4～7mL/d，要保证饮水的连续不断，应常检查瓶塞，防止瓶塞漏水造成动物溺死或饮水管堵塞使小鼠脱水死亡。小鼠在吸水过程中，口内食物颗粒和唾液可倒流入水瓶。为避免微生物污染水瓶，换水时应清洗水瓶和吸水管。严禁未经消毒的水瓶继续使用。

3. 清洁卫生和消毒

每周应至少更换两次垫料。换垫料时将饲养盒一起移去，在专门的房间倒垫料，可以防止室内的灰尘和污染。一级以上动物的垫料在使用前应经高压消毒灭菌。

要保持饲养室内外整洁，门窗、墙壁、地面等无尘土。

坚持每月小消毒和每季度大消毒一次的制度。即每月用0.1%新洁尔灭喷雾空气消毒一次，室外用3%来苏尔消毒，每季度用过氧乙酸（0.2%）喷雾消毒鼠舍一次。笼具、食具至少每月彻底消毒一次。可高压消毒或用0.2%过氧乙酸浸泡。

应有周转用房，在饲养室使用一年时，将小鼠全部移入，原饲养室彻底整修消毒。

4. 动物健康的外观检查

这是检查动物健康状况的一项常规工作。外观判断小鼠健康的标准是：① 食欲旺盛；② 眼睛有神，反应敏捷；③ 体毛光滑，肌肉丰满，活动有力；④ 身无伤痕，尾不弯曲，天然孔腔无分泌物，无畸形；⑤ 粪便黑色呈麦粒状。

5. 性别鉴别

成年鼠性别很易区分，雄鼠的阴囊明显；雌鼠可见阴道开口和五对乳头。

幼鼠或仔鼠则主要从外生殖器与肛门的距离判定，近者为雌，远者为雄。另外，雌鼠肛门和生殖器之间有一无毛小沟，而雄鼠则在肛门和生殖器之间长毛。再者，雌鼠有比雄鼠明显多的乳头。

6. 疾病预防

作为实验动物，实验前应健康无病，所以应积极进行疾病预防工作，而一旦发病则失去了作为实验动物的意义。饲养繁殖过程中应注意以下几点：

（1）有疑似传染病的小鼠应将整盒全部淘汰，然后检测是否确有疾病，再采取相应措施。

（2）为了保持动物的健康，必须建立封闭防疫制度以减少鼠群被感染的机会。即应注意以下几点：① 新引进的动物必须在隔离室进行检疫，观察无病时才能与原鼠群一起饲养。② 饲养人员出入饲养区必须遵守饲养管理守则，按不同的饲养区要求进行淋浴、更衣、洗手以及必要的局部消毒。③ 严禁非饲养人员进入饲养区。④ 严防野生动物（野鼠、蟑螂）进入饲养区。

二、大鼠的饲养管理

饲养管理是一项非常重要的工作，它直接关系到动物的质量，稍有疏忽则可造成全群覆灭，因此饲养人员必须有高度的责任心和过硬的专业技术。

（一）饲养管理要点

1. 工作程序

大鼠饲养管理每周工作安排：

周一　加水加料，检查仔鼠出生及离乳并登记

周二　更换垫料，整理卫生，饲养室消毒

周三　垫料、笼具、衣物高压灭菌

周四　同周一工作内容

周五　同周二工作内容

周六　工作值班（文字形式回顾本周工作、安排下周工作）

周日　安全值班

2. 观察和记录

观察大鼠的吃料饮水量、活动程度、双目是否有神、尾巴颜色等，记录饲养室温度、湿度、通风状况，记录大鼠生产笼号、胎次、出生仔数等。饲养人员必须及时填写，决不能后补记录。

3. 饲料和饮水

大鼠的饲料应保证其营养需要，并符合各等级动物饲料的卫生质量要求。生长发育的阶段不同，饲料的成分也应有所不同。刚离乳的幼鼠需加喂软料，哺乳期加喂葵花籽。大鼠具有随时采食的习惯，应保证其充足的饲料和饮水。饲料按照少量多次的原则添加，软料则应每日更换。一般情况下饲料添加量掌握在每次添加时上次添加的饲料已基本吃完为宜。饲料在加工、运输、贮存过程中应严防污染、发霉、变质，一般的饲料贮存时间夏季不超过15d，冬季不超过30d。

一级大鼠的饮水应符合城市饮水卫生要求，二级大鼠使用pH 2.5 ~2.8 的酸化水，SPF 大鼠则用高温高压灭菌水。大鼠饲料与水的消耗比例为1:2，即吃1g饲料要饮2mL 水。

4. 垫料

目前采用的动物垫料主要是木材加工厂的下脚料，如多种阔叶树木的刨花、锯末、碎木屑等，玉米芯或秸秆粉碎后也是很好的垫料。每周两次更换垫料是很必要的，因为鼠盒的空间有限，大鼠的排泄物中含有的氨气、硫化氢等刺激性气体，对饲养员和动物有不良刺激，极易引发呼吸道疾病；排泄物也是微生物繁殖的理想场所，如不及时更换，很容易造成动物污染。每次更换垫料时必须把盒内的脏垫料全部清除，鼠盒用清水冲刷干净后消毒液浸泡3 ~5min，然后再用清水冲洗干净，晾干备用。最好有一套备用的鼠盒，待全部更换完后集中清洗消毒，这样可提高工作效率。换下的脏垫料及时移出饲养室并做无害化处理。

5. 卫生消毒措施

饲养室的消毒隔离工作是管理中重要的一环，必须引起高度重视，它是保持大鼠等级的关键。饲养员进入饲养室前必须更衣，肥皂水洗手并用清水冲洗干净，戴上消毒过的口罩、帽子、手套后方可进入；饲养室内保持整洁，门窗、墙壁、地面、鼠盒、架子每天擦洗；每周二、五用0.1% 新洁尔灭或其他消毒剂消毒，隔周更换消毒剂品种，每月进行一次大消毒，用0.1% 过氧乙酸喷雾消毒效果较好。垫料、饲料经高压消毒后放到清洁准备间贮存，但贮存时间不超过15d。鼠盒、饮水瓶每月用0.2% 过氧乙酸浸泡3min 或高压灭菌。

（二）疾病防治

1. 沙门氏菌病

本病是一种人畜共患病，是所有普通级实验动物应排除的一种疾病。

（1）病原体　沙门氏菌（*Salmonella* sp.），为革兰氏阴性短杆菌，无芽孢、鞭毛。此菌抵抗力弱，60℃以上和一些常规消毒药就可将其杀死，但在饮水、土壤和粪便中可存活数月。

（2）流行病学　传染源为患病和病死的动物。人和各类实验动物均可感染，人感染后发生肠道疾病，呈食物中毒症状。本病可水平传播，如通过接触病死或带菌的动物以及被污染的饲料饮水而发病，苍蝇和野鼠是重要的传播媒介。

（3）临床症状　急性呈暴发型，看不到任何临床症状动物就大批死亡，往往是下班时一切正常，第二天上班发现动物已有1/3死亡。亚急性表现为病鼠食欲、饮欲减退甚至废绝，被毛蓬乱无光泽，眼结膜发炎、眼睑黏合；腹泻，粪便呈泡沫状黏液、黄绿色、味恶臭，严重时粪便中带有血丝，通常可见病鼠腹部膨大，手弹可听到明显的鼓音，一般病程二三周。慢性的有上述症状，但症状较轻，患鼠逐渐消瘦，二三周后逐渐恢复。

（4）诊断　根据临床症状和尸体剖检作初步诊断，确诊须作细菌学检查。

（5）防治　加强饲料、饮水、笼具、垫料的消毒，严防野鼠、苍蝇污染饲料、饮水。饲养室定期消毒。定期进行微生物检测，发现病鼠和带菌鼠及时处理。一般鼠群感染本病，很难彻底排除，需全群淘汰，重新引种。

2．支原体病

（1）病原体　肺支原体（*Mycoplasma pulmonis*），革兰氏阴性，典型的支原体菌落为圆形，支原体没有细胞壁，呈多种形态，如圆形、杆状、放射状、环状。它广泛存在于自然界，能引起人和动植物的多种疾病。

（2）流行病学　传染源为发病或隐性带菌的动物。它主要以呼吸道感染为传播途径，但没有严格的宿主，人、各种实验动物都可发病，植物也能被感染。

（3）临床症状　大鼠主要引发肺炎症状。动物突然发病，呼吸急促甚至呼吸困难，有支气管肺炎或细支气管扩张和肺脓肿症状。病鼠体重减轻，被毛粗乱，常常在饲养盒一角蹲缩。大鼠最易感染的部位是呼吸道和关节，感染部位可见病理变化，主要表现为炎症反应，包括充血、水肿以及浆液性分泌物形成。

（4）诊断　大鼠鼻咽部擦拭取材培养，检查出支原体即可确诊。

（5）预防及控制　预防本病的措施是加强饲养室的卫生消毒工作，对饲养室周围的环境进行化学药物消毒。控制本病最有效的办法是保持无支原体的动物种群，可采取剖腹产净化种群。

3．流行性出血热

流行性出血热是一种人畜共患病，我国是重疫区，近几年屡有报道发生流行性出血热造成人员死亡。对实验动物而言，各种实验动物都可发病，尤以大鼠发生较多，所以又称为大鼠流行性出血热。

（1）病原体　主要是流行性出血热病毒（epidemic hemorrhagic fever virus）。本病毒为RNA病毒，有核衣壳包膜，病毒颗粒结构粗大，它对乙醚敏感，不耐酸、不耐热，在50℃、30min或pH3.0条件下37℃、1h就可灭活。

（2）流行病学　野鼠是主要的传染源，我国带毒野鼠有黑线姬鼠、褐家鼠、大林家鼠等。本病易感对象广泛，包括人类和各种实验动物，尤其大鼠发生较多。它可通过多种途径传播，主要有虫媒传播、消化道传播、接触传播、呼吸道传播。

（3）临床症状　主要表现为发热、出血倾向、肾脏损害。大鼠体温升高到40℃。解剖可见浆膜、脏器出血明显，毛细血管损伤，肾脏肿胀，体积增大，表面及包膜下充血、出血，切面可见皮质苍白，髓质呈紫红色，高度充血、出血，有灶性缺血性坏死。

（4）预防　第一，消灭野鼠，不论居民区还是饲养区都要下大力气进行灭野鼠工作，定期、定时统一行动。第二，建立严格的清洗消毒制度，饲料、垫料、笼具、工作服都要彻底消毒。第三，做好个人防护，饲养人员、接触动物的科研人员严格按操作规程操作，工作完毕彻底更换衣物，用肥皂水洗手。第四，定期检测动物，发现疫情及时采取相应措施并报告卫生防疫部门。

操作训练1　常见实验动物的饲养管理操作技术

【目的与要求】

通过本次训练掌握常见实验动物的饲养管理操作方法和程序。

【仪器和材料】

小鼠、大鼠、兔、鼠盒、垫料、水瓶及辅助器材。

【操作方法与步骤】

一、大、小鼠的日常饲养管理

（1）进入屏障动物房的准备　人员进入屏障前必须沐浴、穿无菌隔离服，佩戴帽、口罩和乳胶手套等。

（2）进入后的观察　人员进入后，首先巡视整个动物房，观察有无异常情况，并做好记录。

（3）大、小鼠的喂料　① 屏障动物房宜采用每天加料的做法。这能减少因动物磨牙、咬碎饲料而造成的浪费；在潮湿的梅雨季节，也能防止饲料的霉变。② 每天给鼠盒加料一次，加料时打开饲料袋，用加料勺向盒盖上加料。③ 加料的量取决于动物的大小和数量，以到第二天上午检查时每盒剩下1~2根饲料为宜。④ 应注意观察记录动物采食的量，饲料太硬或霉变时，动物采食减少；饲料太松，鼠因磨牙啃咬，成为碎料，浪费大。

（4）大、小鼠的喂水　① 每周2~3次更换饮水瓶，换水瓶时将经洗涤灭菌的饮水瓶装满洁净水，塞紧瓶塞。② 将饮水瓶装箱推入动物房，从鼠盒的盒盖上取下用过的水瓶，丢入存放箱中，同时取一新装满水的水瓶插在盒盖上。③ 每插上一个水瓶，观察一会儿，确信饮水瓶不会漏水，漏水的饮水瓶不得使用。④ 一般不采用向瓶中加水的方式，更换下的水瓶须带出屏障，清洗灭菌后再进入。

（5）大、小鼠换盒　① 在清洁消毒间，将灭菌垫料装入消毒后的鼠盒中，一盒盒叠起，送入动物房。② 从鼠架上取下鼠盒放置于工作车上，颠倒饮水瓶，取下鼠盒盖放于鼠盒旁。③ 用镊子或戴有灭菌手套的手轻轻抓住鼠尾近根部，将鼠提起放入干净的笼盒中，盖上盖，插上饮水瓶，放回鼠架。注意盒盖上的标签不要失落或搞错。④ 将换下的笼盒叠放后，打开通向次清洁走廊的门，将笼盒推入次清洁走廊，待所有饲养室工作结束后，进入次清洁走廊，收集鼠盒，经缓冲间进入洗涤室。⑤ 更换垫料的同时，做好断奶、分群工作。

（6）卫生消毒　① 每日工作结束后及时打扫房间，保持动物房的地面、墙壁、顶棚等室内一切设施洁净卫生，无饲料、垫料的碎屑、无垃圾、无污迹。② 用配好的消毒液，每天擦拭墙壁 1 次，每周擦拭顶棚 1 次，换盒料后，用消毒液擦拭饲养架、各种器具。③ 饲育区内各类用具、物品摆放整齐，并保持清洁，与饲育动物无关的物品不得带入或存放在饲育区内。④ 工作过程中的废弃物用垃圾袋收集好，经次清洁走廊送至焚烧间。

（7）记录　工作过程中及时认真做好各项卡片记录，遇到问题及时汇报解决。

二、兔的日常饲养管理

（1）工作人员进入兔室前须着工作服，穿胶鞋，戴口罩，戴手套、帽子。

（2）进入兔室后先观察兔只健康状况，记录异常兔只并交由兽医师处置。

（3）饮水　水必须 24h 充分供应。① 水瓶喂饲：每 2 ~ 3d 清洗水瓶并换干净的水。水瓶放到笼子上后，应以手指测试管口有无堵塞，是否会漏水。如正在喂球虫药（水瓶加药），则注意沉淀物及水瓶是否有阻塞，且必须每日换洗水瓶。② 自动饮水系统：每次换垫料、底盘时确认自动饮水头是否出水，是否漏水。须观察粪便、尿量是否减少，或有无驼背、毛发粗糙等现象（这是表示兔子喝不到水而产生脱水现象）。若饮水系统出问题，应立即向主管或兽医师反映。

（4）饲料　一般每只成年兔喂 150 ~ 180g 兔颗粒饲料；饲料盒应每周两次清洗干净，勿使食物残渣堆积过久，以免造成动物生病。有些兔子会尿尿或大便在饲料盒内，请注意每日观察。

（5）卫生消毒　清洗兔舍、底床、排水管、地板、墙面、天花板、门窗、饲料盒、饮水盒。每日两次，上下午各一次。完成清洁喂食工作后，取消毒剂喷洒地面及墙角施行灭菌工作。

（6）动物观察记录　若有任何异常状况，记录于临床检查格式表上。需特别注意：无精打采、角膜炎、咳嗽、打喷嚏、下痢、血便、脱毛、牙齿过长、身体是否有脓疡、指甲过长、任何身体不适的征兆等。确定每一动物栏上的卡片记录完整且清晰。

【实训结果】

1. 计算动物一昼夜之内的摄食量和饮水量。
2. 记录动物的健康状况。

操作训练 2　实验动物健康的观察与评价

【目的与要求】

掌握观察动物是否健康的方法和内容，并能根据动物外在特征变化对其健康状况作出评价。

【仪器和材料】

小鼠、大鼠、兔、开口器、体温表。

【操作方法与步骤】

一、观察动物的外表与行为

观察安静状态下的动物有无以下异常表现或症状：精神萎靡不振、敏感性增高、运动失调、被毛粗乱、被毛如油污涂布、皮肤有无创伤、丘疹、水泡、溃疡、脱水皱缩，头部、颈部、背部有无肿块、四肢关节有无肿胀，尾部有无肿胀、溃疡、坏疽、无毛瘢痕，鼻孔有无渗出物阻塞、喷嚏、呼吸困难，眼部有无渗出物、结膜炎，口部有无流涎、张口困难，排出粪便的含水量、颜色、排粪次数、粪便数量、粪便中有无未消化谷粒、黏液、血液、寄生虫虫体，排尿的次数、每次尿量及颜色等。

大、小鼠抓住尾巴拎起时应四肢伸展，无转圈动作。

二、个体检查

通过触摸背部、臀部、腿部肌肉，判定动物的营养状况；仔细检查皮肤的弹性，有无缺毛瘢痕和外寄生虫；兔要检查耳部有无耳螨；肛门皮肤及被毛有无被稀粪污染；眼部有无角膜炎、晶状体混浊、瞳孔形状变化和色素沉着等。用开口器打开口腔，观察黏膜有无出血、糜烂、溃疡、假膜、炎症；轻轻压迫喉头与气管能否引起咳嗽；触诊腹腔有无疼痛反射、较大肿块；量体温。

三、采食和饮水观察

在大群实验动物中发现患病动物的最好时机就是投放饲料的瞬间，健康动物常踊跃抢食，而患病动物往往独立于一侧，厌食甚至拒食。饮水时健康动物一般适度饮水，但腹泻动物通常饮水量大增；食欲与饮欲俱增应怀疑是否为糖尿病。发现拒食动物立即剔除，作进一步的检查。

【实训结果】

对动物进行观察检查后，认真填写以下记录表，作出相应评价。

健康观察记录表

动物品系：

内　容	情况记录	评　价
行为习惯		
体态营养		
神态反应		
被毛皮肤		
采食饮水		
粪尿		
呼吸、心搏、体温		
妊娠哺乳生长发育		
其他		

综合评价：　　　　观察人：　　　　日期：

实训三　动物实验染毒与处置

知识链接1　常用实验动物染毒技术

在进行食品毒理学动物实验时要使动物经一定的途径接触毒物。染毒的途径要依实验目的并结合人类的实际接触方式、毒物的多少及理化性质和具体设备条件等来决定。食品毒理学中最常用的染毒方式有经消化道染毒（gastrointestinal tract exposure），在特殊需要时也使用注射染毒。

一、经消化道染毒方法

经消化道染毒方法主要有灌胃法、喂饲法和吞咽胶囊三种。为防止胃纳充盈影响物质的吸收及毒性，经消化道染毒要求实验动物空腹。依动物生活习性的不同，禁食的时间也不同，白天进食的动物（如兔、猫、狗等）可在白天动物进食前给毒，夜间进食的动物（如大鼠、小鼠等）应隔夜禁食。

（一）灌胃法

1. 大鼠、小鼠及豚鼠灌胃法

灌胃针头连接注射器，吸取受试物。左手抓住动物背部皮肤，将动物固定，要使动物的消化道处于自然垂直位。右手持注射器，针头由动物嘴角插入，沿咽后壁缓缓插入食道。进针过程应没有阻力，若遇阻力，应调整方向，不要强行进针。进针后先回抽针芯，如无气泡抽出，并有一定负压，说明位置在胃中，可进药。否则应重新进针。一般灌胃针插入深度：小鼠约3～4cm，大鼠、豚鼠约4～6cm。灌胃量：小鼠0.2～1mL，大鼠1～4mL，豚鼠1～5mL。

2. 兔、猫、狗等较大动物灌胃法

通常以胃管或导尿管为灌胃导管。先将动物固定，保持伸直的体位。在动物上、下门牙间放一开口器，并固定之。开口器可用木料或金属制成，梭形，宽度依动物口腔大小而定，中间钻一小孔，以使灌胃导管能通过。灌胃导管经开口器中心圆孔插入，沿咽后壁经食道插入胃中。如遇阻力应拔出，稍等片刻后重新插入，不可强行插管，以免造成创伤或误入肺部。为检查导管插入是否正确，将导管外口通入一盛水的烧杯中，如不发生气泡，即认为在食道中，若不断出现气泡，则可能误入肺内，应拔出重插。确认插入胃中后，用注射器吸取受试物，经导管注入。注入速度不要太快，以免引起呕吐。注完后用少许清水冲洗导管，一并注入。兔、猫灌胃量一般为5～10mL，狗不超过5mL/kg体重。

（二）喂饲法

将毒物掺入动物饲料或饮水中，让动物自己食入或饮用。只有那些不易挥发、不易破坏、没有特殊嗅、味，不与食物起化学反应的毒物才能使用喂饲法。动物需要单笼喂养，经常称量剩食或测量剩水，以算出实际毒物摄入量。

（三）吞咽胶囊

将受试物按一定的剂量要求，装在药用胶囊内，直接送至动物咽部，迫使吞咽。该法适用于兔、猫、狗等较大动物。对于易挥发、易水解和有异味的受试物特别适用。

二、注射染毒方法

注射染毒前应对器械及注射部位皮肤进行常规消毒。

1. 腹腔注射

腹腔注射染毒操作简便，受试物吸收快。大、小鼠腹腔注射：左手抓住头背部皮肤固定动物，用无名指及小指将鼠尾夹住，动物腹部朝上，头略向下垂。右手持注射针从下腹部外侧朝头方向刺入腹腔，回抽针芯，若无回血及尿液即可进行注射。家兔、猫等较大动物腹腔注射：助手固定动物，腹部朝上，后肢抬高，头部向下，使腹腔肠管向胸腔方向移位。在动物下腹部外侧 1/3 处垂直刺入腹腔。回抽针芯，若无回血即可注射。

注意事项：

（1）注射部位不可太近上腹部，也不可太深，以免损伤内脏。

（2）一次腹腔注射量不宜过大，家兔不大于 10mL，豚鼠不超过 5mL，大鼠不超过 2mL，小鼠不超过 1mL。

（3）注射针头不可太粗，以免药液从注射孔流出。

（4）进针时针头与腹壁所成角度不宜太小，以免刺入皮下。

2. 皮下注射

小鼠注射部位常选颈背部。用左手抓起颈背部皮肤，注射针以 20°的角度刺入，回抽针芯，无回血即可注射。注射后局部隆起，说明确已注入皮下。豚鼠、大鼠、狗、猫等动物的背部皮肤较厚，针头不易刺入。狗、猫注射部位多选大腿外侧，豚鼠选后肢大腿内侧或小腹部，大鼠可在尾根背部。兔可在背部或耳根部。一次皮下注射药量小鼠约 0.1 ~ 0.5mL，大鼠 0.5 ~ 1.0mL，豚鼠 0.5 ~ 2.0mL，兔 1 ~ 3mL，狗 3 ~ 10mL。

3. 皮内注射

以水平直接插入皮内。药液注入皮内时，局部出现白色橘皮样隆起。

4. 肌肉注射

注射部位一般选动物臀部。局部去毛、消毒，固定动物，将针头垂直刺入肌肉内，回抽针芯无回血即可推注。一次肌注量：小鼠约 0.1 ~ 0.2mL，大鼠 0.2 ~ 0.5mL，豚鼠 0.2 ~ 0.5mL，兔 0.5 ~ 1.0mL，狗 2 ~ 5mL。

5. 静脉注射

大、小鼠尾静脉注射：将动物固定，露出尾巴，将尾巴浸入 45 ~ 50℃ 温水中约 1 ~ 2min，使静脉充血，此时可见三条尾静脉。选择最清楚的一条，于尾末端1/3 处用4 号针头，以与鼠尾呈小于30°的角度刺入静脉，针头在尾静脉内平行推进少许。左手将针头和鼠尾一同固定，回抽针芯，有回血时即可慢慢注入药物。推注过程中若遇阻力或注射部位皮肤变白，说明未刺入静脉内，应拔出重刺。注射量：小鼠约 0.2 ~ 0.5mL，大鼠 1 ~ 2mL。兔耳缘静脉注射：将动物固定，剪去耳缘部位毛，轻轻揉擦兔耳，促进静脉充血，用左手中指和食指压住耳根部，拇指和无名指固定兔耳，右手持注射针，由耳尖部向耳根方向刺入耳缘静脉并顺血管向前推进 1cm。放松对耳根部的压迫，固定针头及兔耳，回抽针芯，见回血即可注射。一次可注射 3 ~ 10mL。

知识链接2 实验动物的处置

一、实验动物的抓取与固定

进行动物实验时，必须正确地捕捉动物，否则易造成实验者或实验动物的创伤。

1. 小鼠的抓取

抓住尾巴迅速提起即可。注意应提尾部末端，以防小鼠回头咬伤。

2. 大鼠的抓取

大鼠性烈，为防止咬伤，在捕捉大鼠时通常要戴手套。可用手掌扣住其背部，拇指及其余四指绕到动物两侧腋下，将动物抓起。也可抓住尾尖迅速提起。

3. 豚鼠的抓取

用手掌扣住背部，拇指和其余四指绕到动物两侧腋下将动物抓起，较大的豚鼠需用另一只手托其臀部。

4. 家兔的抓取

用手抓住背部皮肤，另一只手托住臀部。不宜只提双耳。家兔比较驯服，不会咬人，但要防止被其爪抓伤。

实验动物的固定主要依靠特制的固定器或固定架来实现。如小鼠可用适合于其躯体大小的带塞的有机玻璃或玻璃套管。套管前端有供小鼠呼吸的圆孔，鼠尾由塞子中央的孔穿出来。其他动物可根据实验的要求制成不同形状的固定盒、固定笼、固定台架等。

二、实验动物的处死

在食品毒理学实验中，根据实验的目的，常于实验进行的不同时期或终了时处死存活的动物，以取血或组织器官进行病理、生化等指标的检查。处死动物总的要求是尽量减少因处死方法不当而造成的对病理、机能检查的影响。具体处死方法要依实验要求及动物种属而定。常用的方法有以下几种。

1. 断髓法

常用于大、小鼠。一手按住动物头颈部，另一只手猛拉鼠尾，使颈椎脱臼，造成急性延髓损伤而死亡。该方法简单易行，动物死亡快，对内脏损伤小。但可引起颈部气管或肺内出血。不能留取血液。

2. 断头法

适用于大、小鼠。用大剪刀或断头器剪断鼠颈，立即将鼠体倒置放血。该方法简便易行，动物死亡快，对内脏影响小，留取血量多。但血液可吸入肺组织，有时可能会损伤甲状腺。

3. 空气栓塞法

适用于兔、狗等较大动物。在动物静脉内注入一定量空气，产生血循环气体栓塞，造成急性心衰而死亡。该方法可引起各脏器明显淤血。

4. 麻醉法

适用于各种动物。选择合适的麻醉剂，先对动物麻醉，然后再切开动脉放血或剪开腹腔，于腹腔摘取脏器。该方法动物无挣扎，对内脏影响较小。

三、实验动物编号标记方法

动物在实验前常常需要作适当的分组，那么就要将其标记使各组加以区别。标记的方法很多，良好的标记方法应满足标号清晰、耐久、简便、适用的要求。常用的标记法有染色、耳缘剪孔、烙印、号牌等方法。

（一）颜料涂染

这种标记方法在实验室最常使用，也很方便。使用的颜料一般有3%~5%苦味酸溶液（黄色）、2%硝酸银溶液（咖啡色）和0.5%中性品红溶液（红色）等。标记时用毛笔或棉签蘸取上述溶液，在动物体的不同部位涂上斑点，以示不同号码。编号的原则是：先左后右，从上到下。一般把涂在左前腿上的计为1号，左侧腹部计为2号，左后腿为3号，头顶部计为4号，腰背部为5号，尾基部为6号，右前腿为7号，右侧腰部为8号，右后腿计为9号。若动物编号超过10或更大数字时，可使用上述两种不同颜色的溶液，即把一种颜色作为个位数，另一种颜色作为十位数，这种交互使用可编到99号，假使把红的记为十位数，黄色记为个位数，那么右后腿黄斑，头顶红斑，则表示是49号鼠，其余类推。

（二）烙印法

用刺数钳在动物耳上刺上号码，然后用棉签蘸着溶在酒精中的黑墨在刺号上加以涂抹，烙印前最好对烙印部位预先用酒精消毒。

（三）号牌法

用金属制的牌号固定于实验动物的耳上，大动物可系于颈上。对猴、狗、猫等大动物有时可不做特别标记，只记录它们的外表和毛色即可。

四、实验动物的随机分组方法

动物实验时，常常需要将选择好的实验动物，按研究需要分成若干个组，分组时为了避免人为的因素影响，常应用随机数字表进行完全随机化的分组。

（1）将实验单位随机分成两组设有小鼠 14 只，试用随机数字表将其分成两组。先将小鼠依次编为 1、2、3…14 号，然后任意从随机数字表的某一行某一数字开始抄录 14 个数，编排如下：

动物编号	1	2	3	4	5	6	7	8	9	10	11	12	13	14
随机数目	16	22	77	94	39	49	54	43	54	82	17	37	93	23
归组	B	B	A	B	A	A	B	A	B	B	A	A	A	A

现令单数代表 A 组，双数代表 B 组，结果列入 A 组的动物有 8 只，列入 B 组的动物有 6 只。如要使两组相等，须将 A 组减少一只，划入 B 组。应把哪一只小鼠划入 B 组，仍可用随机数字表，在上述抄录的 14 个数后面再抄录一个数字为 78，此数以 8 除之，因为归入 A 组的小鼠有 8 只，故以 8 除，得余数 6。于是把第 6 个 A（即编写为第 12 号的小鼠）划给 B 组。经过这样调整，两组小鼠的分配如下：

A 组：3　5　6　8　11　13　14

B 组：1　2　4　12　7　9　10

（2）将实验单位随机分成三组设有动物 15 只，随机等分成 A、B、C 三组。将动物编号后，按上述方法，从随机数字表抄录 15 个数字，将各数一律以 3 除之，并以余数 1、2、3 代表 A、B、C，结果归入 A 组的动物 6 只，归入 B 组的动物 4 只，归入 C 组的动物 5 只，即：

动物号码	1	2	3	4	5	6	7	8	9
随机数目	1	6	4	11	48	93	14	96	3

要使三组的动物数相等，须把原归 A 组的 6 只动物中的 1 只改配到 B 组去。可以随机数字表继续按斜角线抄录一个数字，得 60，以 6 除之，除尽（相当于余数为 6），就可以把第六个 A（即 12 号）动物改为 B 组。

五、实验动物被毛的去除方法

动物的被毛常能影响实验操作和结果的观察，因此实验中常需去除或剪短动物的被毛。除毛的方法有剪毛、拔毛和脱毛三种。

剪毛：固定动物后，用粗剪刀剪去所选部位的被毛。剪毛时需注意以下几点：① 把剪刀贴紧皮肤剪，不可用手提起被毛，以免剪破皮肤；② 依次剪毛，不要乱剪；③ 剪下的毛集中放在一个容器内，勿遗留在手术野和兔台周围，以保证手术野的清洁和防止注射器等夹毛。

拔毛：兔耳缘静脉注射或取血时以及给大、小白鼠作尾静脉注射时，需用拇指、食指将局部被毛拔去，以利操作。

脱毛：脱毛系指用化学药品脱去动物的被毛，适用于无菌手术野的准备以及观察动物局部皮肤血液循环和病理变化。常用脱毛剂的配方：① 硫化钠 3g、肥皂粉 1g，淀粉 7g，加水适量调成糊状。② 硫化钠 8g、淀粉 7g、糖 4g、甘油 5g、硼砂 1g，加水 75mL。③ 硫化钠 8g，溶于 100mL 水中。以上脱毛剂配方适用于家兔、大白鼠、小白鼠等小动物的脱毛。④ 硫化钠 10g、生石灰 15g，溶于 100mL 水，此配方适用于狗等大动物的脱毛。

使用以上各种脱毛剂，都应事先剪短被毛，以节省脱毛剂，并减少对皮肤的刺激反应，应用时用棉球蘸脱毛剂，在所需局部涂一薄层，2 ~ 3min 后，用温水洗去脱落的被毛，以纱布擦干局部，涂一层油脂即可。

六、实验动物的麻醉

在一些动物实验，特别是手术等实验，为减少动物的挣扎和保持其安静，并便于操作，常对动物采用必要的麻醉。由于动物种属间的差异，所采用的麻醉方法和选用的麻醉剂亦有不同。

（一）常用的麻醉剂

1．挥发性麻醉剂

这类麻药包括乙醚、氯仿等。乙醚吸入麻醉适用于各种动物，其麻醉量和致死量差距大，安全度亦大，动物麻醉深度容易掌握，而且麻后苏醒较快。其缺点是对局部刺激作用大，可引起上呼吸道黏膜液体分泌增多，再通过神经反射可影响呼吸、血压和心跳活动，并且容易引起窒息，故在乙醚吸入时必须有人照看，以防麻醉过深。

2．非挥发性麻醉剂

种类较多，包括苯巴比妥钠、戊巴比妥钠、硫喷妥钠等巴比妥类的衍生物，氨基甲酸乙酯和水合氯醛。这些麻醉剂使用方便，一次给药可维持较长的麻醉时间，麻醉过程较平衡，动物无明显挣扎现象。但缺点是苏醒较慢。

（二）动物的麻醉方法

1．全身麻醉

（1）吸入法　用一块圆玻璃板和一个钟罩或一个密闭的玻璃箱作为挥发性麻醉剂的容器，多选用乙醚作麻药。麻醉时用几个棉球，将乙醚倒入其中，迅速转入钟罩或箱内，让其挥发，然后把待麻醉动物投入，约隔 4 ~ 6min 即可麻醉，麻醉后应立即取出，并准备一个蘸有乙醚的棉球小烧杯，在动物麻醉变浅时给其套在鼻上以补吸麻药。本法最适于大、小鼠的短期操作性实验的麻醉；当然也可用于较大的动物，只是要求有麻醉口罩或较大的玻璃箱罢了。由于乙醚燃点很低，遇火极易燃烧，所以在使用时，一定要远离火源。

（2）腹腔和静脉给药麻醉法　非挥发性和中药麻醉剂均可用作腹腔和静脉注射麻醉，操作简便，是实验室最常采用的方法之一。腹腔给药麻醉多用于大小鼠和豚鼠，较大的动物如兔、狗等则多用静脉给药进行麻醉。由于各麻醉剂的作用时间长短以及毒性的差别，在作腹腔和静脉麻醉时，一定要控制药物的浓度和注射量。

2．局部麻醉

（1）猫的局部麻醉一般应用0.5%～1.0%盐酸普鲁卡因注射。黏膜表面麻醉宜用2%盐酸可卡因。

（2）兔在眼球手术时，可于结膜囊滴入0.02%盐酸可卡因溶液，数秒钟即可出现麻醉。

（3）狗的局部麻醉用0.5%～1%盐酸普鲁卡因注射。眼、鼻、咽喉表面麻醉可用2%盐酸可卡因。

3. 注意事项

（1）注射必须缓慢，同时观察肌肉紧张性、角膜反射和对皮肤夹捏的反应，当这些活动明显减弱或消失时，立即停止注射。配制的药液浓度要适中，不可过高，以免麻醉过急；但也不能过低，以减少注入溶液的体积。

（2）必须注意保温。麻醉期间，动物的体温调节机能往往受到抑制，出现体温下降，可影响实验的准确性。此时常需采取保温措施。保温的方法有，实验桌内装灯、电褥、台灯照射等。无论用哪种方法加温都应根据动物的肛门体温而定。常用实验动物正常体温：猫为38.6℃±1.0℃，兔为38.4℃±1.0℃，大鼠为39.3℃±0.5℃。

（3）在寒冷冬季，麻醉剂在注射前应加热至动物体温水平。

操作训练1 实验动物抓取固定和标记

【目的与要求】

学习和掌握小鼠、大鼠、豚鼠和兔实验动物的正确捕捉、抓取与固定方法。抓取固定动物前，必须对各种动物的一般习性有所了解，在操作过程中，既要小心仔细，不能粗暴；又要大胆敏捷。既要防止动物对人员的伤害；又要防止对动物的伤害。确实达到抓住和固定动物的目的。

【仪器和材料】

小鼠、大鼠每2人1只，豚鼠、兔每组1只。剪刀、镊子、耳号钳、记号笔、毛笔、棉绳。

苦味酸饱和液，0.5%中性红或一品红溶液，煤焦油酒精溶液，消毒用碘酒或酒精。

【操作方法与步骤】

一、抓取与固定方法

（1）小鼠　小鼠一般不会咬人，但取用动物时要轻、缓。先用右手抓住鼠尾并提起，放在实验台上，在其向前爬行时，用左手的拇指和食指抓住小鼠的两耳和头颈部皮肤（图7-1），然后将鼠置于左手手心中，把后肢拉直，用左手的无名指及小指按住尾巴和后肢，前肢可用中指固定，完全固定好后松开右手。对操作熟练者可采用左手一手抓取法。根据实验需要可将小鼠固定在手中，也可将小鼠固定在玻璃、木和竹制的圆筒内或小鼠固定板上。

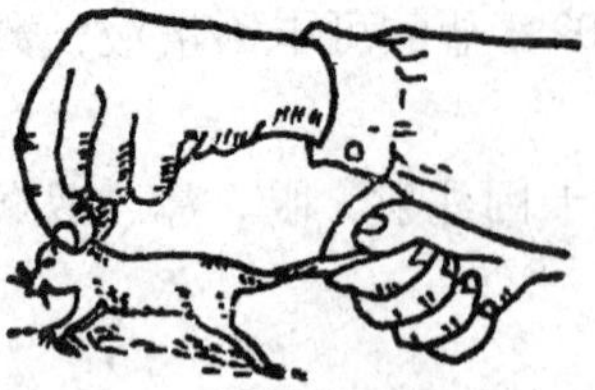

图 7-1　小鼠抓取

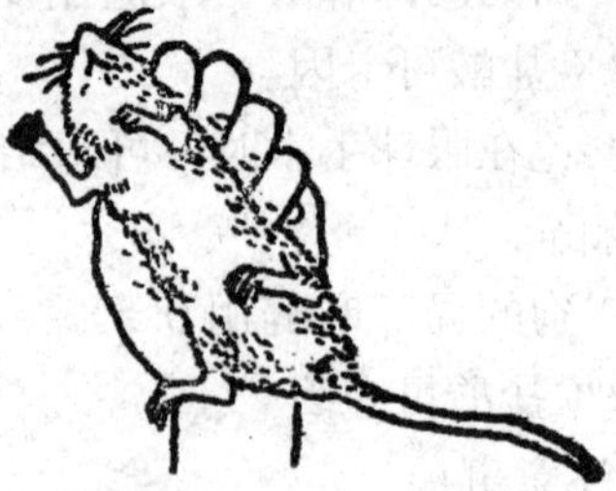

图 7-2　大鼠抓取

（2）大鼠　大鼠的牙齿很尖锐，初次抓取大鼠者可戴厚帆布手套，不要突然袭击式地去抓大鼠，抓取时右手慢慢伸向大鼠尾巴，尽量向尾根部靠近，抓住其尾巴后提起，置于实验台上，右手轻轻抓住尾巴向后拉，左手抓紧鼠两耳和头颈部的皮肤，并将鼠固定在左手中（图 7-2）。也可将大鼠固定在固定器。

（3）豚鼠和兔　豚鼠和兔不会咬人，抓取时应注意采用正确的方法，防止对动物的损伤或被抓伤。图 7-3 是豚鼠抓取和固定方法，图 7-4 是兔的抓取和固定方法。

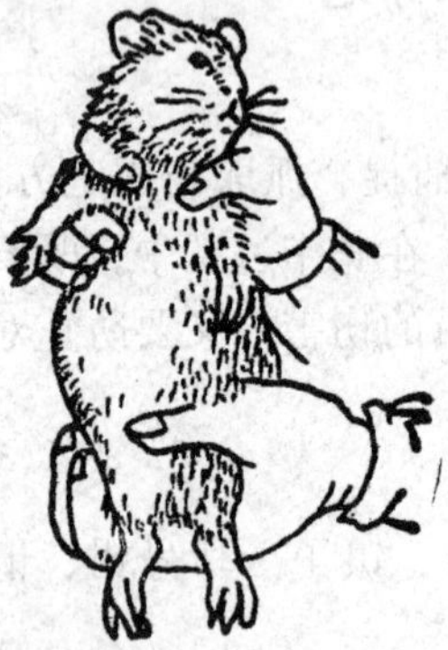

图 7-3　豚鼠抓取和固定

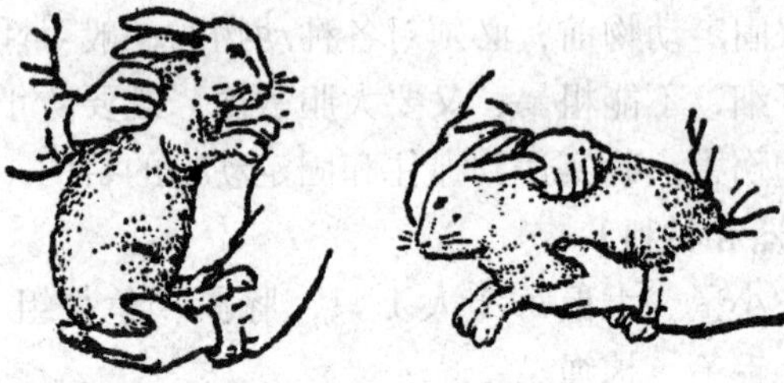

图 7-4　兔的抓取和固定

二、标记方法

1. 个体染色标记法

用毛笔将苦味酸或中性红涂在动物的不同部位，各个部位所表示的号码如图 7-5 所示。用黄色表示个位数，红色表示十位数。此方法适用短期试验的大小白鼠。

2. 个体耳号标记法

用耳号钳在耳上打洞或用剪刀在耳边缘上剪缺口，左耳为十位右耳为个位，所表示的号码如图 7-6 所示。

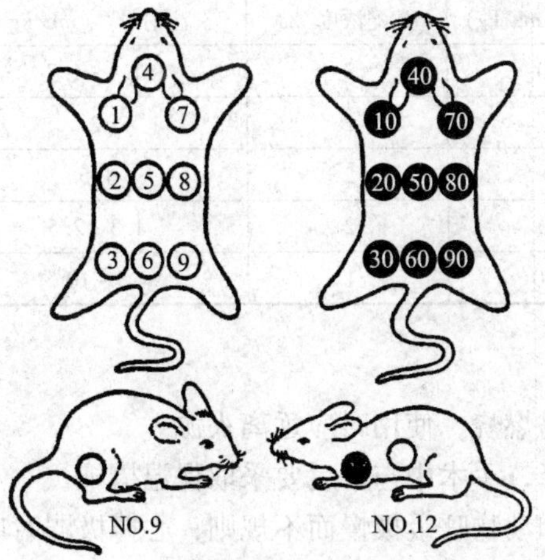

图7－5　个体染色标记法

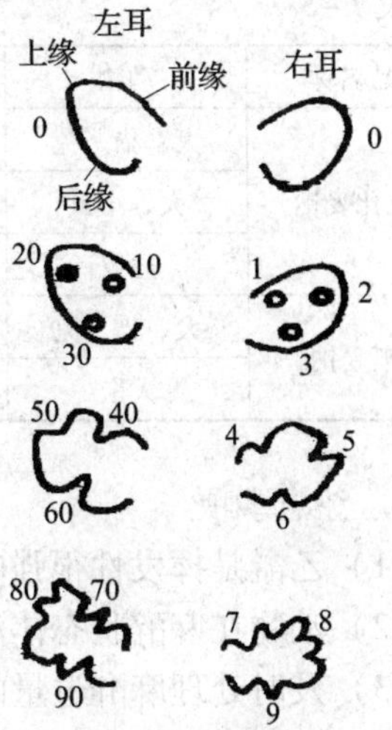

图7－6　小鼠耳号标记法

操作训练2　实验动物的麻醉及急救方法

【目的与要求】

通过对动物的麻醉，掌握最常用的吸入麻醉法和注射麻醉法以及不同种类动物、不同麻醉药品的使用方法和使用剂量。

【仪器和材料】

（1）动物：小鼠、大鼠、兔或狗。

（2）药品：乙醚、戊巴比妥钠、硫喷妥钠、咖啡因、可拉明。

（3）麻醉箱或其他密闭容器、辅助麻醉器，如装有乙醚棉球的试管或烧杯，其口径刚好能覆盖住动物鼻子和嘴、注射器。

【操作方法与步骤】

1．分组

将动物分成吸入麻醉和注射麻醉的两个组进行。

2．方法

（1）吸入麻醉法　将动物放入麻醉箱或密闭的容器中，把乙醚蒸气输入麻醉箱或把蘸有乙醚的棉球投入容器中，当动物倒下，四肢紧张度明显减轻，皮肤痛觉消失，则表示动物已进入麻醉状态，可进行手术。手术中注意观察动物状态。当出现四肢或胡须的运动，可将辅助麻醉器或蘸有乙醚的药棉放在鼻部，待运动消失即取走。

（2）注射麻醉法　将动物固定后，腹腔注射戊巴比妥钠或硫喷妥钠，其常用浓度、注射剂量等参照表7－5进行。

表7-5 注射麻醉的用药、浓度与注射剂量

药品名称	动物	给药剂量/（mg/kg）	常配浓度/%	注射量/（mL/kg）
戊巴比妥钠	犬、猫、兔	40~50	3	1.4~1.7
	大、小鼠	40	2	2
	豚鼠	30	2	1.5
硫喷妥钠	犬、猫、兔	25~50	2	1.3~2.5
	大鼠	50~100	1	5~10

3．注意事项

（1）乙醚是挥发性很强的液体，易燃烧，使用时应远离火源。

（2）动物在麻醉状态体温容易下降，手术中与术后要采取保温措施。

（3）及时处理麻醉过量的动物，如动物呼吸极慢而不规则，心搏极弱时应使用10%的咖啡因，按0.1mL/kg静脉注射或用10%的可拉明按0.2~0.5mL/kg静脉或肌肉注射。

【实训结果】

（1）记录开始用药到动物倒下整个麻醉过程中动物精神及运动的变化与所需时间。

（2）动物处于麻醉状态的持续时间。

（3）出现四肢或胡须运动到完全苏醒的时间及动物状态变化的过程。

【注意事项】

实验过程中，由于过量麻醉，可导致一些可见的临床表现，应及时采取复苏和抢救措施。

（一）呼吸停止

可出现在麻醉的任何一个时期。如在兴奋期，呼吸停止具有反射性质。在深度麻醉期，呼吸停止是由于延髓麻醉的结果，或由于麻醉剂中毒时组织中血氧过少所致。

1．临床症状

呼吸停止的临床主要表现是胸廓呼吸运动停止，黏膜发绀，角膜反射消失或极低，瞳孔散大等。呼吸停止的初期，可见呼吸浅表、频数不等而且间歇。

2．治疗方法

必须停止供给麻醉药，先打开动物口腔，拉出舌头到口角外，应用5% CO_2和60% O_2的混合气体间歇人工呼吸，同时注射温热葡萄糖溶液、呼吸兴奋药、心脏急救药。

3．呼吸兴奋药

此类药物作用于中枢神经系统，对抗因麻醉过量引起的中枢性呼吸抑制，常用的有尼可刹米、戊四氮、美解眠等。

（1）尼可刹米　尼可刹米又名可拉明，人工合成品。直接兴奋呼吸中枢，安全范围较大，适用于各种原因引起的中枢性呼吸衰竭。每次用量0.25～0.50g，静脉注射。大剂量可致血压升高、心悸、心率失常、肌颤等。

（2）戊四氮　戊四氮为延髓兴奋药，能兴奋呼吸及血管运动中枢，对抗巴比妥类及氯丙嗪等药物过量所致的中枢性呼吸衰竭。每次用量0.1g，静脉注射或心内注射。可以重复使用，但大剂量可导致惊厥。

（3）美解眠　美解眠与戊四氮相似，作用较短，安全范围较戊四氮宽。主要对抗巴比妥类和水合氯醛中毒。每次用量50mg，静脉缓慢注射。过量使用可引起肌肉抽搐和惊厥。

（二）心跳停止

在吸入麻醉时，麻醉初期出现的反射性心跳停止，通常是由于剂量过大的原因。还有一种情况，就是手术后麻醉剂所致的心脏急性变性，心功能急剧衰竭所致。

1．临床症状

呼吸和脉搏突然消失，黏膜发绀。心跳停止的到来可能无预兆。

2．治疗方法

心跳停止应迅速采取心脏按摩，即用掌心（小动物用指心）在心脏区有节奏地敲击胸壁，其频率相当于该动物正常心脏收缩次数。同时，注射心脏抢救药。

3．心脏抢救药

（1）肾上腺素　肾上腺素用于提高心肌应急性，增强心肌收缩力，加快心率，增加心脏排血量。用于心跳骤停急救，每次0.5～1mg，静脉注射、心内或气管内注射。肾上腺素也有一定的复跳作用，用于治疗窦缓、室颤等。氟烷麻醉中毒禁用。

（2）碳酸氢钠　碳酸氢钠是纠正急性代谢性酸中毒的主要药物。首次给药用5%碳酸氢钠按1～2mL/kg注射。对于心脏停跳的动物，可于首次注射肾上腺素以后立即静脉给药，因为酸中毒的心肌对儿茶酚胺反应不良。

实训四　实验动物解剖

知识链接　小鼠内部器官形态

在毒理学实验中，常常需要了解有毒物质对实验动物内部各器官的损害程度。因此熟练解剖实验动物是毒理学工作者非常基本的一种技能。本节以小鼠为例，对其内部器官的大体位置及形态给予说明。

一、消化系统

消化道分为口、口腔、咽、食道、胃、小肠、大肠、肛门。消化腺包括唾液腺、肝脏和胰脏（图7－7）。

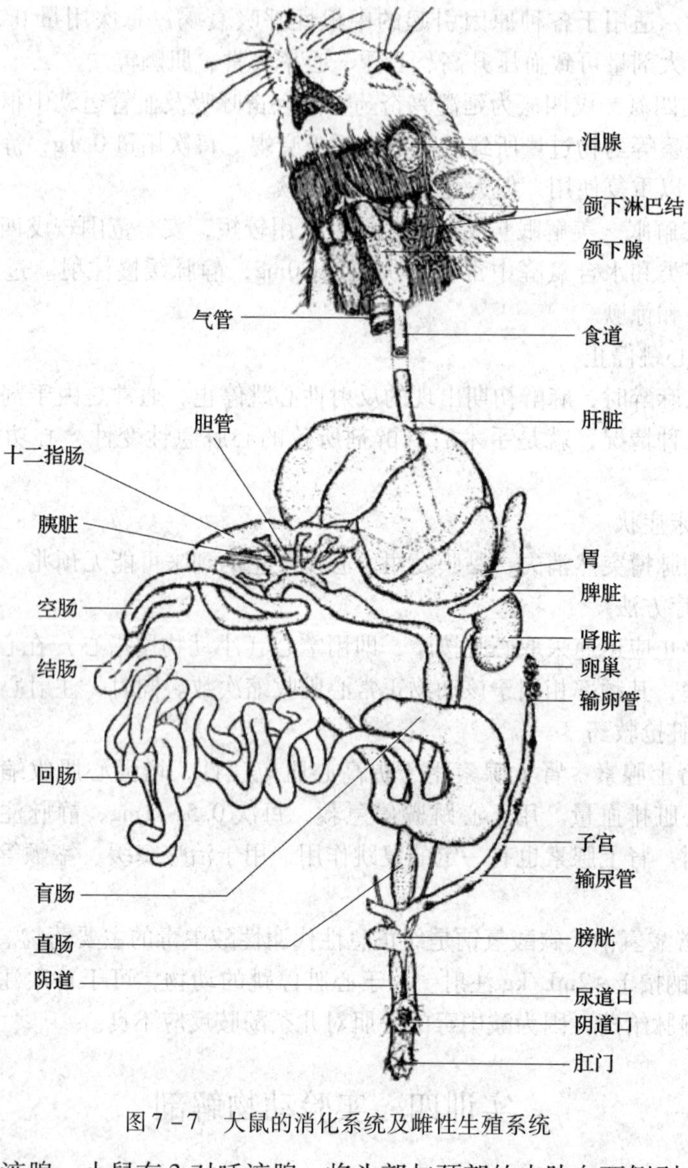

图 7－7 大鼠的消化系统及雌性生殖系统

(1) 唾液腺 小鼠有 3 对唾液腺，将头部与颈部的皮肤向两侧剥离，即可见到。颌下腺：位于下颈部腹面两侧一对大型腺体，红色，长椭圆形，颌下腺开口于口腔底部。耳下腺（腮腺）：位于耳壳基部下后方。淡红色，近圆形。舌下腺：淡黄色腺体，较小。位于舌肌与内翼肌间，也开口于口腔底部。

(2) 口腔及咽 剪开两侧口角，打开口腔，观察口腔内部结构。小鼠每侧具门齿 1 对，臼齿 3 对，无犬齿和前臼齿。口腔顶部具硬腭和软腭，口底具舌。硬腭表面有波浪状隆起即腭褶，软腭是一个肌肉质膜。它们将内鼻孔进一步后移，使呼吸道与消化道完全分开。口腔后部为咽。剪开软腭至硬腭位置，可见鼻咽管，在其两侧壁可见一对斜裂缝状的耳咽管孔。

（3）消化道及消化腺　口腔后是食道，肉质的食道位于气管背面，穿过胸腔到达腹腔，在横膈下与胃连接。胃横位于腹腔的左前部，胃小弯朝向背前方，胃大弯朝向腹后方，暗红色狭长形的脾脏在左侧与胃大弯相接触。胃与食道交界处为贲门，和十二指肠交界处为幽门。胃后接小肠。小肠分化为十二指肠、空肠、回肠。十二指肠自幽门向后延续，呈 U 形，前部较粗，向后渐细而过渡到空肠。空肠和回肠是小肠的主要部分，前段为空肠与十二指肠相接，后段为回肠，其末端为盲肠和大肠的连接处。从外观上看，空肠和回肠间无明确界限，但空肠有较丰富的血管而较回肠颜色稍红一些。大肠包括盲肠、结肠和直肠。盲肠是介于小肠与结肠之间的一个大的盲囊。大肠前段为结肠，其肠壁膨起形成一系列膨袋。直肠是一直行的管道，穿过骨盆，在尾根的下方终于肛门。

胰脏为肉红色脂肪状物，较分散地分布于十二指肠与结肠的系膜上，胰管细小通十二指肠。肝脏在腹腔前部，紫红色，右肝内侧有一个黄绿色的胆囊。

二、呼吸系统

呼吸系统包括呼吸道和肺，鼻孔内通鼻腔，经咽喉部连接气管。气管位于食道腹面，由背面不封口的 C 型软骨环组成，气管进入胸腔后分为支气管进入左右肺。剪断气管上部，取下喉头观察（图 7－8）。腹面有一块大的盾形软骨，为甲状软骨。其后为环状软骨。沿背中线剪开气管，环状软骨前方有一对三棱形软骨，为勺状软骨。

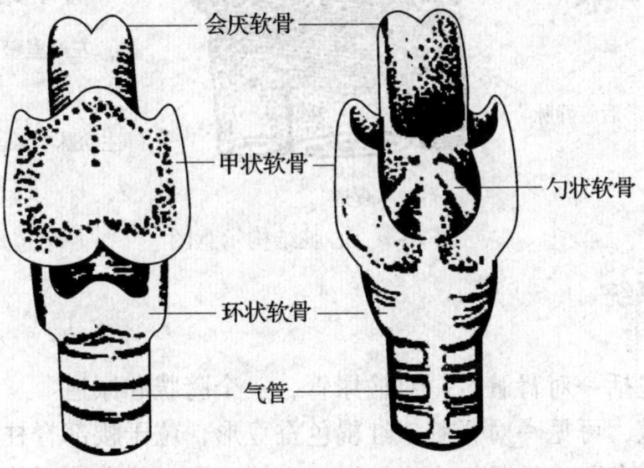

图 7－8　喉部软骨（左为腹面，右为背面）

三、心脏

将心脏（图 7－9）剪下，纵剖开，用水冲净，辨认各部分。心脏外形似倒放的圆锥体，分为左右心房和左右心室。心房在前部，心室在后部。房间隔和室间隔完全。心室壁较心房壁厚，而左心室壁较右心室壁厚。左心房和左心室之间，右心房和右心室之间有房室孔相通，是血液从心房到心室的出口。口上有三角形瓣膜，左房室孔有 2 个，为二尖瓣，右房室孔有 3 个，为三尖瓣。瓣膜下方的游离缘以腱索与心室内壁的乳头肌相连，乳头肌数目与瓣膜数目相同。在左心室的主动脉出口和右心室的肺动脉出口处各有 3 个呈袋状的半月状瓣膜，分别为主动脉瓣和肺动脉瓣，袋口朝向动脉面。

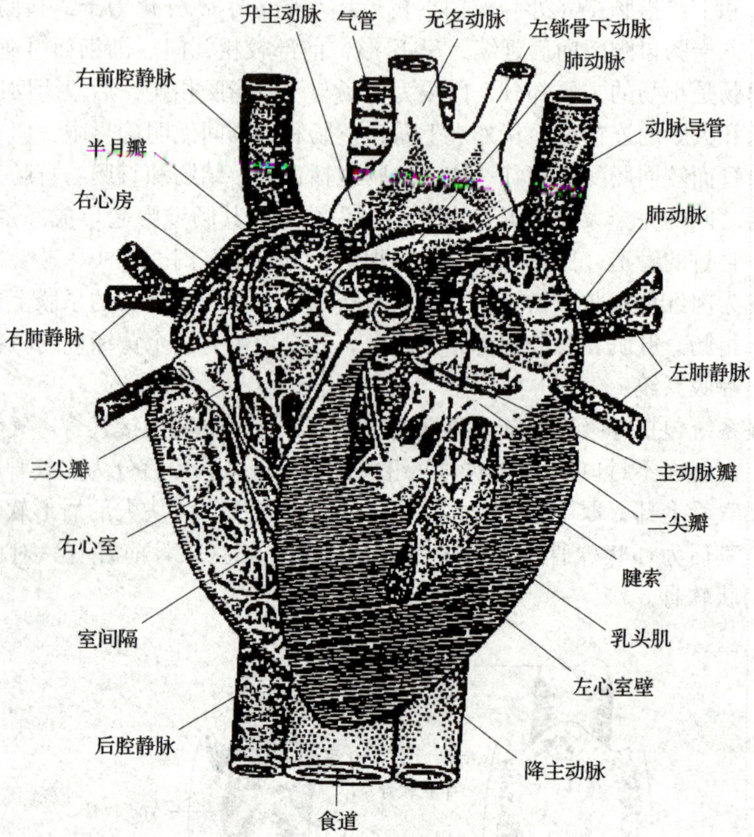

图 7 - 9　心脏结构示意图

四、泄殖系统

1. 排泄器官

排泄器官包括一对肾脏，一对输尿管，一个膀胱和尿道。

移去消化道，可见一对肾脏，红褐色蚕豆形，位于腰部脊柱两侧，右肾位置稍靠前。肾内侧有凹入的肾门，为神经、血管、淋巴管和输尿管通过的地方。肾脏前内侧有黄白色圆形肾上腺，属内分泌腺。取下一个肾纵剖开进行观察。输尿管起于肾脏的肾盂，沿腰部腹面下行进入盆腔，在膀胱背外侧注入膀胱。膀胱位于耻骨前缘，是一个肌肉质囊，尿排空时呈梨形。雌性尿道仅排尿，开口于阴道前庭，以泄殖孔通体外。

2. 生殖器官

(1) 雄性生殖器官（图 7 - 10）　包括睾丸、附睾、输精管、阴茎、副性腺及阴囊。阴囊是肛门前外侧皮肤下垂而形成的囊袋，睾丸一对，呈椭圆形，平时位于体腔内，繁殖期由腹腔下降入阴囊使阴囊突出。附睾附着其上，主要由单根附睾管盘曲而成，由附睾伸出输精管，沿睾丸内侧向前走行，经腹股沟管进入腹腔，在膀胱颈的位置向下走行并从背面开口入尿道。尿道又称尿生殖道，通达阴茎，开口于阴茎尖端。

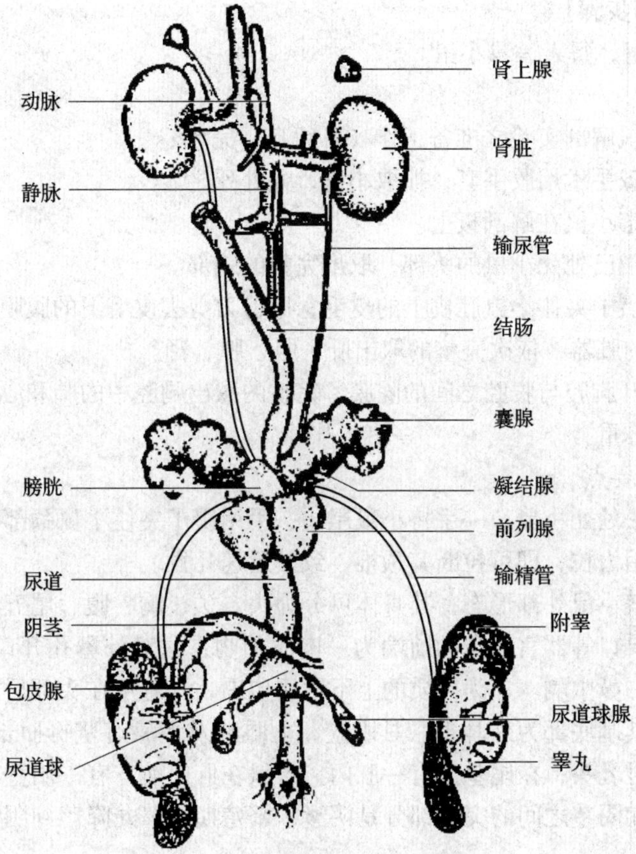

图 7－10　雄性大鼠的泄殖系统

（2）雌性生殖器官　包括卵巢、输卵管、子宫、阴道。卵巢位于肾脏下方，背壁两侧，由许多颗粒状物构成。输卵管是卵巢与子宫前端之间的一小团盘曲的细管，喇叭口不易见，后方与子宫相连。输卵管向后骤然膨大成一对较粗厚的子宫，沿腹腔背壁两侧后行，在耻骨前方合并成一管，随后通入阴道，开口于尿道口之后。

操作训练　小鼠的解剖

【目的与要求】

哺乳动物是脊椎动物中构造最为复杂和完善的一类。通过对代表动物小鼠的解剖，掌握哺乳类内脏的形态结构特征。要求学生能够独立解剖小鼠，辨识内部器官。

【仪器和材料】

小鼠、小鼠笼、密闭容器、解剖器、骨剪、解剖盘、脱脂棉、骨骼标本、内脏示例挂图。

【操作方法与步骤】

三人一组，每人一只小鼠。

1．步骤

（1）小鼠解剖实验之准备工作（各组自行完成）。

（2）配戴手术用胶手套，抓取小鼠，并处死之。

（3）固定小鼠在解剖板上。

（4）解剖已处死小鼠的头部，取出完整的脑部。

（5）用镊子夹住小鼠肚皮上的皮毛，用剪刀剪去皮毛下的腹膜，此时可以看到小鼠腹部的脏器，依次完整的取出肝、胆、脾、肾。

（6）剪开胸腔与腹腔之间的隔膜，完整的取出胸腔中的肺和心脏。观察各器官的形态并称重。

2．操作要点

用断颈法处死小鼠：一手持小鼠尾，一手用镊子夹住小鼠颈部，沿身体纵轴向相反方向用力拉，即可拉断其颈椎，致其迅速死亡。

首先观察小鼠外部形态，其身体可分为头、颈、胸、腹、尾五部分。头部有眼、耳、鼻、口等器官，鼻的前端为一肉质的吻，一对外鼻孔开口在吻部斜侧，两鼻孔间有一鼻中隔。口为肉质的上下唇所包围，耳着生在头部后上方，耳壳呈半漏斗形，其基底部为外耳道。具眼睑，上眼睑及上唇有坚挺而长的触须。胸、腹部各有3对乳头，在尾基部有一肛门。雄鼠在肛门前方有一阴茎，其末端为尿道口。肛门和阴茎之间的突起部分是阴囊，繁殖期间睾丸降落到阴囊内，故十分明显。

把已处死的小鼠仰放在解剖盘上，用湿棉球把腹部中线的毛濡湿，提起生殖器前方的皮肤，用剪子剪一小口，沿腹中线剪到颌下，把皮肤向两边分离。再剪开下腹部的肌肉，也沿中线剪开肌肉到胸骨下缘，向左侧剪断肋骨下端后，向前上方剪，直到断开左边锁骨。剪时注意刀尖稍向上挑以免伤及内脏。右侧也同样处理后就可以揭去胸部前壁，这样就显示出其内部器官自然排列位置。将肝脏和胃向后推可见横膈，隔开胸腔和腹腔，中央为结缔组织的中央腱，其他部分为膈肌，为哺乳类所特有。观察心脏跳动情况以及肠蠕动的情况。

【实训结果】

（1）数据记录，如下表所示，并计算脏体比（如肝/体比、肾/体比、脾/体比等）。

脏器	m_1	m_2	m	m_3

m_1：装脏器的一次性手套手指或小试管的质量；

m_2：装脏器后的总质量；

$m = m_2 - m_1$：脏器质量；

m_3：体重。

（2）器官颜色和形态描述，形态用图示。

实训五　实验动物组织制片

知识链接 1　实验动物组织制片总体要求

实验动物组织制片是观察毒物对组织功能与结构损害程度的基本依据。因此正确地进行组织制片在毒理学评价中显得尤为重要。

一、实验动物组织标本取材

取材是制作切片程序中的首要步骤，取材不当，将直接影响后续结果。当机体生命活动停止或局部器官组织割离机体之后，其细胞的代谢功能即丧失，由于细胞内酶对蛋白质的分解，以及细菌孳生等各种因素作用，必然导致组织细胞成分的弥散变质，甚至腐败。所以取材要快速和熟练。另外，取材的刀具必须锋利，切取标本不应挤压、揉擦、冲洗，不得使用有钩镊子或血管钳等手术器械，以免损害组织，造成人为组织变化，导致错误结论。取材大小：宜小不宜大，宜薄不宜厚，一般不超过 1.5cm×1.5cm×0.5cm，过大会影响标本的固定。组织块形状最好为正方形或长方形，厚薄均匀，脱水时不至于引起标本变形或卷曲而影响制片。当标本微量或易碎时，为避免破损或丢失，应以纱布包裹，但包裹前纱布须浸湿，以免标本黏附于纱布上。标本上附着的软组织如脂肪等，应尽量剥去或切除。

二、实验动物组织标本固定

（1）及时固定　在制作切片过程中，固定是最重要的步骤，及时取材给迅速固定提供了先决条件。如果固定不及时，将引起组织变性。固定不良，除了影响制片外，还将导致不可补救的染色不良后果。因此，良好的固定是制作切片的基础。而组织的良好固定，应该是一次性的，补充固定只能是在固定良好的基础上，作为对组织增强染色效果而进行的。固定不良的组织即使进行补充固定也起不到改善染色效果的作用。

（2）选择合适的固定剂　各种固定剂性能和作用不尽相同，酒精能沉淀肝糖却不能用于脂类物质的证明；经典的 Muller 氏固定液（1872 年）、Zenker 氏固定液和 Bouin 氏固定液（1897 年），都是非常有价值的固定液，却不能保存标本；福尔马林是比较实用的固定液和保存液，却不能使糖保存下来，对尿酸结晶也起着溶解作用。因此应根据实验目的选择适当的固定剂。

（3）要有足量的固定液　固定液的用量和被固定的组织块体积应有一定的比例，一般应为组织体积的 10 倍，最少不应少于 5 倍。

（4）标本最好悬浮于固定液中，以有利于固定液对标本的渗入　一个标本瓶中不要放置过多标本，以免堆叠，导致固定不均。放入标本后，摇晃一下瓶子，以防标本贴附于瓶底。

（5）标本经固定后应及时制作切片　一般固定 24h 后即可制片，否则改换适当的保存液。

（6）操作者自我保护　任何固定液对人体都有损害，因此装固定液的容器须密闭，以防挥发损及操作者的呼吸器官和眼睛。忌用手与固定液直接接触，以免损伤皮肤。

三、脱水、透明及浸蜡过程

因实验动物相对人类生命周期短得多，组织器官也娇嫩得多，因此脱水、透明、浸蜡的时间也相应比人组织处理时间要短，这要视不同组织结构，凭经验作相应调整。

1 脱水

组织应脱水充分，否则会影响后续步骤，使透明不能顺利进行。

（1）脱水剂　脱水剂种类很多，一般使用酒精作为脱水剂，从低浓度开始，循序渐进到高浓度，一般 70% ~80% ~95% ~ 无水酒精，因组织不同而有差异，娇嫩组织如眼球、胚胎组织，应从 30% 酒精开始逐级上升至无水酒精。需注意的是，酒精需保持所要求的浓度，当酒精混浊、变黄、发出腥味或滴酒精于水中出现乳白色混浊时，说明酒精中溶解了过量脂类，将会影响脱水，应及时更换。

（2）脱水时间　视组织块大小而定，一般 1. 5cm ×1. 5cm ×0. 5cm 大小组织块，低浓度酒精每步需时 45 ~60min，纯酒精 20 ~30min（两次同）。狗、兔等大动物比大小鼠等小动物需时略长。

2 透明

一般使用二甲苯作为透明剂。透明不充分，不利于石蜡的浸入，在透明剂中透明时间过久，组织易变脆变硬。透明时间因组织不同而异。脂肪组织、腺体（胸腺、肾上腺、胰腺、性腺、甲状腺、松果体、垂体等）透明快；实质脏器（心、肝、脾、肺、肾等）透明稍慢；皮肤、平滑肌、纤维瘤、脑组织等透明慢。

一般作两次透明处理，即在二甲苯Ⅰ中透明30min，再放入二甲苯Ⅱ中直至组织完全透明。

3 浸蜡

首先蜡温不可过高，比蜡的熔点略高1～2℃，且保持恒定。其次浸蜡时间视组织种类、大小、厚薄而定。小块组织如垂体、松果体等30min即可；实质性脏器，时间略长，45min即可；疏松组织、脂肪、消化道可适当延长，一般1 h即可，这些是在本文前述取材大小的基础上，且指大小鼠的组织，狗等大动物的处理时间相应略长。另外浸蜡可分二级或三级进行，以免蜡中掺入过多的二甲苯。

知识链接2 常用实验动物的各脏器取材标准

一、消化系统

（1）胃 胃窦部易受损伤，取其全层结构一块，大小为1.5cm×1.5cm。若有可视病变如胃炎、胃溃疡，应取病变组织和周围少许正常组织。

（2）肠 分别在十二指肠逆行部和返回部各取1块全层结构组织；大肠分别在结肠和直肠各取一块全层结构组织：所取材料应尽量保持肉眼标本的完整性，一般取长度为1～2cm。

（3）肝脏 在左右最大的肝叶各取一块组织（包括包膜），所选组织不宜太大。取材大小：小动物为1.0cm×1.0cm×0.5cm，大动物为3.0cm×2.0cm×0.5cm。但肝脏取材厚度不应超过0.5cm，否则固定液渗透不足，固定不够，影响脱水和切片。作免疫组化者取材为1.0cm×1.0cm×0.2cm。如有可视病灶，取材应包括病灶及其临近的正常组织两部分，可先切取大块，固定数小时至过夜，再修剪组织并换固定液继续固定。

（4）胰腺 所取材料应尽量保持肉眼标本的完整性，大小为1.5cm×1.5cm×0.2cm。

二、呼吸系统

肺脏：取两肺下叶和肺尖部组织各一块（包括胸膜），大小为1.5cm×1.5cm×0.5cm。若有病变可根据病变大小与多少加取组织块。

三、泌尿系统

（1）肾脏 左右肾脏各取一块，选取的组织材料应包括肾脏主要结构：皮质、髓质、肾乳头及被膜等各层结构，大小为1.5cm×1.5cm×0.5cm。

（2）膀胱：取膀胱组织一块，包括全层结构，大小为1.5cm×1.5cm。若有可视病变，加取病变及周围组织。

四、生殖系统

因生殖器官体积较小，可整体取材固定后，再分别取睾丸、附睾、前列腺（大动物）左右外侧缘及中间部各一块。注意：子宫是一个中空脏器，宫颈暴露于外界环境、易于发病且宫颈易发生肿瘤，子宫体积较大，所以应取全层。子宫、宫颈（全层）及卵巢各取 1 块组织，大小为 1.5cm×1.5cm×0.2cm。

五、内分泌系统

（1）甲状腺　因其较小应整体取材，并用纱布包裹再固定，包括甲状旁腺在内。

（2）肾上腺　左右肾上腺整体取材、固定。

六、循环系统

心脏：左右心室各取一块组织，应包括瓣膜、心室壁各层结构及冠状动脉，大小为 1.5cm×1.5cm×0.5cm。若疑有心脏传导系统病变时，应按其相应解剖部位取材检查。

七、免疫系统

（1）脾脏　脾脏是一个免疫器官，而现在很多疾病都与免疫功能有关，可引起脾脏增生等疾病，所以检查脾脏必不可少。取 1～2 块组织，包括包膜，大小 1.5cm×1.5cm×0.5cm。有病变时加取病变组织。

（2）淋巴结　一般取颈部、腋下、肠系膜淋巴结，其质地应与周围组织较易区分，用镊子将其与周围组织分离开，取出较小淋巴结整体取材固定，较大淋巴结切取 1.5cm×1.5cm×0.5cm 的组织块。

（3）胸腺　胸部器官取出前，应先取出胸腺。胸腺组织易破坏，应特别小心。取胸腺组织一块并带包膜，大小为 1.5cm×1.5cm×0.5cm。

八、神经系统

（1）大脑　大鼠和小鼠应整体取材，并用纱布包裹固定。对较大动物如犬，在两大脑中央前后回、海马及基底结等处各取一块，大小均为 1.5cm×1.5cm×0.5cm。

（2）小脑　小脑位于大脑球的后方，经大脑横裂将大脑和小脑分开，取出小脑。小动物整体取材并用纱布包裹固定。大动物取一块组织 1.5cm×1.5cm×0.5cm，包括小脑中间部。

操作训练　小鼠组织切片制作

【目的与要求】

掌握以石蜡包埋，苏木精－伊红（HE）染色为基础的组织切片制作过程。

【实训原理】

切片中各种组织及细胞结构可被染上不同的颜色，从而加以辨别。

【仪器和材料】

健康小鼠、10% 福尔马林（或 Bouin 氏液）、石蜡、酒精、二甲苯、金属框或纸盒、切片机、烘箱、苏木精、伊红、中性树脂、盐酸。

【操作方法与步骤】

1. 取材

从小鼠体内取出所需要的器官材料。材料要求新鲜。

2. 固定

将取出的材料立即投入固定液内，目的是防止组织腐败和自溶，使它保持原有的结构。常用的固定液有 10% 福尔马林、Bouin 氏液等。固定时间为 24h 左右。

3. 石蜡包埋

（1）脱水　从低浓度酒精逐渐递升到高浓度酒精，即由 50%、70%、80%、95% 酒精各置 12～24h，因 100% 酒精有脆化组织作用，故放置时间不宜太长，放 2～3h 即可。然后放入二甲苯加酒精内半小时。

（2）放入二甲苯　直至标本透明为止，时间约半小时。

（3）透蜡　将材料移置二甲苯加石蜡内，放入 60℃ 温箱内，时间约 30min，然后移入石蜡Ⅰ、Ⅱ、Ⅲ，使石蜡逐渐透入组织。每级时间约 1h。

（4）包埋　将溶解的石蜡倒入金属框或纸盒内，然后将浸蜡组织埋于金属框中央，待冷却后即成坚硬的蜡块。

4. 切片

（1）将标本蜡块装在切片机上，切成 5～7μm 的薄片，然后把切片放在温水皿中展开。

（2）将展开的组织切片移在载玻片上，放在 40℃ 温箱中 24h，烘干。

5. 染色

（1）脱蜡　将切片放入二甲苯内 5～10min。

（2）脱二甲苯　依次置 100%、95%、80%、70% 酒精内，各级 5min，然后移入蒸馏水。

（3）染苏木精　用 Harris 氏苏木精液染细胞核 10min，再入 0.5% 盐酸酒精，约 30s，流水冲洗 1h 以上。

（4）染伊红　先把切片用 50%、70%、80% 酒精各脱水 5min，再用 0.5% 饱和酒精伊红溶液 1min，染细胞质。

（5）透明　95%、100% 酒精，每级置 10min。

6. 封固

切片上滴以中性树胶，然后覆上盖玻片，标本即可长期保存。

【实训结果】

细胞核被染成蓝紫色，细胞质被染成红色。比较不同小组的结果，并分析出现差异的原因。

【注意事项】

1. 切片展片

为了得到完整的切片，防止组织出现刀纹和裂缝，可采取如下措施加以解决：① 对胞核较多的如淋巴结、脾、腺体等，应适当薄切以防细胞成分叠加，影响观察效果。② 遇到硬化过度的易脆的肝、脾、脑等组织时应轻轻切削，防止由于振动而产生的空洞现象或粉末状态。③ 将组织硬、脆、难切的部分放在上端（如皮肤组织应将表皮部分向上，而胃肠组织则浆膜面朝上），以减少组织断裂程度。④ 为提高刀片的利用率，先切细胞较多的实质性器官（心、肝、脾、肾、脑、睾丸等）以及质地比较柔软的腺体等，而把含纤维和胶质成分较多、钙化及骨性组织放在后面切片。展片的水温一般在45～50℃左右。如果水温低，时间短，会使有些组织展片不充分，出现皱褶现象。水温过高、时间过长又会导致组织裂开，使组织上的细胞间距分散。可以在水里适当加几滴酒精，使展片工作能够顺利进行，展片时以所有组织均展平为宜，贴片时还要注意标本长轴与切片长轴方向一致。

2. 染色封固

染色是组织切片用于观察的重要步骤。该过程中出现的主要问题是切片染色对比不清晰，标本不清洁等。其原因为：① 苏木精染色过深，盐酸酒精分色不够，致使胞核、核仁、核模不清晰。② 对脾、淋巴及腺体等细胞核密集的组织应适当缩短核的染色时间。③ 而对脑、肌组织等胞浆比例大的组织应稍延长核的染色时间。④ 切片上黏附染料杂质，染色前用滤纸轻轻吸去表面的氧化物结晶，对切片进行充分的流水冲洗。⑤ 伊红衬染不合适或脱蜡不净。

切片的封固使组织切片得以持久保存，切片封固不良，容易出现气泡、云雾状等现象。其原因大致为：① 标本有皱褶、刀痕、杂质，使切片不平整。② 组织脱水不彻底，无水乙醇内还含有少量水分。一般常用的封固剂是中性树胶。封固时先将盖玻片一侧放置于滴有树胶的组织切片上，从滴加树胶处倾斜后缓慢放下，使树胶均匀展开，从而避免空气产生。必要时可用酒精灯对盖片进行适当预热。

实训六　动物细胞培养

知识链接　细胞技术在食品毒理学中的应用

人们最早多采用整体动物实验研究化学物毒性及毒作用机制。随着细胞培养方法的建立和成熟，其在毒理学研究领域中的应用已越来越广泛。尤其是工业化进程加快，每年新生产出的化学品种类数以千计，而传统整体动物实验耗资和耗时较多，且受动物保护主义的影响，使人们更倾向于采用省时、价廉和易操作的体外测试系统研究化学物对环境及人类健康的有害作用。细胞培养体外测试系统为毒性试验和机制研究提供了新的方法和应用领域，体外测试结果也将为进一步的体内测试提供可借鉴的资料。

目前自然界存在10万多种天然化合物以及500多万种人造化合物，因此，对食品中外源化合物毒性的筛选和考察是一项繁重而艰巨的工作，如果按照传统食品毒理学安全性评价原则和方法来进行考察不仅效率低，不能满足实际工作的需要；而且耗资较大。尽管整体动物实验在毒性评价时，是不可缺少的，但由于动物与人之间存在着种属差异，使一些研究结果难以准确地推导到人。此外，从伦理学的角度考虑，也应尽量减少动物的使用。因此，利用简单、快速的毒理学实验作为检验化学物质毒性的筛选手段，建立快速、可靠的实验替代模型，一直是国际上讨论的课题。近年来，应用细胞技术对食品中的外源性化合物的毒性筛选和安全评价进展迅速，现就细胞技术在食品毒理学毒性快速筛选方面的应用作一简介。

一、对食品中外源性化合物的急性毒性进行考察和快速筛选

细胞受到有害因子作用后，会发生形态学改变，贴壁性变差，生长速度减弱，完整性受损，甚至死亡等细胞毒性作用，这些改变可通过光学显微镜、电镜及其他方法直接观察到。研究认为，受试物的细胞毒性与体内急性毒性有很好的相关性，故可用细胞毒性实验来进行食品中外源性化合物急性毒性的筛选。用直接分离法将大鼠肝细胞进行体外培养，来研究微囊藻毒素的毒性，发现不同浓度的藻毒素对大鼠肝细胞具有毒性作用，并呈现出剂量－反应关系，表明直接分离法获取肝细胞进行原代培养的方法可用于毒性的快速筛选。使用人肝癌细胞HepG2 细胞来研究食品添加剂的细胞毒作用，发现其与现有的研究结果一致，可以替代动物急性毒性实验。可用于毒性筛选的细胞有多种，选择最合适的细胞是急性毒性快速筛选方法的关键。

二、对食品中外源化合物的特异细胞毒作用进行考察和快速筛选

特异细胞毒作用包括致突变、致癌、致畸变等作用。外源化合物对机体的特殊毒性作用可以在细胞水平上表现出来。因此，可以直接在细胞水平上考察食品中外源化合物的特异细胞毒作用。传统的实验方法耗时较长，尤其是外源化合物致癌性的判别，目前还没有特别好的方法。用 HepG2 细胞对食品中外源化合物的遗传毒性进行考察，可建立体外遗传毒性高通量、快速筛选方法。也有人使用CHO、CHL 细胞对特殊毒性进行快速筛选，并获得了良好的效果。TK 基因突变实验是 20 世纪 70 年代发展起来的一种用于初筛致癌物和致突变物的方法，与其他遗传毒性检测方法比较，TK 基因突变实验具有快速、敏感等特点，而且，TK基因突变实验不仅可检出突变位点，还可检出大的缺失、重组、染色体异倍性和其他较大范围的基因组改变等多种遗传学改变。

目前，国外已将 TK 基因突变实验广泛使用于化学物致突变性评价以及致癌物和致畸物的初筛，我国卫生部 2003 年新版的《保健食品检验与评价技术规范》和 GB 15193—2003《食品安全性毒理学评价程序》中，已将 TK 基因突变实验列为备选的遗传毒性实验方法之一，是比较有前景的特异细胞毒作用快速筛选方法。

三、对食品中外源化合物的代谢进行快速考察

外源化合物在体内的代谢是一个复杂的过程，它受机体多种因素的影响，从整体上来考察外源化合物的代谢过程是漫长而复杂的。体外培养细胞是研究外源化合物代谢最合适的模型。在体外培养条件下，可以排除体内复杂的神经－内分泌因素的干扰，严格控制受试物的剂量和作用时间，可以直接观察到细胞形态的改变，更好地了解毒物代谢与毒性之间的关系。因为肝脏是毒物代谢、解毒的器官，肝细胞是执行这种功能的主要细胞。所以，很多实验用体外培养原代肝细胞来快速研究食品中外源化合物的代谢情况。

四、对食品中外源化合物的细胞毒作用机制进行考察

应用细胞技术和方法不仅可以对食品中外源化合物的细胞毒性作用进行考察和快速筛选，还可以在细胞和分子水平上研究食品中外源化合物对靶细胞损伤的作用机制、作用规律及特点。例如，苯并［a］芘及其衍生物二羟环氧苯并芘（BPDE）是国际公认的化学诱变剂和人类致癌物。对 BPDE 的致癌机制研究发现，BPDE 可使人支气管上皮细胞发生恶性转化，其机制可能与 BPDE 引起 DNA 发生改变及多种转录因子表达异常有关；此外，BPDE 还可通过抑制 DNA 损伤修复来促使细胞癌变。以 BPDE 恶性转化的体外培养细胞为模型，可用基因芯片技术，从基因组水平探讨 BPDE 所致细胞癌变的相关基因变化，为 BPDE 致癌的分子机制研究提供参考依据。

五、对食品中可能存在的毒性外源化合物进行快速检测和安全评价

利用转基因细胞的生物学特性测定样品中二噁英总毒性当量的生物学方法已经成熟。该方法和国际上公认的二噁英类标准测定方法——高分辨率气相色谱/质谱法测定同一样品二噁英含量的结果之间呈现很好的正相关，且具有很好的重现性，且该法具有所需样品量较小，测定周期短，测定成本低等优点，适用于对大批量样品二噁英含量的快速定量筛选，对于环境中二噁英污染调查有广阔的应用前景。将流式细胞技术用在毒理学和保健食品功能学评价中，可建立部分食品毒理学安全性评价及保健食品功能学评价指标的检测方法。利用 pSP189_ Vero 细胞诱变检测系统，可快速检测孔雀石绿。

细胞培养是用无菌操作的方法将动物体内的组织（或器官）取出，模拟动物体内的生理条件，在体外进行培养，使其不断地生长、繁殖，人们借以观察细胞的生长、繁殖、细胞分化以及细胞衰老等过程的生命现象。细胞培养的突出优点，一是便于研究各种物理、化学等外界因素对细胞生长发育和分化等的影响；二是细胞培养便于人们对细胞内结构（如细胞骨架等）、细胞生长及发育等过程的观察。因而细胞培养是探索和指示细胞生命活动规律的一种简便易行的实验技术。细胞培养技术目前已被广泛地应用于生物学的各个领域，如分子生物学、细胞生物学、遗传学、免疫学、肿瘤学及毒理学等。为此有必要使学生在细胞培养方面得到一些初步的感性知识，了解动物细胞培养的基本操作过程，观察体外培养细胞的生长特征，对原代细胞与传代细胞有一个基本概念。

操作训练1　细胞培养用器皿清洗与灭菌

【目的与要求】

能独立地对用于细胞培养的各种器皿进行清洗与消毒，掌握干热灭菌法、湿热灭菌法和滤过除菌法的操作，了解化学消毒法。

【实训原理】

清洗与消毒是细胞培养实验的第一步，是细胞培养中工作量最大，也是最基本的步骤。体外培养细胞所使用的各种玻璃或塑料器皿对清洁和无菌的要求程度很高。细胞养不好与清洗不彻底有很大关系。清洗后的玻璃器皿，不仅要求干净透明，无油迹，而且不能残留任何物质。如有毒的化学物质，哪怕残留微量，也可能影响细胞生长。灭菌手段的选择十分重要，对不同的物品需采用不同的灭菌方法。假如选用的方法不对，即使达到了无菌却使被灭菌药品丧失了营养价值、生物学特性或其他使用价值。

【仪器和材料】

（1）材料　无臭氧型紫外灯，微孔滤膜（直径25mm）：孔径为0.22μm，微孔滤膜（直径90mm）：孔径为0.22μm，过滤器（直径25mm）。

（2）药品　70%或75%酒精，0.1%新洁尔灭，煤酚皂溶液（来苏尔水），0.5%过氧乙酸，乳酸，37%甲醛，高锰酸钾，NaOH，盐酸，重铬酸钾，浓硫酸（工业），DEPC水［体积分数0.1%的焦炭酸二乙酯（diethylpyrocarbonate）］。

（3）仪器　超净台，干燥箱，高压锅，过滤器，过滤泵。

【操作方法与步骤】

（一）清洗

1. 新玻璃器皿的清洗

先用自来水刷洗，再浸泡5%稀盐酸以中和玻璃表面的碱性物质和其他有害物质。

2. 使用过的玻璃器皿的清洗

（1）使用过的培养用品应立即浸入清水，避免干涸后难洗。

（2）用洗涤剂清洗玻璃器皿，自来水清洗数遍，倒置自然干燥。

（3）浸酸性洗液过夜。

（4）从酸性洗液捞出后自来水冲洗10~15次去除残余酸液，蒸馏水涮洗3次，倒置烘干。

（5）包装（牛皮纸或一般纸）。

（6）高压（10.3kPa、20min）或干热（170℃、2 h）灭菌。

（7）贮存备用。

3. 胶塞的处理

（1）新胶塞应先用清水清洗之后再用2g/L NaOH煮沸10~20min。

（2）自来水清洗 10 次。

（3）再用 1% 稀盐酸浸泡 30min。

（4）自来水清洗 10 次，蒸馏水涮洗 3 次。晾干，高压灭菌［见（二）消毒与灭菌］。旧胶塞不必用酸碱处理可直接用洗涤剂煮沸和清洗数次，过蒸馏水，晾干，包装并高压灭菌后，便可使用。

（二）消毒

1. 物理消毒法

（1）紫外线消毒　用于消毒空气、操作台面和一些不能用干热、湿热灭菌的培养器皿，如塑料培养皿、培养板等。这是常使用的消毒方法之一。

（2）干热灭菌　主要用于玻璃器皿的灭菌。将用于细胞培养的器皿放入干燥箱内，加热至 160℃，保温 90 ~ 120min。用于 RNA 提取实验的用品则需 180℃，保温 5 ~ 8 h。

（3）湿热灭菌　此方法也称为高压蒸汽灭菌，是最有效的一种灭菌方法。主要应用范围是布类、橡胶制品（如胶塞）、金属器械、玻璃器皿、某些塑料制品，以及加热后不发生沉淀的无机溶液（如 Hanks 液、PBS 等）。

手动高压灭菌锅操作如下：① 首先查看高压锅内的水是否充足，放入物品后盖好盖。② 加热高压锅。将放气阀打开，放气 5 ~ 10min，以排除锅内的冷空气。③ 待锅内水沸腾后，落下放气阀继续升温升压，玻璃器皿等用 10. 3kPa（121℃）30min；胶塞、塑料制品、溶液等可用 6. 9kPa（115℃）20min。调节火力大小保持该压力。④ 停止加热，待压力自然下降至 0 再打开放气阀排汽，开盖，取出高压灭菌的物品烘干。

（4）滤过除菌　用于培养用液和各种不能高压灭菌的溶液的灭菌。采用金属滤器和小型的塑料滤器，配上可以更换的微孔滤膜，极大地方便了操作。滤器型号按直径大小划分。如过滤量大的培养用液常用较大型号的金属滤器（直径 90、100、142mm 等），配以过滤泵使用。过滤量较小的液体常用注射器推动的塑料小滤器（直径 20、25mm 等）。滤膜孔径有 0. 60、0. 45、0. 35、0. 22、0. 10μm 等，以 0. 22μm 除菌最为保险，但对于较黏稠难滤过的液体，仍需选用孔径较大的滤膜。① 在过滤器上装上微孔滤膜，孔径为 0. 22μm。② 用布包好，湿热灭菌后使用。

2. 化学消毒法

（1）70%（或 75%）酒精　超净台里常备 70% 酒精棉球（卫生级酒精），用于手和一些金属器械或工作台面的消毒。

（2）0. 1% 新洁尔灭　主要用于手和前臂的清洗以及工作后超净台面的清洁。超净台旁应常备盛有 0. 1% 新洁尔灭溶液的容器及纱布。

（3）来苏尔水（煤酚皂溶液）　主要用于无菌室桌椅、墙壁、地面的消毒和清洗，以及空气喷洒消毒，特别是污染细胞的消毒处理。

(4) 0.5% 过氧乙酸　是强效消毒剂，10min 即可将芽孢菌杀死。用于各种物品的表面消毒，用喷洒和擦拭方式进行。

(5) 乳酸蒸气　将乳酸放入坩埚内用酒精灯或电炉加热至沸腾为止。将门窗紧闭 1 ~ 3d。可将空气中漂浮的微生物杀死。

(6) 37% 甲醛加高锰酸钾　使用前先紧闭门窗。将 37% 甲醛用酒精灯或电炉加热至沸腾后断电或灭火。用一张纸盛好适量的高锰酸钾，迅速放入已加热好的甲醛中形成蒸气。1 ~ 3d 后方可达到消毒空气的目的。

3. 煮沸消毒

急性消毒可用煮沸法，器械等煮沸 15min 后使用。

【注意事项】

（1）清洗玻璃制品时，浸酸之后一定要用自来水冲洗 10 ~ 15 次。因为残存的洗液对细胞黏附有很大影响。清洗塑料制品时要用棉花或柔软纱布擦洗。千万不要用硬毛刷，否则损害塑料表面后细胞不易贴壁。Tip 和 Tube 一定要用超声清洗处理后逐个清洗。如没有洗净会影响下一次使用的效果。

（2）干热灭菌时，应在白天使用烤箱，并不断观察，以免发生意外。当温度超过 100℃时，不能再打开烤箱门。器皿烤完后，待温度降至 100℃之下才能开烤箱门。金属器械和橡胶、塑料制品不能使用干热灭菌方法。

（3）高压灭菌后器皿务必晾干或烘干，以防包装纸潮湿发霉。

（4）牛血清、大部分培养基、胰酶和一些生物制剂是有机溶液，均不能高压灭菌（如 TdR，秋水仙素，谷氨酰胺，异硫氰酸胍，MOPS 等）。

（5）滤过除菌时，滤器在使用前先装好滤膜（有时可在上面加一层定性滤纸），包好，经高压灭菌后才能使用。滤过酶类制剂时应待滤器温度降至室温下再进行。过滤时压力不宜过大，压力数字以 2 为宜。压力太大时微孔滤膜可能破裂，或使某些微生物变形而通过滤膜。装滤膜时位置要准确。另外滤器包装时，螺钉不要拧得太紧，以防高压蒸汽不能进入，待高压灭菌之后，再拧紧使用。

（6）使用化学消毒法时，配制 75% 酒精应用卫生级，不要用化学纯、分析纯和优质纯酒精。来苏尔水不能用于皮肤消毒，它对皮肤有刺激性。空气消毒时，所有的物品要事先准备齐全并使消毒者有较方便的退出途径。因为甲醛或乳酸加热后放出的蒸气对人的角膜和呼吸道上皮有严重的刺激和伤害作用。

操作训练 2　传代细胞培养与观察

【目的与要求】

了解传代细胞的传代方法及操作过程，学习观察体外培养细胞的形态及生长状况。

【实训原理】

传代培养是指细胞从一个培养瓶以1:2或以上的比例转移，接种到另一培养瓶的培养。这种培养，第一步是制备细胞悬液，当细胞长成致密单层时，它很容易被蛋白水解酶和EDTA所破坏。所以一般采用胰蛋白酶和EDTA的混合物，作为消化液。细胞培养是一种要求十分严谨的实验技术。要使细胞能在体外长期生长，必须满足两个基本要求：一是供给细胞存活所必需的条件，如适量的水、无机盐、氨基酸、维生素、葡萄糖及有关的生长因子、氧气、适宜的温度，注意外环境酸碱度和渗透压的调节。二是严格控制无菌条件。

【仪器与材料】

（1）器材　解剖剪、解剖镊、眼科剪（尖头、弯头）、眼科镊（尖头、弯头）、培养皿、量筒、试管、锥形瓶、吸管、橡皮头、培养瓶（小方瓶或中方瓶）等。上述器材均须彻底清洗、烤干、包装好，10kPa灭菌30min备用。此外，还有显微镜、血细胞计数器、血细胞计数板、酒精灯、酒精棉球、碘酒棉球、试管架、记号笔、解剖板等。

（2）试剂　磷酸盐缓冲液（PBS），细胞消化液：0.5%胰蛋白酶和0.4% EDTA，DMEM液，3%谷氨酰胺，0.5%台盘蓝染液等。

（3）材料　喉癌细胞、肝癌细胞或者脑癌细胞等。

【操作方法与步骤】

（一）传代前准备

（1）预热培养用液　把已经配制好的装有培养液、PBS液和胰蛋白酶的瓶子都放入37℃水浴锅内预热。

（2）用75%酒精擦拭经过紫外线照射的超净工作台和双手。

（3）正确摆放使用的器械　保证足够的操作空间，不仅便于操作而且可减少污染。

（4）点燃酒精灯　注意火焰不能太小。有的超净台不需酒精灯。

（5）准备好将要使用的消毒后的空培养瓶，放入微波炉内高火，8min再次消毒。

（6）取出预热好的培养用液　取出已经预热好的培养用液，用酒精棉球擦拭好后方能放入超净台内。

（7）从培养箱内取出细胞　注意取出细胞时要旋紧瓶盖，用酒精棉球擦拭显微镜的台面，再在镜下观察细胞。

（8）打开瓶口　将各瓶口一一打开，同时要在酒精灯上烧口消毒。

（二）胰蛋白酶消化

（1）加入消化液　小心吸出旧培养液，用PBS清洗（冲洗），加入适量消化液（胰蛋白酶液），注意消化液的量以盖住细胞最好，最佳消化温度是37℃。

（2）显微镜下观察细胞　若胞质回缩，细胞之间不再连接成片，细胞正在浮起，表明此时细胞消化适度。

（3）吸弃消化液加入培养液　弃去胰蛋白酶液，注意更换吸管，加入新鲜的培养液。

（三）吹打分散细胞

（1）吹打制悬　用滴管将已经消化的细胞吹打成细胞悬液。

（2）吸细胞悬液入离心管　将细胞悬液吸入10mL离心管中。

（3）平衡离心　平衡后将离心管放入台式离心机中，以1000r/min离心6～8min。

（4）弃上清液，加入新培养液　弃去上清液，加入2mL培养液，用滴管轻轻吹打细胞制成细胞悬液。

（四）分装稀释细胞

（1）分装　将细胞悬液吸出分装至2～3个培养瓶中，加入适量培养基旋紧瓶盖。

（2）显微镜下观察细胞　倒置显微镜下观察细胞量，必要时计数。注意密度过小会影响传代细胞的生长，传代细胞的密度应该不低于5×10^5/mL。最后要做好标记（在培养瓶外壁和记录本上记录细胞系名称、代数、传代时间、传代人姓名）。

（五）继续培养

用酒精棉球擦拭培养瓶，适当旋松瓶盖，放入CO_2培养箱中继续培养。传代细胞2h后开始贴附在瓶壁上。当生长细胞铺展面积占培养瓶底面积25%时为一个“+”，占50%时为“++”，占75%时为“+++”。

【注意事项】

1. 严格的无菌操作

2. 适度消化

消化的时间受消化液的种类、配制时间、加入培养瓶中的量等诸多因素的影响，消化过程中应注意培养细胞形态的变化，一旦胞质回缩，连接变松散，或有成片浮起的迹象就要立即终止消化。EDTA（0.02%乙二胺四乙酸二钠）消化液配方：EDTA 0.20g，NaCl 8.00g，KCl 0.20g，KH_2PO_4 0.02g，葡萄糖2.00g，0.5%酚红4mL，加入蒸馏水定容至1000mL。6.9kPa 20min高压灭菌，使用时调节pH到7.4。注意EDTA不能被血清中和，使用后培养瓶要彻底清洗，否则再培养时细胞容易脱壁。

3. 培养

分装好的细胞应轻摇数次使细胞均匀分布，以免堆积成团。然后置于37℃培养。

4. 观察

（1）观察体外培养细胞的几个问题　细胞培养24h后，即可进行观察，观察的重点如下：首先要观察培养细胞是否被污染，主要观察培养液颜色的变化及混浊度。如细胞已生长，则要观察细胞的形态特征并判断其所处的生长阶段。观察完毕，可用台盘蓝染液对细胞进行染色。以确定死、活细胞的比例。

（2）细胞的生长阶段及其形态特征　传代培养的细胞需逐日进行观察，注意细胞有无污染，培养液颜色的变化及细胞生长的情况。细胞从培养开始经过生长、繁殖、衰老及死亡，是一个连续的生长过程，但为了观察及描述，人为地分为5个时期，各期间无明显绝对界限。现分别描述如下：

① 游离期：当细胞经消化分散成单个细胞后，多为圆形，折光率高，此期可延续数小时。

② 吸附期（贴壁）：由于细胞的附壁特性，细胞悬液静置培养一段时间（约7~8h）后，便附着在瓶壁上（此期不同细胞所需时间不同）。在显微镜下观察时可见瓶壁上有各种形态的细胞，如圆形、扁形、短菱形。细胞的特点，大多立体感强，细胞内颗粒少，透明。

③ 繁殖期：培养12h以后直到72h，细胞进入繁殖期，细胞生长和分裂快速。此期包括由几个细胞形成的细胞岛（即由少数细胞紧密聚集而呈现的孤立细胞群，常散在地分布在瓶壁上），到细胞铺满整个瓶壁（即所谓形成细胞单层）的过程。此期细胞形态为多角形（呈现上皮样细胞的特征）。细胞特点：透明，颗粒较少，细胞间界限清楚，并可隐约见到细胞核。根据细胞所占瓶壁有效面积的百分率，又可将其生长状况分为四级。以“+”的多少表示如下：

+：细胞占瓶壁有效面积（也就是细胞能生长的瓶壁面积）的25%以内有新生细胞。一般要观察3~5个视野内的细胞生长状况，然后加以综合分析判断。

++：细胞占瓶壁有效面积的25%~75%以内具新生细胞。

+++：细胞占瓶壁有效面积的75%~95%具新生细胞。细胞排列致密，但仍有空隙。

++++：细胞占瓶壁95%以上，细胞已长满或接近长满单层，细胞致密，透明度好。

从++到++++为细胞的对数增长期（或称为指数增长期）。

④ 维持期：当细胞形成良好单层后，细胞的生长与分裂都减缓，并逐渐停止生长，这种现象被称为细胞生长的接触抑制。此时细胞界限逐渐模糊，细胞内颗粒逐渐增多，且透明度降低，立体感较差。由于代谢产物的不断积累，维持液逐渐变酸。此时营养液已变为橙黄色或黄色。

⑤ 衰退期：由于溶液中营养的减少和代谢产物的累积等因素，此时细胞间可出现空隙，细胞中颗粒进一步增多，透明度更低，立体感很差。若将细胞经固定染色处理后，可见细胞中有大而多的脂肪滴及液泡。最后，细胞皱缩，逐渐死亡，从瓶壁上脱落下来。

操作训练3　新生小鼠肝细胞原代培养

【目的与要求】

掌握新生小鼠肝细胞原代培养的方法及操作过程。

【仪器和材料】

（1）动物　昆明种小鼠，1～3天龄乳鼠，雌雄不限，清洁级。

（2）试剂　Hanks液高压灭菌，4℃保存；1.0 g/L胰蛋白酶（Gibco公司）用Hanks液溶解，过滤除菌，调pH7.2，分装，－30℃保存；基础培养液：RPMI1640培养基（Gibco公司）10.0g，用超净水900mL溶解，5.6% $NaHCO_3$调pH至7.2，定溶到1000mL，过滤除菌，临用前每80mL，加入胎牛血清（Sigma公司）20mL，青霉素100U/mL，链霉素100μg/mL，胰岛素5μg/mL。鼠尾胶原自行配制（方法由学生查资料而得）。

【操作方法与步骤】

1. 肝细胞悬液制备

取新生小鼠30只，置75%乙醇中浸泡1min，断头放血，无菌分离肝脏，置培养皿中，用Hanks液灌注冲洗肝脏至灰白色，去除血污，去除包膜和纤维成分。将肝脏剪成$1mm^3$左右的组织块，放入Hanks液试管中，静置待组织沉淀后弃上清，加入1.0g/L胰蛋白酶10mL，37℃孵育5min，加入数滴血清终止消化。用注射器栓轻轻研磨组织块成糊状，过双层纱布去组织屑，再经200目尼龙筛网过滤后，1000r/min离心5min去上清，再用无血清培养液洗三次以去除胰酶，加入含20%胎牛血清的培养液重悬、收集肝细胞，台盼蓝活细胞计数>85%。

2. 肝细胞原代培养

将活力在85%以上的肝细胞以1×10^6个/mL，接种于铺有鼠尾胶原的25cm培养瓶中，37℃、5% CO_2条件下培养，24h首次换液，以后每2d换液，并以20%胎牛血清继续培养。

3. 肝细胞传代培养

肝细胞培养5～6d，细胞长成融合状态，然后用2.5g/L胰蛋白酶消化3～5min，按1∶1比例接种在新的25cm瓶中，传代培养。

【实训结果】

采用Olympus倒置显微镜对培养肝细胞的形态进行观察并摄片。接种培养4h，有部分细胞贴壁，24h细胞已基本贴壁，换液除去血细胞；3d左右培养瓶中出现3、5成群的新生细胞集落，并向周围生长，镜下主要可见两种形态的肝细胞，一种体积较小胞浆颗粒较多，一种体积较大胞浆透明，两种细胞均为圆形或椭圆形，培养5d时，细胞贴壁牢固，体积明显增大，伸展呈上皮样并相互连接融合成片。

【注意事项】

酶消化一般采用胰蛋白酶或胶原酶处理组织，胶原酶消化作用温和，对组织损伤程度小，但胶原酶消耗量大，价格昂贵。胰蛋白酶虽然对组织损伤较大，但选择好酶的浓度、剂量和消化时间也可以达到满意效果。胰蛋白酶浓度1.0g/L、10倍组织量、37℃消化液消化12min效果最佳。新生小鼠肝细胞生长旺盛，而胎牛血清中富含多种细胞营养因子，用含20%胎牛血清的培养液，不用另加肝细胞生长因子及其他营养因子就可以得到生长良好的肝细胞，并且预先用鼠尾胶原处理的培养瓶或培养板会使肝细胞贴壁牢固，不易丢失。

操作训练4　细 胞 复 苏

【目的与要求】

掌握细胞复苏的操作方法。

【实训原理】

细胞复苏的原则实际是快速融化。必须将冻存在 -196℃液氮中的细胞快速融化至37℃，使细胞外冻存时的冰晶迅速融化，避免冰晶缓慢融化时进入细胞形成再结晶，对细胞造成损害。

【仪器和材料】

细胞培养常规仪器和试剂。

【操作方法与步骤】

1. 实验前准备

(1) 将水浴锅预热至37℃。

(2) 用75%酒精擦拭紫外线照射30min的超净工作台台面。

(3) 在超净工作台中按次序摆放好消过毒的离心管、吸管、培养瓶等。

2. 取出冻存管

(1) 根据细胞冻存记录按标签找到所需细胞的编号。

(2) 从液氮罐中取出细胞盒，取出所需的细胞，同时核对管外的编号。

3. 迅速解冻

(1) 迅速将冻存管投入到已经预热的水浴锅中迅速解冻，并要不断地摇动，使管中的液体迅速融化。

(2) 约1~2min后冻存管内液体完全溶解，取出用酒精棉球擦拭冻存管的外壁，再拿入超净台内。

4. 平衡离心

用架盘天平平衡后，放入离心机中3000r/min离心3min。

5. 制备细胞悬液

吸弃上清液，向离心管内加入10mL培养液，吹打制成细胞悬液。

6. 细胞计数

细胞浓度以 5×10^5/mL为宜。

7. 培养细胞

将符合细胞计数要求的细胞悬液分装入培养瓶内，将培养瓶放入37℃和5% CO_2的培养箱内2～4h（或者24～48h）后换液继续培养，换液的时间由细胞情况而定。

【注意事项】

此实训中，应注意初学者易犯的几个错误：

（1）水浴锅未预热或者未预热到37℃。

（2）水浴锅内冻存管太多，导致传热不佳，使融化时间延长。

（3）离心前忘记平衡，导致离心机损坏和细胞丢失。

（4）一次复苏细胞过多，忘记更换吸头和吸管，导致细胞交叉污染（不同的细胞混在一起）。

操作训练5　细胞计数

【目的与要求】

掌握利用血球计数板进行细胞数量计算的方法。

【实训原理】

当待测细胞悬液中细胞均匀分布时，通过测定一定体积悬液中细胞的数目，即可换算出每毫升细胞悬液中细胞的细胞数目。

【仪器和材料】

血球计数板、0.25%的胰蛋白酶等常规细胞培养用仪器和试剂。

【操作方法与步骤】

1. 准备工作

取一瓶传代的细胞，待长成单层后再使用。

2. 细胞悬液制备

细胞悬液的制备方法是用0.25%的胰蛋白酶液消化、PBS液洗涤后，加入培养液（或Hanks液或PBS等平衡盐溶液），吹打制成待测细胞悬液。

3. 细胞计数

（1）盖好盖玻片　取一套血球计数板，将特制的盖玻片盖在血球计数槽上。

（2）制备计数用的细胞悬液　用吸管吸5滴细胞悬液到一离心管中，加入5滴台盼蓝染液（0.4%）或苯胺黑，活细胞不会被染色，加入染液后就可以在显微镜下区别活细胞和死细胞。

（3）将细胞悬液滴入计数板　将待测细胞悬液吹均匀，然后吸取少量悬液沿盖片边缘缓缓滴入，要保证盖片下充满悬液，注意盖片下不要有气泡，也不能让悬液流入旁边槽中。

（4）统计四个大格的细胞数　将血球计数板放于显微镜的低倍镜下观察，并移动计数板，当看到镜中出现计数方格后，数出四角的四个大格（每个大格含有

16 个中格）中没有被染液染上色的细胞数目。

（5）计算原细胞悬液的细胞数

细胞悬液的细胞数/mL =（四个大格子细胞数/4）$\times 2 \times 10^4$

说明：公式中除以 4 是因为计数了 4 个大格的细胞数。

公式中乘以 2 是因为细胞悬液于染液是 1∶1 稀释。

公式中乘以 10^4 是因为计数板中每一个大格的体积为：

1.0mm（长）× 1.0mm（宽）× 0.1mm（高）= 0.1mm^3，而 1mL = 1000mm^3。

细胞计数要点：

（1）进行细胞计数时，要求悬液中细胞数目不低于 10^4 个/mL，如果细胞数目很少要进行离心再悬浮于少量培养液中。

（2）要求细胞悬液中的细胞分散良好，否则影响计数准确性。

（3）取样计数前，应充分混匀细胞悬液，尤其是多次取样计数时更要注意每次取样都要混匀，以求计数准确。

（4）数细胞的原则是只数完整的细胞，若细胞聚集成团时，只按照一个细胞计算。如果细胞压在格线上时，则只计上线，不计下线，只计右线，不计左线。

（5）操作时，注意盖片下不能有气泡，也不能让悬液流入旁边槽中，否则要重新计数。

【注意事项】

（1）计数前一定要将待测悬液吹打均匀。

（2）滴入细胞悬液时盖玻片下切勿出现气泡。

（3）滴入悬液时的量不要太多，太多易使细胞悬液流入旁边的槽中。

（4）本实验特殊试剂的配制：4% 台盼蓝母液：称取 4g 台盼蓝，加入少量蒸馏水研磨，加双蒸水至 100mL，用滤纸过滤，4℃保存。使用液：使用时，用 PBS 稀释母液至 0.4% 即可。

操作训练 6 细 胞 冻 存

【目的与要求】

掌握低温保存动物细胞的方法。

【实训原理】

动物细胞在某些化学试剂的保护下，低温下细胞内的水分不会结冰，细胞保持正常结构，代谢处于停止状态，可较长时间保持生命力。

【仪器和材料】

细胞冻存液、液氮罐、细胞培养常用仪器和试剂。

【操作方法与步骤】

（1）将细胞悬浮分散成单个，再把细胞和冻存液放入冻存管。将冻存管放入

4℃冰箱，约40min。

（2）接着置于-20℃冰箱，约30~60min。

（3）置于-80℃超低温冰箱中放置过夜。

（4）置于液氮罐中长期保存。

（5）同时做好冻存记录，在自己的笔记本和冻存记录本上均要记录。

【注意事项】

（1）使用DMSO前，不需要进行高压灭菌，它本身就有灭菌的作用。高压灭菌反而会破坏它的分子结构，以至于降低冷冻保护效果。在常温下，DMSO对人体有害，故在配制时最好戴上手套操作。

（2）不宜将冻存细胞放置在-60~0℃这一温度范围内过久，低温损伤主要发生在这一温度区内，是“危险温区”。

（3）注意定期检查液氮罐内液氮量，及时添加。

第八章　专项技术操作训练

【教学目的与要求】

1. 能够利用统计软件进行毒理数据统计分析；
2. 掌握急性毒性实验的整个操作流程；
3. 掌握小鼠骨髓细胞微核试验技术；
4. 掌握小鼠精子畸形试验技术；
5. 了解鼠伤寒沙门氏菌诱变性试验。

实训七　数据统计

知识链接　常用统计学软件简介

一、SPSS11.5

SPSS公司已于2000年正式将英文全称更改为Statistical Product and Service Solutions，意为“统计产品与服务解决方案”，标志着SPSS的战略方向正在作出重大调整。SPSS为国际上最常用的统计软件之一，在社会科学、自然科学的各个领域都能发挥巨大作用，并已经应用于经济学、生物学、教育学、心理学、医学以及体育、工业、农业、林业、商业和金融等各个领域。世界上许多有影响的报刊杂志纷纷就SPSS的自动统计绘图、数据的深入分析、使用方便、功能齐全等方面给予了高度的评价与称赞。迄今SPSS软件已有30余年的成长历史。全球约有25万家产品用户，它们分布于通讯、医疗、银行、证券、保险、制造、商业、市场研究、科研教育等多个领域和行业。在国际学术界有条不成文的规定，即在国际学术交流中，凡是用SPSS软件完成的计算和统计分析，可以不必说明算法，由此可见其影响之大和信誉之高。

SPSS有如下特点：

（1）操作简单　除了数据录入及部分命令程序等少数输入工作需要键盘键入外，大多数操作可通过“菜单”、“按钮”和“对话框”来完成。

（2）无需编程　具有第四代语言的特点，告诉系统要做什么，无需告诉怎样做。只要了解统计分析的原理，无需通晓统计方法的各种算法，即可得到需要的统计分析结果。对于常见的统计方法，SPSS的命令语句、子命令及选择项的选择绝大部分由“对话框”的操作完成。因此，用户无需花大量时间记忆大量的命令、过程、选择项。

（3）功能强大　集数据录入、资料编辑、数据管理、统计分析、报表制作、图形绘制为一体。从理论上说，只要计算机硬盘和内存足够大，SPSS 可以处理任意大小的数据文件，无论文件中包含多少个变量，也不论数据中包含多少个案例。SPSS 自带 11 种类型 136 个函数。SPSS 提供了从简单的统计描述到复杂的多因素统计分析方法，比如数据的探索性分析、统计描述、列联表分析、二维相关、秩相关、偏相关、方差分析、非参数检验、多元回归、生存分析、协方差分析、判别分析、因子分析、聚类分析、非线性回归、Logistic 回归等。

（4）方便的数据接口　能够读取及输出多种格式的文件。比如由 dBASE、FoxBASE、FoxPRO 产生的 *. dbf 文件，文本编辑器软件生成的 ASCII 数据文件，Excel 的 *. xls 文件等均可转换成可供分析的 SPSS 数据文件。能够把 SPSS 的图形转换为 7 种图形文件。结果可保存为 *. txt 及 html 格式的文件。

（5）灵活的功能模块组合　SPSS for Windows 软件分为若干功能模块。用户可以根据自己的分析需要和计算机的实际配置情况灵活选择。

（6）界面友好　SPSS 最突出的特点就是操作界面极为友好，输出结果美观漂亮，它使用 Windows 的窗口方式展示各种管理和分析数据方法的功能，使用对话框展示出各种功能选择项，只要掌握一定的 Windows 操作技能，粗通统计分析原理，就可以使用该软件为特定的科研工作服务。是非专业统计人员的首选统计软件。SPSS 采用类似 Excel 表格的方式输入与管理数据，数据接口较为通用，能方便地从其他数据库中读入数据。

二、动物随机分组和 LD_{50} 计算程序

本软件大幅度包容药理学研究中所涉及的各种半数效量计算问题。计算结果可以打印，是帮助研究生、各类研究人员在动物实验中快速随机分组、计算半数效量的便捷工具。该软件还有常用统计学处理功能，能够完成对少量数据的统计学分析。该软件不是商业性软件，而是学术性软件。所应用的计算方法都是经典可靠的方法。

三、Stata（7.0）

Stata 是一个用于分析和管理数据的功能强大又小巧玲珑的实用统计分析软件，由美国计算机资源中心（Computer Resource Center）研制。从 1985—1998 年的 14 年时间里，已连续推出多个版本，通过不断更新和扩充，内容日趋完善。它同时具有数据管理软件、统计分析软件、绘图软件、矩阵计算软件和程序语言的特点，又在许多方面别具一格。Stata 功能更加强大，操作更加灵活、简单，易学易用，越来越受到人们的重视和欢迎。

Stata 的突出特点：占用很少的磁盘空间，输出结果简洁，所选方法先进，内容较齐全，制作的图形十分精美，可直接被图形处理软件或字处理软件如 Word 等直接调用。Stata 的统计功能很强，除了传统的统计分析方法外，还收集了近 20 年发展起来的新方法，如 Cox 比例风险回归，指数与 Weibull 回归，多类结果

与有序结果的 logistic 回归、Poisson 回归、负二项回归及广义负二项回归，随机效应模型等。

Stata 具有如下统计分析能力：

（1）数值变量资料的一般分析　参数估计，t 检验，单因素和多因素的方差分析，协方差分析，交互效应模型，平衡和非平衡设计，嵌套设计，随机效应，多个均数的两两比较，缺项数据的处理，方差齐性检验，正态性检验，变量变换等。

（2）分类资料的一般分析　参数估计，列联表分析（t 检验，列联系数，确切概率），流行病学表格分析等。

（3）等级资料的一般分析　秩变换，秩和检验，秩相关等。

（4）相关与回归分析　简单相关，偏相关，典型相关，以及多达数十种的回归分析方法，如多元线性回归，逐步回归，加权回归，稳健回归，二阶段回归，百分位数（中位数）回归，残差分析，强影响点分析，曲线拟合，随机效应的线性回归模型等。

（5）危险度分析　条件和非条件的 logistic 回归，多类结果与有序结果的 logistic 回归，Probit 回归，及其他广义线性模型，随机效应的 logistic 回归，随机效应的 Poisson 回归等。

（6）生存分析　基线生存曲线的估计，相对危险度的估计，Kaplan - Meier 生存曲线，寿命表分析，对数秩检验，Mantel - Haenszel 检验，Wilcoxon - Gehan检验，Cox 比例风险模型，正态截尾及 Tobit 回归，指数回归和 Weibull 回归等。

（7）其他方法　质量控制，整群抽样的设计效率，诊断试验评价，Kappa 等。

操作训练　利用统计软件进行毒理数据统计分析

步骤 1：下载并安装 SPSS11. 5 或者其他统计软件；

步骤 2：熟悉该软件的页面与内容；

步骤 3：由指导老师给出数据，利用 t 检验、X^2 检验、方差分析和秩和检验等常用方法进行演算。或者，利用实训十三的数据进行演算。

实训八　急性毒性实验

知识链接　急性经口 LD_{50} 测定简介

一、急性毒性试验设计方法与结果计算

当评价外来化合物的毒性时，通常先是进行急性经口染毒毒性试验即经口 LD_{50} 测定，以提供关于短期内经口染毒可能对健康引起危害的毒性资料。经口 LD_{50} 可以作为化合物急性毒性分级和毒性比较的依据，而且还可为其他染毒途经

的急性毒性试验及进一步的亚急性和慢性试验提供参考资料。LD_{50}是指一个毒物在实验群体中引起半数动物死亡的剂量。实际上LD_{50}是一个以实验动物死亡为终指标，依据其剂量－反应（死亡）关系并经过数理统计学方法处理的统计值。下面介绍两种常用的急性毒性试验设计方法。

（一）霍恩氏（Horn）法

1．预试验

可根据受试物的性质和已知资料，选用下述方法：一般多采用0.1，1.0和10.0g/kg体重的剂量，各以2～3只动物预试。根据24h内死亡情况，估计LD_{50}的可能范围，确定正式试验的剂量组。也可简单地采用一个剂量，如215mg/kg体重，用5只动物预试。观察2h内动物的中毒表现。如症状严重，估计多数动物可能死亡，即可采用低于215mg/kg体重的剂量系列，反之症状较轻，则可采用高于此剂量的剂量系列。如有相应的文献资料时可不进行预试。

2．动物数

一般每组用5只。

3．常用剂量系列

$$\begin{matrix} 1.00 \\ 2.15 \times 10^{t} \quad t=0,\ \pm1,\ \pm2,\ \pm3 \\ 4.64 \end{matrix}$$

因为剂量间距较$t=0,\ \pm1,\ \pm2,\ \pm3$为小，所以结果较为精确。一般试验时，可根据上述剂量系列设计5个组，即较原来的方法在最低剂量组以下或最高剂量组以上增设一组，这样在查表时容易得出结果。

4．正式试验

将动物在实验动物房饲养观察3～5d，使其适应环境，证明其确系健康动物后，进行随机分组。给予受试物后一般观察7或14d，若给予后的第4天继续有死亡时，需观察14d，必要时延长到28d。记录死亡数、死亡时间及中毒表现等，查表求得LD_{50}。

5．该方法的优缺点

优点是简单易行，节省动物；缺点是所得LD_{50}的可信限范围较大，不够精确。但经多年来的实际应用与验证，同一受试物与寇氏法所得结果极为相近。因此对其测定的结果应认为是可信与有效的。

（二）寇氏（Korbor）法

1．预试验

除另有要求外，一般应在预试中求得动物全死亡或90%以上死亡的剂量和动物不死亡或10%以下死亡的剂量，分别作为正式试验的最高与最低量。

2．动物数

除另有要求外，一般设5～10个剂量组，每组6～10只动物为宜。

3．剂量

将由预试验得出的最高、最低剂量换算为常用对数，然后将最高、最低剂量的对数差，按所需组数，分为几个对数等距（或不等距）的剂量组。

4．试验结果的计算与统计

（1）列试验数据及其计算表：包括各组剂量（mg/kg 体重，g/kg 体重），剂量对数（X），动物数（n），动物死亡数（r），动物死亡百分比（P，以小数表示），以及统计公式中要求的其他计算数据项目。根据试验条件及试验结果，可分别选用下列三个公式中的一个，求出 $\log LD_{50}$，再查其自然数，即 LD_{50}。

（2）按本试验设计得出的任何结果，均可用式（1）：

$$\log LD_{50} = \sum \frac{1}{2}(X_i + X_{i+1})(P_{i+1} - P_i) \tag{1}$$

式中，X_i 与 X_{i+1} 及 P_{i+1} 与 P_i 分别为相邻两组的剂量对数以及动物死亡百分比。

（3）按本试验设计且各组间剂量对数等距时，可用式（2）：

$$\log LD_{50} = XK - \frac{d}{2}(P_i + P_{i+1}) \tag{2}$$

式中，XK 为最高剂量对数，其他同式（1）。

二、注意事项

1．受试物的给予

（1）试验前空腹　动物应隔夜空腹（一般禁食 16h 左右，不限制饮水）。

（2）容量　各剂量组的灌胃容量应相同。

（3）方式　一般一次性给予受试物。也可一日内多次给予（每次间隔 4～6h，24h 内不超过 3 次）。

2．计算及评价

（1）LD_{50}计算　根据两周内实验动物的死亡数用寇氏法或概率单位法或直线回归法计算受试物小鼠经口染毒 LD_{50}及 95% 可信限。

（2）评价　根据动物的中毒症状及死亡时间，推测受试物的可能作用部位及经口毒性特点。并参照化合物急性毒性分级标准对其毒性作出估价。

操作训练　乐果对小白鼠的急性毒性实验

【目的与要求】

（1）测试某种化学物质一次染毒的急性毒性。

（2）掌握小白鼠注射灌胃方法。

（3）掌握半数致死量的测定和计算方法。

（4）需通过若干剂量组同时给药，最后经数理统计算出，用求得的 LD_{50}，在急性毒性分级表（到图书馆查找）中查出该物质的毒性强度，以便为现场防护措施提供基本的依据，同时也为作出进一步的毒性评价提供最基本的数据。

【实训原理】

半数致死量的测定是毒理学中最基本的也是最重要的实验。将小白鼠灌胃不同剂量的外来化合物，观察死亡数量，通过寇氏法统计处理，求出死亡一半时的外来化合物剂量。

【仪器和材料】

（1）实验用品　天平一台、试剂瓶 8 个。10mL 移液管两个，10mL、20mL 量筒各一个，灌胃针头 2 个、1mL 针管两支，手套两副，鼠夹一把。小毛笔两支、剪子、镊子各一把。染色液红、黄各一瓶。蒸馏水瓶 2 个。

（2）被测化学物质　乐果（或敌百虫）。

（3）实验动物　急性实验一般选用成年动物，小鼠体重 18 ~ 25g 比较合适，在同一实验中动物体重尽可能一致，性别应选雌雄各半为宜，健康状态良好才能获得理想的实验结果。应该选用体型丰满、发育正常、被毛浓密而富有光泽、而且紧贴皮肤，眼睛明亮活泼、行动迅速、反应灵敏的动物参加实验。此实验选用小白鼠。准备小白鼠 40 只，实验分五个剂量组及一个对照组，每组动物 6 只。

【操作方法与步骤】

1．预备试验

在正式实验进行之前，应先作预备试验，以探索实验动物染毒剂量及观察指标和方法等的选择是否切合实际，它是保证实验顺利进行、防止人力、物力浪费的一种措施。在预备试验中可根据实验要求摸索适宜的染毒剂量。在研究某新化学物质急性毒性时，常常选用 50，150，500，1500，5000mg/kg 剂量各用 2 ~ 3 只小白鼠染毒，了解大致致死量范围，为正式试验设计提供依据。

2．称重并标记

每只小鼠在天平上称重并记录体重，同时用染色法标记。

3．编组

按完全随机分配的方法把动物分到六组中去并计算出平均体重，分笼备用。

4．毒液配制

根据预备试验求出最高和最低致死剂量范围，求出各组剂量，配药。各剂量组多按单位体重给药容量（小鼠灌胃或腹腔注射通常用 0.2mL/kg 体重）。

5．灌胃

按灌胃染毒法从小剂量组开始按每组平均体重进行灌胃，剂量要准确。

【实训结果】

（1）投药后 1，2，3，4h 作连续观察，记录中毒症状，各组死亡数，死亡时间、性别，对死亡动物要进行剖检。

（2）24h 后计算 LD_{50}，用寇氏法计算。

（3）分析毒性强度，以及可能的致死因素。

实训九 小鼠骨髓细胞微核试验

【目的与要求】

掌握小鼠骨髓细胞核试验的原理与操作方法。

【实训原理】

微核是在细胞的有丝分裂后期染色体有规律地进入子细胞形成细胞核时，仍然留在细胞质中的染色单体或染色体的无着丝粒断片或环。它在末期以后，单独形成一个或几个规则的次核，被包含在胞质内，由于比核小得多故称微核。这种情况的出现往往是受到染色体断裂剂作用的结果。另外，也可能在受到纺锤体毒物的作用时，主核没有能够形成，代之以一组小核。此时小核往往比一般典型的微核稍大。

【仪器和材料】

（1）仪器设备 解剖器械，生物显微镜，载玻片等。

（2）小牛血清 小牛血清滤菌后放入56℃恒温水浴保温1h进行灭活。通常贮存于4℃冰箱里。亦可用大、小鼠血清代替。

（3）Giemsa 染液 称取 Giemsa 3.8g，加入375mL 甲醇（分析纯）研磨，待完全溶解后，再加入125mL 甘油。置37℃恒温箱保温48h，振摇数次。过滤，两周后用。

（4）Giemsa 应用液 取1份 Giemsa 染液与9份磷酸盐缓冲液混合而成。临用时配制。

（5）磷酸盐缓冲液（pH6.8） 取1/15mol/L 磷酸二氢钾溶液50.40mL 和1/15mol/L 磷酸氢二钠溶液49.60mL，两者混合均匀即成。

① 1/15mol/L 磷酸二氢钾（KH_2PO_4）溶液：取分析纯 KH_2PO_4（无水）9.06g，用蒸馏水溶解并定容至1000mL。

② 1/15mol/L 磷酸氢二钠（Na_2HPO_4）溶液：取分析纯 Na_2HPO_4 9.45g，加蒸馏水溶解并定容至1000mL。

（6）甲醇（分析纯）。

（7）实验动物 小鼠是微核试验的常规动物，也可选用大鼠。通常用7～12周龄，体重25～30g 的小鼠或体重150～200g 的大鼠。每组用两种性别的动物至少各5只。动物购买后适应环境至少3d。

（8）剂量及分组 受试物应设三个剂量组，最高剂量组原则上为动物出现严重中毒表现和/或个别动物出现死亡的剂量，一般可取1/2 LD_{50}，低剂量组应不表现出毒性，分别取1/4 和1/8 LD_{50}作为中、低剂量。急性毒性试验给予受试物最大剂量（最大使用浓度和最大灌胃容量）动物无死亡而求不出 LD_{50}

时，高剂量组则以以下顺序，① 10g/kg 体重；② 人的可能摄入量的 100 倍；③ 一次最大灌胃剂量进行设计，再下设中、低剂量组。另设溶剂对照组和阳性对照组。阳性对照物可用环磷酰胺 40mg/kg 体重经口或腹腔注射（首选经口）给予。

【操作方法与步骤】

1．受试物配制

一般用蒸馏水作溶剂，如受试物不溶于水，可用食用油、医用淀粉、羧甲基纤维素等配成乳浊液或悬浊液。受试物应于灌胃前新鲜配制，除非有资料表明以溶液（或悬浊液、乳浊液等）保存具有稳定性。本实验所用受试物由指导老师确定，任一农药、兽药和食品添加剂均可。

2．实验动物的处理

经口灌胃。根据细胞周期和不同物质的作用特点，可先做预试，确定取材时间。常用 30 h 给受试物法。即两次给受试物间隔 24h，第二次给受试物后 6h，颈椎脱臼处死动物。

3．标本制备

取胸骨或股骨，用止血钳挤出骨髓液与玻片一端的小牛血清混匀，常规涂片，或用小牛血清冲洗股骨骨髓腔制成细胞悬液涂片，涂片自然干燥后放入甲醇中固定 5 ~ 10min。当日固定后保存。将固定好的涂片放入 Giemsa 应用液中，染色 10 ~ 15min。立即用 pH6. 8 的磷酸盐缓冲液或蒸馏水冲洗、晾干。写好标签，阴凉干燥处保存。

4．阅片

选择细胞完整、分散均匀，着色适当的区域，在油镜下观察。以有核细胞形态完好作为判断制片优劣的标准。本法用于观察嗜多染红细胞的微核，用 Giemsa 染色法，嗜多染红细胞呈灰蓝色，成熟红细胞呈粉红色。典型的微核多为单个的、圆形、边缘光滑整齐，嗜色性与核质一致，呈紫红色或蓝紫色，直径通常为红细胞的 1/20 ~ 1/5。

用双盲法阅片。每只动物计数 1000 个嗜多染红细胞，观察含有微核的嗜多染红细胞数，微核率以千分率表示。观察嗜多染红细胞与成熟红细胞的比值（PCE/RBC），可作为细胞毒性指标之一。一般计数 200 个嗜多染红细胞。受试物组未成熟红细胞占红细胞总数的比例不应少于对照组的 20%。

【实训结果】

1．数据处理

一般采用卡方检验、泊松分布或双侧 t 检验等统计方法进行数据处理，并按动物性别分别统计。

2．结果评价

试验组与对照组相比，试验结果微核率有明显的剂量 - 反应关系并有统计学意义时，即可确认为阳性结果。若统计学上差异有显著性，但无剂量－反应关系时，则须进行重复试验。结果能重复者可确定为阳性。一般阴性对照组的微核率＜5‰供参考。但应有本试验室所用实验动物的自发微核率作参考。

【注意事项】

操作时推制良好的骨髓涂片及良好的染色，是本实验成功的关键步骤。

实训十　小鼠精子畸形试验

【目的与要求】

掌握显微镜下精子形态正常与否的判断方法。

【实训原理】

小鼠精子畸形受基因控制，具有高度遗传性，许多常染色体及 X、Y 性染色体基因直接或间接地决定精子形态。精子的畸形主要是指形态的异常，是由决定精子形成的基因发生突变的结果。因此形态的改变提示有关基因及其蛋白质产物的改变。小鼠精子畸形试验可检测化合物对精子生成和发育的影响，而且对已知的生殖细胞致突变物有高度敏感性，故本试验可用作检测食品中化合物在体内对生殖细胞的致突变作用。

【仪器和材料】

（1）实验室常用设备有眼科剪、眼科镊、擦镜纸、小漏斗、载玻片等。

（2）生物显微镜。

（3）甲醇。

（4）1% ~2% 伊红染色液：称取伊红 1 ~2g，溶于 100mL 蒸馏水备用。

（5）离心机。

全部试剂除注明外，均为分析纯，试验用水为蒸馏水。

（6）实验动物　成年雄性小鼠，6 ~8 周龄、体重 25 ~35g。动物购买后适应环境 3 ~5d。

（7）剂量及分组　受试物应设三个剂量组，最高剂量组原则上为动物出现严重中毒表现和/或个别动物出现死亡的剂量，一般可取 1/2 LD_{50}，低剂量组应不表现出毒性，分别取 1/4 和 1/8 LD_{50}作为中、低剂量。急性毒性试验给予受试物最大剂量（最大使用浓度和最大灌胃容量）动物无死亡而求不出 LD_{50}时，高剂量组则以以下顺序：① 10g/kg 体重；② 人的可能摄入量的 100 倍；③ 一次最大灌胃剂量进行设计，再下设中、低剂量组。另设溶剂对照组和阳性对照组。每组至少有 5 只存活动物。阳性物可采用环磷酰胺 40 ~60mg/kg 体重、甲基磺酸甲酯（MMS）50mg/kg 体重或丝裂霉素 C（MMC）1.0 ~1.5mg/kg 体重经口或腹腔注射（首选经口）给予。

【操作方法与步骤】

1. 受试物配制

一般用蒸馏水作溶剂，如受试物不溶于水，可用食用油、医用淀粉、羧甲基纤维素等配成乳浊液或悬浊液。受试物应于灌胃前新鲜配制，除非有资料表明以溶液（或悬浊液、乳浊液等）保存具有稳定性。本实验所用受试物由指导老师确定，任一农药、兽药和食品添加剂均可。

2. 实验动物的处理

经口给予，连续5d。各种致突变物作用于精子的不同发育阶段，可在接触某种致突变物后不同时间出现精子畸形，故有条件时，可于给受试物后1、4、10周处死动物，检查精子形态。因为大部分化学致突变物对精原细胞后期或初级精母细胞早期的生殖细胞较为敏感，故一般均是于首次给受试物后的第35天处死。

3. 标本制备

用颈椎脱臼法处死小鼠，取出两侧附睾，放入有适量生理盐水（约1mL）的小烧杯中或放入盛有2mL生理盐水的平皿中。用眼科剪将副睾纵向剪1～2刀，静止3～5min，轻轻摇动。用四层擦镜纸或合成纤维网袋过滤，吸滤液涂片。空气干燥后，用甲醇固定5min以上干燥，用1%～2%伊红染色1h，用水轻冲，干燥。

4. 阅片

(1) 阅片要求　在低倍镜下（用绿色滤光片）找到背景清晰、精子重叠较少的部位，用高倍镜顺序检查精子形态，计数结构完整精子。精子有头无尾（轮廓不清）或头部与其他精子或碎片重叠，或明显是人为剪碎者，均不计算，每只动物至少检查1000个精子。

(2) 精子畸形的类型　精子畸形主要表现在头部，其次为尾部。畸形类型可分为无钩、香蕉形、胖头、无定形、尾折叠、双头、双尾等。

【实训结果】

一般阴性对照组的精子异常率为0.8%～3.4%，供参考。应以本实验室所用实验动物的自发畸形率作参考。

【注意事项】

(1) 异常精子均应记录显微镜的坐标数，以备复查。并分别记录异常类型，以便统计精子畸形率及精子畸形类型的构成比。判断双头、双尾畸形时，要注意与二条精子的部分重叠相鉴别，判断无定形时要与人为剪碎及折叠相鉴别。

(2) 每个剂量组应分别与相应的阴性对照组进行比较，如用Wilcoson秩和检验法（请同学们查阅有关资料）评价精子畸形阳性的标准时，畸形率至少为阴性对照组的倍量或经统计有显著差异，并有剂量－反应关系。

实训十一　鼠伤寒沙门氏菌诱变性试验

【目的与要求】

掌握鼠伤寒沙门氏菌诱变性试验的原理和方法。

【实训原理】

鼠伤寒沙门氏菌的突变型（即组氨酸缺陷型）菌株在无组氨酸的培养基上不能生长，在有组氨酸的培养基上可以正常生长。但如在无组氨酸的培养基中有致突变物存在时，则沙门氏菌突变型可回复突变为野生型（表现型），因而在无组氨酸培养基上也能生长，故可根据菌落形成数量，检查受试物是否为致突变物。某些致突变物需要代谢活化后才能使沙门氏菌突变型产生回复突变，代谢活化系统可以用多氯联苯（PCB）诱导的大鼠肝匀浆（S9）制备的 S9 混合液。

【仪器和材料】

一、仪器

（1）实验室常用设备。

（2）低温高速离心机，低温冰箱（-80℃）或液氮罐，洁净工作台，恒温培养箱，恒温水浴，蒸气压力锅，匀浆器等。

二、试剂

培养基成分或试剂除说明外至少应是化学纯，无诱变性。避免重复高温处理，选择适当保存温度和期限，如肉汤保存于4℃不超过6个月，其他详见下述各培养基及溶液说明。

1. 营养肉汤培养基

牛肉膏 2.5g，胰胨（或混合蛋白胨）5.0g，氯化钠 2.5g，磷酸氢二钾（$K_2HPO_4 \cdot 3H_2O$）1.3g，蒸馏水 500mL，加热溶解，调 pH 至 7.4，分装后 0.103MPa 20min 灭菌，普通冰箱保存备用，保存期不超过半年。

2. 营养肉汤琼脂培养基

琼脂粉 1.5g，营养肉汤培养基 100mL，加热融化后调 pH 为 7.4，0.103MPa 20min 灭菌。用于基因型鉴定的结晶紫敏感试验，抗氨苄青霉素和四环素试验，紫外线敏感性试验，以及细菌活力鉴定。

3. 底层培养基所需试剂及配制方法

（1）磷酸盐贮备液　磷酸氢钠铵（$NaNH_4HPO_4 \cdot 4H_2O$）17.5g，柠檬酸（$C_6H_8O_7 \cdot H_2O$）10.0g，磷酸氢二钾（K_2HPO_4）50.0g，硫酸镁（$MgSO_4 \cdot 7H_2O$）1.0g（待其他试剂完全溶解后再将硫酸镁缓慢放入其中继续溶解，否则易析出沉淀），加蒸馏水至 100mL，0.103MPa 20min 灭菌。

（2）40% 葡萄糖溶液　葡萄糖 40.0g，加蒸馏水至 100mL，0.055MPa 20min 灭菌。

（3）1.5%琼脂培养基　琼脂粉6.0g，加蒸馏水至400mL，熔化后0.103MPa 20min灭菌。

（4）底层培养基（无菌操作）　趁热（80℃）在灭菌琼脂培养基中（400mL）依次加入磷酸盐贮备液8mL，40%葡萄糖溶液20mL，充分混匀，待凉至80℃左右时倒平皿，每皿（ϕ90mm）25mL，37℃培养过夜以除去水分及检查有无污染。

4. 顶层培养基的成分及制备

（1）顶层琼脂　琼脂粉3.0g，氯化钠2.5g，加蒸馏水至500mL。

（2）0.5mmol/L组氨酸－生物素溶液（诱变试验用）　D－生物素（相对分子质量244）30.5mg，L－组氨酸（相对分子质量155）19.4mg，加蒸馏水至250mL。

（3）顶层培养基制备　加热融化顶层琼脂，每100mL顶层琼脂中加10mL 0.5mmol/L组氨酸－生物素溶液。混匀，分装在100mL三角瓶中，0.103MPa 20min灭菌。用时熔化分装小试管，每管2mL，在45℃水浴中保温。

5. 特殊试剂和培养基的配制

（1）0.8%氨苄青霉素溶液（鉴定菌株用，无菌配制）　称取氨苄青霉素40mg，用0.02mol/L氢氧化钠溶液稀释至5mL，保存于冰箱。

（2）0.1%结晶紫溶液（鉴定菌株用）　称取100mg结晶紫，溶于100mL无菌水。

（3）L－组氨酸溶液和0.5mmol/L D－生物素溶液（鉴定菌株用）　称取L－组氨酸0.4043g和D－生物素12.2mg，分别溶于100mL蒸馏水，0.103MPa 20min灭菌，保存于4℃冰箱。

（4）0.8%四环素溶液（用于四环素抗性试验和氨苄青霉素－四环素平板）称取40mg四环素，用0.02mol/L盐酸缓冲液稀释至5mL，保存于4℃冰箱。

（5）氨苄青霉素平板（用作TA97、TA98、TA100菌株的主平板）和氨苄青霉素－四环素平板（用作TA102菌株的主平板）　每1000mL中由以下成分组成：底层培养基910mL，磷酸盐储备液20mL，40%葡萄糖溶液50mL，组氨酸水溶液50mL，0.5mmol/L生物素6mL，0.8%氨苄青霉素溶液3.15mL，0.8%四环素溶液0.25mL。

四环素仅在使用对四环素有抗性的TA102时加入。以上成分均已分别灭菌或无菌制备。

（6）组氨酸－生物素平板（组氨酸需要试验用）　每1000mL中由以下成分组成：底层培养基914mL，磷酸盐储备液20mL，40%葡萄糖溶液50mL，组氨酸水溶液（0.4043g/100mL）10mL，0.5mmol/L生物素6mL，以上成分均已分别灭菌。

（7）二甲基亚砜　光谱纯，0.103MPa 20min灭菌。

6. S9辅助因子（混合液试剂）的配制

（1）0.4mol/L 氯化镁（$MgCl_2$）溶液 称取 $MgCl_2$ 3.8g，加蒸馏水稀释至100mL。

（2）1.65mol/L 氯化钾（KCl）溶液 称取 KCl 12.3g，加蒸馏水稀释至100mL。

（3）0.2mol/L 磷酸盐缓冲液（pH 7.4） 每500mL 由以下成分组成：磷酸氢二钠（Na_2HPO_4）（14.2g/500mL）440mL，磷酸二氢钠（$NaH_2PO_4 \cdot H_2O$）（13.8g/500mL）60mL，调 pH 至7.4，0.103MPa 20min 灭菌或滤菌。

（4）辅酶－Ⅱ（氧化型）溶液 准确称取辅酶－Ⅱ，用无菌蒸馏水溶解配制成0.025mol/L 溶液，低温保存（－20 ℃以下）。

（5）葡萄糖－6－磷酸钠盐溶液 称取葡萄糖－6－硫酸钠盐，用无菌蒸馏水溶解配制成 0.05mol/L，低温保存（－20 ℃以下）。

7. 10% S9 混合液的配制

每10mL 由以下成分组成，临用时配制。磷酸盐缓冲液（0.2mol/L，pH7.4）6.0mL，氯化钾溶液（1.65mol/L）0.2mL，氯化镁溶液（0.4mol/L）0.2mL，葡萄糖－6－磷酸钠盐溶液（0.05mol/L）1.0mL，辅酶－Ⅱ溶液（0.025mol/L）1.6mL，肝 S9 液 1.0mL。混匀，置冰浴中待用。

8. 活化系统（S9 和 S9 混合液）的制备

用哺乳动物如大鼠，经诱导剂处理，取肝组织制备匀浆，9000g 离心，上清液为 S9 组分，与辅助成分以适当比例组成 S9 混合液，用作试验中的代谢活化系统。

（1）大鼠肝 S9 的诱导和制备

① 选健康雄性成年 SD 或 Wistar 大鼠，体重150g 左右，周龄约5～6周。将多氯联苯（Aroclor 1254 或国产 PCB－五氯）溶于玉米油中，浓度为200mg/mL，按500mg/kg 体重无菌操作一次腹腔注射，5d 后断头处死动物（杀前禁食 12～24h），取出肝脏称重后，用新鲜冰冷的0.15mol/L 氯化钾溶液连续冲洗肝脏数次，以便除去能抑制微粒体酶活性的血红蛋白。每克肝（湿重）加 0.1mol/L 氯化钾溶液3mL，连同烧杯移入冰浴中，用消毒剪刀剪碎肝脏，在玻璃匀浆器（低于4000r/min，往复1～2min）或组织匀浆器（20000r/min，1min）中制成肝匀浆。以上操作需注意无菌和局部冷环境。

② 将制成的肝匀浆在低温（0～4℃）高速离心机上以9000g 离心 10min，吸出上清液为 S9 组分，分装于无菌冷冻管或安瓿中，每安瓿 2mL 左右，最好用液氮或干冰速冻后置－80℃低温保存。

③ S9 制成后，经无菌检查，测定蛋白含量（Lowry 法），每毫升蛋白含量不超过 40mg 为宜，并经间接致癌物（诱变剂，如黄曲霉素 $B_1$0.3μg/皿）鉴定其生物活性，合格后贮存于深低温或冰冻干燥，保存期不超过一年。

（2）S9 混合液配制 由 S9 液和辅助因子（S9 混合液试剂）组成，辅助因子按 Ames（1983）配方，低温（－20℃以下）贮存。混合液临用时新鲜无菌配制，或滤过除菌。一般按 1∶9 配成 10% 混合液。用每皿 0.5mL S9 混合液（含 20～50μL S9）测定其对已知阳性致癌物（诱变剂）的生物活性，确定最适用量，或者按一般用量，即每平皿 0.5mL S9 混合液（含 S9 50μL）。S9 活性和用量应在报告中予以说明。

三、菌株及其鉴定与保存

1. 试验菌株

采用四株鼠伤寒沙门氏菌突变型菌株 TA97、TA98、TA100、TA102。TA97 和 TA98 可以检测各种移码型诱变剂；TA100 可检测引起碱基对置换的诱变剂；TA102 能检测出其他测试菌株不能检出或极少检出的某些诱变剂，如甲醛、各种过氧化氢化合物和丝裂霉素 C 等交联剂。一般用来测试受试物诱变性时，必须通过其中四个菌株的检测。必要时可增加 TA1535、TA1537 或 TA104 任一菌株。

2. 菌株的鉴定

菌株特性应与 Ames 试验标准相符。突变型菌的某些特性易丢失或变异，遇到下列情况应鉴定菌株的基因型：在收到培养菌株后；当制备一套新的冷冻保存株或冰冻干燥菌株时；当每皿自发回变数不在正常范围时；当对标准诱变剂丧失敏感性时；使用主平板传代时；投入使用前。鉴定方法如下：

（1）增菌培养　在 5mL 营养肉汤培养基中接种贮存菌培养物，于 37℃ 振荡（100 次/min）培养 10h 或静置培养 16h 备用。

（2）组氨酸缺陷型的鉴定

① 加热熔化底层培养基两瓶（一瓶不加组氨酸，一瓶加组氨酸），不加组氨酸者每 100mL 底层培养基中加 0.5mg D－生物素 0.6mL；加组氨酸者每 100mL 底层培养基中加 L－组氨酸（每 100mL 中含 0.4043g）1mL 和 0.5mg D－生物素 0.6mL，冷却至 50℃ 左右，各倒两个平皿。

② 接种：取有组氨酸和无组氨酸培养基平皿各一个，按菌株号顺序各取一白金耳菌液划线（直线）接种在培养基表面，37℃ 培养 48h。

③ 结果判定：四株菌在有组氨酸培养基平皿表面各长出一条菌膜，无组氨酸培养基平皿上除自发回变菌落外无菌膜，说明受试菌株确为组氨酸缺陷型。

（3）脂多糖屏障缺陷的鉴定

① 加热熔化营养肉汤琼脂培养基。

② 接种：取菌液 0.1mL 移入平皿，迅速将营养肉汤琼脂培养基（冷却至 50℃ 左右）适量倒入平皿，混匀，平放凝固。将一无菌滤纸片放入已凝固的培养基平皿中央，用移液器在滤纸片上滴加 0.1% 结晶紫溶液 10μL，37℃ 培养 24h，每个菌株做一个平皿。

③ 结果判定：阳性者在纸片周围出现一个透明的抑制带，说明存在突变。这种变化允许某些大分子物质进入细菌体内并抑制其生长。TA97、TA98、TA100 和 TA102 均有抑制带，野生型鼠伤寒沙门氏菌没有抑制带。

（4）R 因子的鉴定

① 加热熔化营养肉汤琼脂培养基，冷却到 50℃左右，适量倒入平皿中，平放凝固，用移液器吸 0.8% 的氨苄青霉素 10μL，在凝固的培养基表面依中线涂成一条带，待氨苄青霉素溶液干后，用接种环与氨苄青霉素带相交叉划线接种要鉴定的菌株，并且接种一个不具有 R 因子的菌株作氨苄青霉素抗性的对照（一个平皿可同时鉴定几个菌株），37℃培养 24h。

② 结果判定：4 个菌株经过 24h 培养，在氨苄青霉素带的周围依然生长不受抑制，即有抗氨苄青霉素效应，证明它们都带有 R 因子。

（5）四环素抗性的鉴定

① 用移液器各吸取 5 ~ 10μL 0.8% 的四环素溶液和 0.8% 的氨苄青霉素溶液，在营养肉汤琼脂培养基平皿表面依中线涂成一条带，待四环素和氨苄青霉素液干后，用接种环与四环素和氨苄青霉素带相交叉划线接种 TA102 和一种有 R 因子的菌株（作四环素抗性的对照），37℃培养 24h 。

② 结果判定：TA102 菌株生长不受抑制，对照菌株有一段生长抑制区，表明 TA102 菌株有抗四环素效应。

（6）uvrB 修复缺陷型的鉴定

① 在营养肉汤琼脂培养基平皿表面用接种环划线接种需要的菌株。

② 接种后的平皿一半用黑纸覆盖，在距 15W 紫外线灭菌灯 33cm 处照射 8s，37℃培养 24h。

③ 结果判定：对紫外线敏感的三个菌株（TA97、TA98、TA100）仅在没有照射过的一半生长，具有野生型切除修复酶的菌株 TA102 仍能生长。

（7）自发回变率的测定

① 准备底层培养基平皿 8 个。

② 融化顶层培养基 8 管，每管 2mL，在 45℃水浴中保温。

③ 在每管顶层培养基中，分别加入待鉴定的测试菌株的菌液 0.1mL，一式两份，轻轻摇匀，迅速将此试管内容物倾入已固化的底层培养基平皿中，转动平皿，使顶层培养基均匀分布，平放固化，37℃培养 48h 计数菌落数。

④ 结果判定：每一株的自发回变率应落在 Ames 试验标准所列正常范围内。

3. 菌株的保存

鉴定合格的菌种应保存在深低温（如 -80℃），或加入 9% 光谱级 DMSO 作为冷冻保护剂，保存在液氮条件下（ -196℃），或者冰冻干燥制成干粉，4℃保存。除液氮条件外，保存期一般不超过 2 年，主平板贮存在 4℃，超过两个月后应丢弃，TA102 主平板保存两周后应该丢弃。

四、试验设计及受试物的特殊处理

1. 剂量设计

决定受试物最高剂量的原则是受试物对试验菌株的毒性和受试物的溶解度。

对于纯的化学物质，一般最低剂量为每平皿 0.2μg，最高剂量为 5mg，或溶解度允许，或饱和浓度，或对细菌产生最小毒性浓度。对于毒性很低、摄入量很大的定型产品，可根据其溶解度和对细菌的毒性采用可能的最大剂量。每种受试物在允许最高剂量下设 4 个（含 4 个）以上剂量，每剂量间隔不超过 5 倍，每个剂量应做三个平皿。未按上述原则者，应说明选定剂量的理由。

2. 溶剂

溶剂可选用水、二甲基亚砜（每皿不超过 0.4mL），或其他溶剂（毒性剂量以下）。无论选用什么溶剂均应无诱变性。

3. 对照组的设置

试验应同时设有阳性物对照组、溶剂对照组和未处理对照，均包括加 S9 和不加 S9 两种情况。阳性对照物应根据菌株的类型选择，可参考有关资料。

4. 受试物的特殊处理

若遇特殊受试物作非常规处理时应在报告中说明。对以下几种情况可作如下处理：

（1）含组氨酸受试物　根据食品中测得的组氨酸含量，若能诱发回复突变率增高，可加设组氨酸平行对照组；或将检品经 XAD－Ⅱ树脂柱过滤洗脱预处理。

（2）挥发性受试物　可采用真空干燥器处理等方法。

（3）天然植物材料　可按植物化学方法制备粗制品或纯制品。

【操作方法与步骤】

可分为平板掺入法、预培养平板掺入法及点试法等，分别叙述如下。

1. 平板掺入法

（1）增菌培养：取营养肉汤培养基 5mL，加入无菌小三角瓶或无菌试管中，将主平板或冷冻保存的菌株培养物接种于营养肉汤培养基内，37℃振荡（100 次/min）培养 10h 至对数增长期，每毫升不少于 $1\sim2\times10^9$ 个活菌数，培养瓶可用黑纸包裹，以防光线照射细菌。

（2）底层培养基平皿若干个。

（3）熔化顶层培养基分装于无菌小试管，每管 2mL，在 45℃水浴中保温。

（4）在保温的顶层培养基中依次加入测试菌株新鲜增菌液 0.1mL，混匀；加受试物 0.05～0.2mL（一般加入 0.1mL。需活化时另加入 10% S9 混合液 0.5mL），再混匀，迅速倾入底层培养基上，转动平皿使顶层培养基均匀分布在底层上，平放固化，37℃培养 48h 观察结果。

（5）另做一阳性对照、溶剂对照和未处理对照。阳性对照不加受试物，只加标准诱变剂；溶剂对照加除受试物和标准诱变剂以外的所有试剂，如溶剂二甲基亚砜等（光谱纯或分析纯）；未处理对照只在培养基上加菌液；其他方法同上。

2. 预培养平板掺入法

预培养对于某些受试物可取得较好效果。因此可根据情况确定是否进行预培养。在加入顶层琼脂前，先进行以下预培养步骤：在试验中，将受试物（需活化时另加入10% S9混合液）和菌液，在37℃中培养20min，或在30℃中培养30min，然后再加2mL顶层琼脂，其他同上述平板掺入法。

3. 点试法

略，参见有关参考资料。

【实训结果】

1. 结果的判定

（1）掺入法的结果判定　以直接计数培养基上长出回变菌落数的多少而定，如在背景生长良好条件下，受试物组回变菌落数增加一倍以上（即回变菌落数等于或大于2乘以未处理对照数），并有剂量－反应关系或至少某一测试点有可重复的并有统计学意义的阳性反应，即可认为该受试物诱变试验阳性。

（2）点试法的判定　如在受试物点样纸片周围长出较多密集的回变菌落，与未处理对照相比有明显区别者，可初步判定该受试物诱变试验阳性，但应该用掺入法试验来确证。

2. 结果报告

出报告时，阳性结果至少应做三次测试，阴性结果至少进行二次测试，才能对受试物作出判定。受试物的诱变性要用平板掺入试验来确证。报告中应注明实验条件，并附上全部结果资料，对结果有疑义者需经统计分析，同一受试物必须包括活化和非活化的结果，剂量单位为μg/平板，特殊例外。

第九章　综 合 实 训

【教学目的与要求】

1. 掌握敌百虫的中毒与解救实验；

2. 熟悉保健食品毒理学安全性评价的整个操作流程。

实训十二　敌百虫的中毒与解救实验

【目的与要求】

观察有机磷类农药中毒的主要症状和阿托品、碘磷定的解毒作用，并了解和掌握解毒的原理。

【实训原理】

（1）有机磷酸脂类（如敌百虫）在体内可以与胆碱酯酶结合，使胆碱酯酶失去水解乙酰胆碱的能力，造成体内乙酰胆碱中毒。

（2）阿托品为神经受体阻断剂，可缓减中毒症状。

（3）碘磷定可促进已与有机磷酸脂类结合的胆碱酯酶水解，重新生成胆碱酯酶。

【仪器和材料】

（1）药物　5% 敌百虫溶液，5% 硫酸阿托品注射液，4% 碘磷定注射液。

（2）器械　注射器、灌胃管、开口器、针头、烧杯。

（3）动物　家兔（或小鼠）。

【操作方法与步骤】

取兔（或小鼠）一只，观察一般生理状况，称体重，以 10mL/kg 灌服 5% 敌百虫溶液，记录从灌服至中毒症状出现时间，观察中毒表现，唾液分泌增加、瞳孔缩小，全身肌肉震颤，四肢无力，排粪等。在兔表现上述中毒症状是较明显时，即静脉注射 0.5% 硫酸阿托品 1mL/kg，观察中毒症状是否全部消失，尚有何种症状表现。然后再耳静脉注射 4% 碘磷定 1mL/kg，观察兔的临床表现有何变化。

【实训结果】

项目	正常	中毒后	阿托品	碘磷定
临床表现（唾液、瞳孔、骨骼肌、呼吸、排粪等）				

注：实验分组：用兔做实验，4 ~5 人一组；用小鼠做实验，2 ~3 人一组。

实训十三　保健食品珍珠祛斑美容片毒理学安全性评价

【实训原理】

珍珠粉富含人体需要的多种蛋白质及角蛋白肽类、多种氨基酸、24 种微量元素和钙等多种有效成分，具有抗疲劳、明显降低过氧化酯作用，从而起到养颜护肤、延缓衰老的作用，因而常被用作高级补养品和高档化妆品的原料。以珍珠粉为原料的珍珠祛斑美容片作为祛斑保健品，具有广泛的潜在消费者，为确保食用人群的健康，可按《食品安全性毒理学评价程序》和《保健食品检验与评价技术规范》的相关要求，对珍珠祛斑美容片的安全性进行毒理学评价。

【仪器和材料】

（1）样品　自制珍珠祛斑美容片。成分：珍珠 70%，糯米粉 30%，加水适量，搅匀，成片，烘干。人体每日推荐量为 2.0g/（d·人）。

（2）实验动物　ICR 小鼠、SD 大鼠，清洁级。检测环境条件：温度 20 ~ 25℃，相对湿度 60% ~70%，实验动物试验前在动物房环境中适应 3d。

（3）菌株　鼠伤寒沙门菌突变型菌株 TA97a、TA98、TA100、TA102。

【操作方法与步骤】

1. 大、小鼠急性毒性试验

采用最大耐受剂量法（Test of Maximum Tolerated Dose）设 20.0g/kg 剂量组，灌胃前 16h 禁食，自由饮水，于第 2 天以 20mL/kg 大鼠体重和 20mL/kg 小鼠体重经口给予受试样品，观察 14d，记录动物中毒症状及死亡情况。

2. 遗传毒性试验

（1）Ames 试验　采用鼠伤寒沙门菌组氨酸缺陷型 TA97a、TA98、TA100、TA102 四种标准突变型菌株。大鼠肝匀浆 S9 采用多氯联苯诱导 Wistar 大鼠，按 Ames 常规方法自行制备。剂量组分设 5000，1000，200，40，8μg/皿 5 个剂量组，外加空白对照、溶剂对照和阳性对照组（9 - 氨基吖啶、2，7 - 二氨基芴、叠氮钠、2 - 乙酰氨基芴、丝裂霉素 C、1，8 - 二羟基蒽醌），每种菌株每个测试浓度设三个平行皿，在加和不加 S9 条件下进行试验。重复测试一次。记录回复突变菌落数，计算其均值及标准差。

（2）小鼠骨髓嗜多染红细胞（PCE）微核试验　50 只 ICR 小鼠（雌雄各半，体重 28 ~ 30g）随机分成 5 组，设 3 个不同剂量组（2.5，5.0，10.0 g/kg 体重），1 个环磷酰胺（cP）阳性对照组（40mg/kg）和 1 个 1% 羧甲基纤维素阴性对照组。小鼠按 20mL/kg 体重灌胃，间隔 24 h 灌胃 2 次，于第二次灌胃后 6h 处死动物，制取胸骨髓液，涂片，甲醇固定，Giemsa 染色。镜检嗜多染红细胞，每鼠计数 1000 个嗜多染红细胞，计算微核千分率，以‰表示；同时计数嗜多染红细胞和正染红细胞的比值（PCE/NCE）。

（3）小鼠精子畸形试验　50只雄性ICR小鼠（体重28～30g）随机分成5组，每组10只。设3个不同剂量组（2.5，5.0，10.0g/kg体重），另设阴性对照组（1%羧甲基纤维素）和阳性对照组（丝裂霉素C 1.5mg/kg体重），受试物按20mL/kg体重以灌胃方式给予，连续5d，继之饲养1月，自由摄食、饮水，于35d颈椎脱臼处死，每组随机选5只小鼠分别取两侧附睾，置生理盐水中充分剪碎，滤除组织碎片，制成精子悬液，常规涂片，甲醇固定，1%伊红染色，于10×40倍显微镜下观察形态。每只动物观察1000个头、尾完整的精子，记录畸形精子数，计算精子畸形率。

3. 30d喂养试验

以人体推荐量的25、50、100倍设低、中、高3个剂量组，即分别为0.85、1.70、3.40g/kg体重，另设一个阴性对照组。实验各剂量按体重10%折算分别均匀拌入基础饲料，以饲料喂养方式给予。SD大鼠按体重随机分4组，每组20只，雌雄各半。大鼠连续观察30d，每周记录体重和进食量并计算食物利用率。实验期末摘眼球取血进行血液学和血生化检查，用断头法处死大鼠，对每只大鼠进行脏器大体观察，同时取肝、肾、脾脏、睾丸（卵巢）称重并计算脏体比，并取肝、肾、脾、胃、肠、睾丸（卵巢）进行病理组织学检查。血象采用Abacus全自动血液分析仪进行测定。血生化检查取血清用Liasys全自动生化分析仪进行测定。脏器石蜡切片，H－E染色。

【实训结果】（供参考）

（一）大、小鼠急性毒性试验

大、小鼠经空腹灌胃后，观察14d，未见明显中毒症状和死亡。珍珠祛斑美容片经口急性毒性试验MTD＞20g/kg体重，属实际无毒级。

（二）遗传毒性试验

（1）Ames试验　两次试验结果见表9－1和表9－2。样品各剂量组的回变菌落数，不论加S9与否，均未超过相应的溶剂对照组的两倍，也无剂量－反应关系。而阳性对照组与阴性对照组及各试验组比较，差异有显著性（$p<0.05$）。这表明珍珠祛斑美容片在试验剂量范围内，在加与不加S9时，对鼠伤寒沙门菌组氨酸缺陷型四菌株无致突变作用。

表9－1　珍珠祛斑美容片Am es试验结果（$\bar{x}\pm s$）

剂量/（μg/皿）		TA97a		TA98		TA100		TA102	
		－S9	＋S9	－S9	＋S9	－S9	＋S9	－S9	＋S9
阴性对照		124.7±14.6	172.3±17.1	31.7±3.8	46.7±2.1	140.3±19.6	181.0±15.5	254.0±23.1	314.7±18.0
溶剂对照		122.7±24.0	176.3±18.0	35.3±4.5	47.3±4.5	144.0±9.8	170.3±10.6	249.7±18.3	311.3±9.5
样品	8	121.0±20.8	183.0±17.5	33.0±4.4	46.3±2.3	132.7±12.2	169.7±22.0	248.0±23.5	315.3±21.0
	40	126.8±19.9	178.0±14.9	32.7±1.5	42.0±3.6	139.3±18.0	179.0±21.3	261.3±20.1	318.3±23.3
	200	130.3±6.8	174.0±21.0	32.7±3.1	46.0±5.3	143.3±13.6	191.0±14.4	250.7±27.3	320.7±4.2

续表

剂量/(μg/皿)		TA97a		TA98		TA100		TA102	
		-S9	+S9	-S9	+S9	-S9	+S9	-S9	+S9
	1000	138.3±24.6	164.7±19.0	32.0±2.0	44.7±4.5	144.3±7.6	183.7±3.5	252.3±15.6	320.0±49.8
	5000	131.7±2.1	176.0±7.9	38.0±4.0	45.3±4.5	152.0±20.0	198.7±15.0	258.3±18.0	290.7±39.0
9-氨基吖啶	25	1413.3±150.1	—	—	—	—	—	—	—
2,7-二氨基芴	20	—	—	373.3±20.8	—	—	—	—	—
叠氮钠	1.5	—	—	—	—	1580.0±120.0*	—	—	—
2-乙酰氨基芴	10	—	1566.7±100.2*	—	1306.7±120.6*	—	1606.7±190.1*	—	—
丝裂霉素C	0.5	—	—	—	—	—	—	1733.3±161.7*	—
1,8-二羟基蒽醌	25	—	—	—	—	—	—	—	1226.7±151.4*

*与阴性对照组比较，$p<0.05$。

表9-2 珍珠祛斑美容片Ames平板掺入试验重复试验结果（$\bar{x} \pm s$）

剂量/(μg/皿)		TA97a		TA98		TA100		TA102	
		-S9	+S9	-S9	+S9	-S9	+S9	-S9	+S9
阴性对照		128.3±16.4	172.7±9.5	32.7±3.2	44.0±4.4	145.0±8.2	172.3±17.0	250.0±11.1	316.3±22.2
溶剂对照		128.0±18.5	176.3±19.9	32.3±4.9	46.0±5.6	148.3±11.1	181.0±15.1	243.3±6.1	325.3±33.3
样品	8	124.0±24.6	172.3±21.7	31.3±2.3	45.0±4.6	137.0±13.7	169.7±15.9	256.0±20.9	322.0±20.9
	40	127.7±12.0	187.0±16.5	31.7±4.0	41.0±5.6	132.7±14.7	180.3±13.2	242.0±16.0	311.0±15.4
	200	132.7±9.7	177.0±18.0	34.7±2.5	46.7±4.0	130.3±20.1	184.7±17.0	243.0±25.7	314.7±44.4
	1000	139.0±19.3	186.0±9.2	35.0±4.6	46.0±2.6	132.0±18.3	185.3±10.1	241.3±11.7	318.7±16.2
	5000	133.0±17.3	179.3±14.4	33.0±2.6	42.3±4.9	140.3±10.7	191.0±13.7	246.7±11.9	302.0±22.7
9-氨基吖啶	25	1286.7±181.5*	—	—	—	—	—	—	—
2,7-二氨基芴	20	—	—	354.7±27.2*	—	—	—	—	—
叠氮钠	1.5	—	—	—	—	1393.3±200.3*	—	—	—
2-乙酰氨基芴	10	—	1590.0±149.3*	—	1263.3±153.1*	—	1766.7±141.9*	—	—
丝裂霉素C	0.5	—	—	—	—	—	—	1763.3±81.4*	—
1,8-二羟基蒽醌	25	—	—	—	—	—	—	—	1203.3±90.7*

*与阴性对照组比较，$p<0.05$。

（2）小鼠骨髓嗜多染红细胞微核试验　结果见表9-3，珍珠祛斑美容片在2.5，5.0，10.0g/kg体重剂量时，各组雄性小鼠胸骨骨髓嗜多染红细胞微核发生率分别为1.8‰，1.4‰，1.8‰；各组雌性小鼠胸骨骨髓嗜多染红细胞微核发生率分别为1.8‰，1.4‰，1.6‰，这说明珍珠祛斑美容片与小鼠胸骨髓嗜多染红细胞微核发生率无剂量－反应关系。各试验组与阴性对照组相比，微核发生率均无显著性（$p>0.05$），而阳性对照组与阴性对照组及各试验组比较差异具有显著性（$p<0.05$）。说明珍珠祛斑美容片在2.5～10.0 g/kg体重范围内，未引起小鼠骨髓嗜多染红细胞微核发生率升高。

表9－3　珍珠祛斑美容片小鼠骨髓嗜多染红细胞微核试验结果（$\bar{x}\pm s$）

剂量/（g/kg）	动物数 n	观察细胞数 n	微核数	微核率/‰	嗜多染红细胞/正染红细胞
雌性					
阴性对照	5	5×1000	7	1.40±1.29	1.11±0.19
样品　2.5	5	5×1000	9	1.80±1.21	1.06±0.17
5.0	5	5×1000	8	1.60±1.55	1.11±0.15
10.0	5	5×1000	7	1.40±1.41	1.12±0.14
阳性对照	5	5×1000	98	19.6±3.32*	0.96±0.09
雄性					
阴性对照	5	5×1000	8	1.60±1.34	1.10±0.10
样品　2.5	5	5×1000	9	1.80±1.36	1.05±0.18
5.0	5	5×1000	7	1.40±1.15	1.12±0.13
10.0	5	5×1000	9	1.80±1.24	1.08±0.16
阳性对照	5	5×1000	101	20.20±4.70	0.97±0.19

*与阴性对照组比较，$p<0.01$。

（3）小鼠精子畸形试验　结果见表9－4。经 X^2 检验，3个剂量组的小鼠精子畸形率与阴性对照组比较，差异均无显著性（$p>0.05$）；与阳性对照组比较差异具有显著性意义（$p<0.01$）。表明珍珠祛斑美容片在2.5～10.0 g/kg体重范围内，对小鼠精子无致畸作用。

表9－4　珍珠祛斑美容片小鼠精子畸形试验结果（$\bar{x}\pm s$）

剂量/（g/kg）	动物数 n	精子数 n	畸形数 n	畸形率/%
阴性对照	5	5×1000	90	1.80±0.33
样品　2.5	5	5×1000	86	1.72±0.42
5.0	5	5×1000	78	1.56±0.47
10.0	5	5×1000	84	1.68±0.35
阳性对照	5	5×1000	298	5.96±1.04*

*与阴性对照组比较，$p<0.05$。

（三）30d 喂养试验

（1）一般状况　试验期间动物的活动、摄食、饮水和排便等一般状况未见明显异常，未见明显中毒反应，无死亡。

（2）对大鼠体重增长、食物利用率的影响　各剂量组动物体重、体重增重、进食量、食物利用率与对照组比较差异无显著性（$p>0.05$）。说明该珍珠祛斑美容片对大鼠体重增长、食物利用率无明显影响。

（3）血常规　各剂量组大鼠的血红蛋白、红细胞计数、白细胞总数及分类与对照组比较差异无显著性（$p>0.05$）。表明该样品对大鼠血红蛋白、红细胞计数、白细胞总数及分类无明显影响（表9－5）。

表9－5　珍珠祛斑美容片对大鼠血常规的影响（$\bar{x}\pm s$）

性别	剂量/(g/kg)	动物数 n	血红蛋白值/(g/L)	红细胞值/($\times10^{12}$/L)	白细胞值/($\times10^{9}$/L)	各类白细胞比例/%		
						淋巴	中性	其他
雌性	0.00	10	165.20±8.38	7.89±0.67	8.56±1.05	79.87	18.92	1.18
	0.85	10	163.20±3.82	7.11±0.89	8.00±1.27	79.70	18.77	1.51
	1.70	10	166.90±4.41	7.76±0.42	7.65±2.05	80.14	17.98	1.88
	3.40	10	165.70±5.27	7.54±0.32	7.47±1.77	82.44	14.57	2.97
雄性	0.00	10	162.67±3.20	8.26±0.34	13.66±1.85	75.43	23.50	2.56
	0.85	10	160.40±6.60	8.08±0.41	12.45±1.09	82.94	15.26	1.82
	1.70	10	162.10±6.52	7.84±0.45	13.55±2.91	78.93	20.01	1.06
	3.40	10	159.00±5.72	7.72±0.35	14.24±1.62	80.14	23.50	4.67

（四）血液生化学指标

各剂量组与对照组比较，大鼠的血液生化指标（谷丙转氨酶、谷草转氨酶、总蛋白、血清蛋白、胆固醇、甘油三酯、血糖、尿素氮、肌酐）差异无显著性（$p>0.05$），说明该珍珠祛斑美容片在本试验条件下对动物的血液生化指标无明显影响（表9－6）。

（五）对大鼠脏体比的影响

各剂量组大鼠肝/体比、肾/体比、脾/体比与对照组比较，差异均无显著性（$p>0.05$）。表明该样品对大鼠脏体比无明显影响（表9－7）。

（六）病理组织学检查

对照组和高剂量组有个别大鼠肝脏有零星的点状炎细胞浸润灶。其他脏器如脾脏、胃、肠、睾丸和卵巢组织均未见到有实际意义的病理改变。

表 9－6 珍珠祛斑美容片对大鼠血生化的影响（$\bar{x} \pm s$）

性别	剂量/(g/kg)	动物数 n	谷丙转氨酶值/(U/L)	谷草转氨酶值/(U/L)	总蛋白值/(g/L)	血清蛋白值/(g/L)	胆固醇值/(mmol/L)	甘油三酯值/(mmol/L)	血糖值/(mmol/L)	尿素氮值/(mmol/L)	肌酐值/(μmol/L)
雌性	0.00	10	47.71 ±7.52	166.57 ±10.26	65.47 ±3.26	37.42 ±1.30	2.25 ±0.33	0.64 ±0.19	5.58 ±0.54	9.63 ±1.84	62.90 ±4.43
	0.85	10	41.57 ±9.08	161.07 ±16.83	65.20 ±3.28	37.62 ±1.37	2.28 ±0.36	0.56 ±0.18	6.00 ±0.57	8.69 ±1.32	62.70 ±5.58
	1.70	10	42.54 ±5.27	164.99 ±6.84	67.49 ±4.63	37.80 ±2.10	2.02 ±0.20	0.47 ±0.10	5.55 ±0.58	8.92 ±1.85	63.70 ±5.27
	3.40	10	41.32 ±6.66	177.18 ±13.71	66.11 ±2.79	36.76 ±1.35	2.18 ±0.27	0.66 ±0.22	5.11 ±0.40	8.32 ±1.03	64.00 ±5.75
雄性	0.00	10	54.88 ±8.57	175.56 ±18.70	59.71 ±1.92	33.25 ±0.84	2.02 ±0.44	0.70 ±0.34	5.42 ±0.53	7.39 ±1.74	59.20 ±3.88
	0.85	10	49.58 ±11.42	152.33 ±14.82	61.23 ±3.05	33.38 ±1.35	2.10 ±0.28	0.86 ±0.37	5.84 ±0.66	6.23 ±1.92	58.90 ±4.46
	1.70	10	45.15 ±13.40	162.16 ±12.29	60.47 ±2.68	33.56 ±1.25	2.08 ±0.17	0.73 ±0.23	6.30 ±0.60	6.24 ±1.73	58.50 ±3.14
	3.40	10	42.26 ±10.30	164.27 ±6.95	61.44 ±1.80	33.34 ±0.98	2.14 ±0.33	0.85 ±0.37	6.18 ±0.73	6.01 ±1.82	58.70 ±4.76

表 9－7 珠祛斑美容片对大鼠脏体比的影响（$\bar{x} \pm s$）

性别	剂量/(g/kg)	动物数 n	肝脏质量/g	肝体比/%	肾脏质量/g	肾体比/%	脾脏质量/g	脾体比/%	睾丸质量/g	睾体比/%
雌性	0.00	10	6.07 ±0.58	3.01 ±0.15	1.75 ±0.19	0.87 ±0.09	0.41 ±0.06	0.21 ±0.03	—	—
	0.85	10	6.01 ±0.28	3.14 ±0.13	1.53 ±0.15	0.80 ±0.09	0.41 ±0.05	0.21 ±0.02	—	—
	1.70	10	5.73 ±0.41	2.97 ±0.12	1.54 ±0.19	0.80 ±0.08	0.39 ±0.60	0.20 ±0.02	—	—
	3.40	10	6.25 ±0.64	3.21 ±0.40	1.66 ±0.19	0.85 ±0.12	0.43 ±0.08	0.22 ±0.04	—	—
雄性	0.00	10	9.68 ±0.46	3.34 ±0.24	2.63 ±0.33	0.88 ±0.12	0.70 ±0.09	0.23 ±0.02	2.73 ±0.22	0.92 ±0.06
	0.85	10	10.27 ±0.76	3.45 ±0.28	2.45 ±0.37	0.82 ±0.12	0.68 ±0.10	0.23 ±0.03	2.83 ±0.17	0.95 ±0.09
	1.70	10	10.05 ±0.94	3.49 ±0.19	2.28 ±0.19	0.80 ±0.08	0.65 ±0.11	0.23 ±0.04	2.82 ±0.22	0.97 ±0.06
	3.40	10	9.89 ±1.11	3.33 ±0.30	2.45 ±0.18	0.83 ±0.05	0.68 ±0.09	0.23 ±0.03	2.76 ±0.13	0.93 ±0.05

（七）结论

本实验对珍珠祛斑美容片进行了急性毒性试验、Ames 试验、小鼠骨髓嗜多染红细胞微核试验、小鼠精子畸形试验和 30d 喂养试验。结果表明，急性毒性试验中动物无明显中毒反应，无死亡，雌雄大、小鼠经口 MTD 均大于 20.0g/kg 体重，根据急性毒性分级标准，判定其属实际无毒物；三项遗传毒性试验中，通过 Ames 试验可推断样品是否为致突变物，通过微核试验可检测样品对染色体的损伤情况，通过精子畸形试验可评价样品在体内对生殖细胞的遗传毒性作用，对珍珠祛斑美容片进行检测，此三项遗传毒性试验结果均为阴性，提示该样品对哺乳类动物体细胞染色体及生殖细胞无损伤作用；30d 喂养试验结果表明珍珠祛斑美容片对动物未产生明显毒性作用，病理组织学检查发现个别大鼠肝脏有零星的点状炎细胞浸润灶。综上，珍珠祛斑美容片为安全的保健食品。

本实训的综合性很强，几乎涵盖了本教材所涉及的主要操作训练内容。但实验周期较长，非实训教学所能安排。因此本实训的内容可以用来详细研读。教师可以先让同学们熟悉实验内容，然后提问与讲解。

【注意事项】

（1）本次训练过程中，还有哪些仪器和方法没有在本教材中介绍？自己到图书馆或者上网寻找资料，并阅读理解。

（2）认真阅读表 9-1～表 9-7，熟悉各表的毒理学意义和书写格式。

（3）认真阅读结论部分，了解毒理学实验如何对某食品的安全性下结论。

参考文献

1 李建科．食品毒理学．北京：中国计量出版社，2007

2 刘宁，沈明浩．食品毒理学．北京：中国轻工业出版社，2005

3 张深固．食品毒理学．西安：陕西科学技术出版社，1994

4 刘爱红．食品毒理基础．北京：化学工业出版社，2008

5 杨晓泉，卞华伟．食品毒理学．北京：中国轻工业出版社，1999

6 孟紫强．环境毒理学基础．北京：高等教育出版社，2003

7 徐镜波．环境毒理学．长春：东北师范大学出版社，2001

8 王向东，赵忠良．食品毒理学．南京：东南大学出版业，2007

9 尤玉和．食品安全与质量控制．北京：中国轻工出版社，2008

10 刘岱岳．生物毒素开发与利用．北京：化学工业出版社，2007

11 徐科．保健食品良好生产规范实施指南．北京：化学工业出版社，2004

12 《保健食品安全性毒理学评价规范》

13 李龙，陈家堃．现代毒理学实验技术原理与方法．北京：化学工业出版社，2006

14 顾祖维．现代毒理学概论．北京：化学工业出版社，2005

15 郝卫东．食品毒理学．北京：北京大学医学出版社，2006

16 吴永宁．现代食品安全科学．北京：化学工业出版社，2004

17 金征宇．食品安全导论．北京：化学工业出版社，2005

18 张建新，陈宗道．食品标准与法规．北京：中国轻工业出版社，2006

19 马林聪．欧洲食品安全标准及法律、法规专集．中国标准化（增刊），2003（12）

20 钟耀广．食品安全学．北京：中国轻工业出版社，2005

21 夏延斌，钱和．食品加工中的安全控制．北京：中国轻工业出版社，2005

22 杨洁斌，王晶，王柏琴等．食品安全性．北京：中国轻工业出版社，2005

23 刘梅森，何唯平．食品安全管理与产品标准化．北京：科学出版社，2008

24 曲径．食品卫生与安全控制学．北京：化学工业出版社，2007

25 陈鸿章．2000 版 IS0 9000 族质量管理体系国际标准应用指南．北京：国防工业出版社，2001

26 Deschpande，S S. *handbook of food toxicology*（Food science and Technology），New York：Marcel Dekker，2002

27 Hodgson E，Mailman RB. Chembers JE. Dictionary of toxicology. London：Macmilan Press Ltd.，1998

28 付立杰．现代毒理学．上海：上海科学技术出版社，2001

29 张妍．食品安全认证．北京：化学工业出版社，2008

30 李海山，梁崇礼，张红祥．实验动物环境学．昆明：云南科技出版社，2002

31 陈主初，吴端生．实验动物学．长沙：湖南科学技术出版社，2001

32 郝光荣．实验动物学．上海：第二军医大学出版社，1999

33 沈晋明，汪亚兵．实验动物房环境特点与空调设计．洁净与空调技术，2003，1：32～37

34 廖秋萍，石长青，饶丽娟．石蜡切片制片技术的探讨．塔里木大学学报，2006，18

(1)：70

35 刘育艳. 制作优质实验动物组织切片的有效方法. 山西医科大学学报，2001，32(3)：275~276

36 刘向云，曹霖，孙祖越. 药物毒理学检测中实验动物组织技术探讨. 实验动物与比较医学. 2006，26（1）：45~46，48

37 李学农. 现代病理与实验诊断技术. 北京：人民军医出版社，2003

38 黄玉艾，王菲，卢静. 细胞技术在食品毒理学毒性快速筛选方面的应用研究. 食品科学，2007，28：535~536

39 李素婷，杨鹤梅，周晓慧. 新生小鼠肝细胞原代培养方法的改良. 承德医学院学报，2006，23（2）：164

40 隋海霞，高艾，张立实等. 保健食品快速筛选试验——细胞毒性方法的确定. 中国食品卫生杂志，2004，16（6）：485~488

41 庞春艳，林炜，陈华等. 福建水华微囊藻粗毒素对原代培养大鼠肝细胞毒性作用的初步研究. 海峡预防医学杂志，2004，10（5）：7~9

42 王征. 急性毒性与遗传毒性体外高通量筛选方法的研究. 上海：第二军医大学，2004：5

43 甘起霓. HepG2 在体外遗传毒理学中的应用. 国外医学卫生学分册，2000，27（5）：293~295

44 隋海霞，高艾，徐海滨等. 杜仲的快速毒性筛选试验. 癌变畸变突变，2004（4）：355~358

45 帅培强. TK 基因突变试验——三种人类淋巴母细胞的比较及两类突变集落形成的机理研究. 成都：四川大学，2005

46 WIRGHTON SA，STEVENS JC. The human hepatic cytochromesP450 involved in drug metabolism. Critical Rev Toxicol，1992，22：1221

47 宾晓农，谭敏，吕嘉春等. 基因芯片筛选 BPDE 转化 16HBE 相关基因. 中国公共卫生，2006，22（11）：1350~1352

48 李莹，金一和. 二噁英类污染物的 CALUX 测定法. 环境与健康杂志，2004，21(3)：168~169

49 杨杏芬，黄琼，杨明杰等. 食品毒理学和保健食品功能学评价中流式细胞术的应用. 毒理学杂志，2005，19（S1）：322

50 周艳红. pSP189_ Vero 细胞诱变检测系统的研究及在孔雀石绿诱变性检测中的应用. 长春：吉林大学，2006

51 张阳德，赖毅，赵俊玲. 新生小鼠肝细胞的体外培养. 中国现代医学杂志，2001，11(4)：1

52 Alpini G，Phillips JO，Vorman B *et al*. Recent advance in the isolation of liver cells. Hepatology，1994，20：494

53 丁虹，彭仁，张卫国等. 对乙酰氨基酚对小鼠原代培养肝细胞损伤及阿魏酸钠的保护作用. 中国药学杂志，1997，32（4）：211

54 李春华，林强，裴重华. 珍珠粉颗粒粒度与氨基酸体外溶出效果的关系. 华西药学杂志，2002，17：334~335

55 张锦卫，竹剑平．珍珠粉抗疲劳作用的实验研究．中国医院药学杂志，2005，25（4）：358～359

56 钱荣华，竹剑平．珍珠粉延缓衰老作用的实验研究．浙江临床医学，2003，5（9）：718

57 蔡仁逵．珍珠的营养学与药理学研究综述．科学养鱼，2000，4：5～6

58 保健食品检验与评价技术规范

59 刘冬英，傅颖，梅松，来伟旗，陈建国，王茵．珍珠祛斑美容片毒理学安全性研究．中国卫生检验杂志，2008，18（9）：1889～1892

中国轻工业出版社食品教材书目

本科教材

食品工艺学（普通高等教育“十五”国家级规划教材） 48.00元
食品分析（普通高等教育“十五”国家级规划教材） 38.00元
食品工程原理（普通高等教育“十五”国家级规划教材） 60.00元
粮油食品加工工艺学（普通高等教育“十五”国家级规划教材） 35.00元
焙烤食品工艺学（第二版）（普通高等教育“十一五”国家级规划教材） 48.00元
食品生物化学（普通高等教育“十一五”国家级规划教材） 49.00元
食品标准与法规（普通高等教育“十一五”国家级规划教材） 30.00元
食品添加剂（普通高等教育“十一五”国家级规划教材） 35.00元
园艺产品储藏加工学（第二版）（普通高等教育“十一五”国家级规划教材） 42.00元
食品物性学（第二版）（普通高等教育“十一五”国家级规划教材） 33.00元
粮油储藏学（普通高等教育“十一五”国家级规划教材） 40.00元
食品生物技术导论（普通高等教育“十一五”国家级规划教材） 43.00元
食品加工中的安全控制（第二版）（普通高等教育“十一五”国家级规划教材） 43.00元
食品安全保藏学（第二版）（普通高等教育“十一五”国家级规划教材） 38.00元
食品工厂设计（普通高等教育“十一五”国家级规划教材） 50.00元
食品分子生物学基础（普通高等教育“十一五”国家级规划教材） 45.00元
食品质量与安全实验技术（普通高等教育“十一五”国家级规划教材） 36.00元
现代食品检测技术（第二版）（普通高等教育“十一五”国家级规划教材） 42.00元
粮食机械原理及应用技术（普通高等教育“十一五”国家级规划教材） 44.60元
食品毒理学（普通高等教育“十一五”国家级规划教材） 41.00元
谷物科学原理（普通高等教育“十一五”国家级规划教材） 40.00元
天然产物提取工艺学（教育部高等学校轻工与食品学科教学指导委员会推荐教材） 45.00元
食品物流学（教育部高等学校轻工与食品学科教学指导委员会推荐教材） 38.00元
动植物检验检疫学（教育部高等学校轻工与食品学科教学指导委员会推荐教材） 22.00元
食品原料与资源学（教育部高等学校轻工与食品学科教学指导委员会推荐教材） 36.00元
食品国际贸易（教育部高等学校轻工与食品学科教学指导委员会推荐教材） 34.00元
畜禽副产物综合利用技术（教育部高等学校轻工与食品学科教学指导委员会推荐教材） 36.00元
现代食品微生物学实验技术 30.00元
食品加工机械与设备 55.00元
功能食品教程 50.00元
现代食品微生物学 55.00元
食品质量与安全专业英语 35.00元
动植物检验检疫学 48.00元

食品原料安全控制	38.00元
食品微生物学	40.00元
食品环境学	35.00元
食品标准与法规	36.00元
食品工艺学概论	45.00元
感官评定实践（影印版）（第三版）	40.00元
食品工程导论（第三版）	54.00元
食品化学实验指导（第二版）	19.00元
食品分析实验指导	23.00元
食品微生物学实验指导	25.00元
食品科学导论（影印版）	43.00元
食品科学导论	58.00元
食品卫生原理	46.00元
食品科学（第五版）	70.00元
食品加工原理	30.00元
食品加工原理（影印版）	37.00元
食品供应链管理	26.00元
企业伦理	29.00元
动物性食品加工学	45.00元
水产品加工学	40.00元
食品风味化学	26.00元
食品工程高新技术	42.00元
乳品微生物学实验技术	32.00元
食品感官评定	18.00元
食品工艺实验与检验技术	28.00元
食品酶学导论（第二版）	28.00元
功能性食品学（第二版）	48.00元
乳及发酵乳制品工艺学	32.00元
食品分析	22.00元
食品化学	44.00元
食品基因工程导论	38.00元
食品生物化学	39.00元
粮油加工概论	30.00元
食品酶学	24.00元
食品营养学（第二版）	35.00元
食品营养与健康	12.80元
淀粉制品生产工艺学	36.00元
食品工艺学（第二版）	78.00元
食品专业英语文选	30.00元
通风除尘与气力输送	38.00元

油脂工厂设计	30.00 元
食品安全与质量控制	30.00 元
食品化学实验手册（Food Chemistry Laboratory）	18.00 元
食品微生物学	21.50 元
粮油检验与分析	35.00 元
食品保藏学	32.00 元
食品技术原理	55.00 元
食品卫生学	25.00 元
食品工厂机械与设备	58.00 元
果蔬采后生理生化实验指导	22.00 元
肉品科学与技术	42.00 元
肉与肉制品工艺学	38.00 元
食品安全与检测	34.00 元
食品化学与营养学	50.00 元
制冷技术与食品冷冻冷藏设施设计	35.00 元
蛋品加工技术	26.00 元
食品生物化学	29.80 元
食品物理化学	28.00 元
现代食品发酵技术	45.00 元
现代仪器分析技术及其在食品中的应用	42.00 元
食品加工技术装备（第二版）	60.00 元
食品病原微生物学	59.00 元
乳品工艺学	48.00 元
冷库建筑	36.00 元
食品科学实验技术	18.00 元
食品分析	23.00 元
食品安全性—食品安全与健康系列	35.00 元
食品生物技术	45.00 元
食品添加剂基础—食品添加剂丛书	18.00 元
食品安全预警理论、方法与应用—食品安全与健康系列	22.00 元
食品质量管理学	21.80 元
食品添加剂（修订版）	27.50 元
新编食品微生物学	38.00 元
软饮料工艺学	36.00 元
大学生饮食营养与健康（第二版）	22.00 元（估）
天然香料加工工艺学	20.00 元
化妆品工艺学	40.00 元
日用香精调配技术	42.00 元
香料分析	25.00 元
基于 MATLAB 的化工实验技术（汉—英）	20.00 元

兽医公共卫生学	70.00 元

高职教材

果蔬加工工艺学（普通高等教育“十五”国家级规划教材）	25.00 元
食品安全性与质量控制（普通高等教育“十五”国家级规划教材）	21.00 元
食品工厂设计（普通高等教育“十五”国家级规划教材）	22.00 元
食品营养（普通高等教育“十一五”国家级规划教材）	28.00 元
食品分析与检验（普通高等教育“十一五”国家级规划教材）	30.00 元
焙烤食品加工技术（普通高等教育“十一五”国家级规划教材）	22.80 元
食品卫生与安全管理（普通高等教育“十一五”国家级规划教材）	28.00 元
食品生物化学	26.00 元
食品加工技术概论	24.00 元
现代仪器分析	18.00 元
食品检验技术（微生物部分）	22.80 元
食品检验技术（感官评价部分）	20.00 元
食品检验技术（理化部分）	30.00 元
食品工程原理	30.00 元
食品机械与设备	28.50 元
软饮料加工技术	22.00 元
肉制品加工技术	18.00 元
食品专业英语	25.00 元
食品分析操作训练	28.00 元
食品安全控制技术	27.00 元
食品企业管理体系建立与认证	30.00 元
食品包装技术（第二版）	43.00 元
粮油食品工艺学	32.00 元
食品添加剂（第二版）	36.00 元
食品分析技术	55.00 元
植物组织培养	28.00 元
乳品微生物学	36.00 元
软饮料工艺学	28.00 元
食品工业企业管理	26.00 元
食品生物技术	22.00 元
食品理化与微生物检测实验	22.00 元
食品微生物学	26.00 元
食品掺伪鉴别检验（第二版）	36.00 元
食品化学	25.00 元
食品营养与卫生学	30.00 元
有机化学	20.00 元
乳与乳制品检测技术	30.00 元
功能食品加工技术	26.00 元

商品检验技术	29.00 元
食品生物化学	24.00 元

中 职 教 材

食品生物化学	30.00 元
食品营养与安全	30.00 元
食品分析技术	42.00 元
焙烤食品加工技术	20.00 元
肉类与水产食品加工技术	29.00 元
食品微生物学	25.00 元
焙烤食品工艺学	25.00 元
食品分析（修订版）	27.00 元
食品机械与设备	52.00 元
乳制品生产技术	25.00 元
食品烘焙 MES 模块教程	42.00 元
食品生物化学	18.00 元
方便与休闲食品生产技术	25.00 元
罐头生产技术	25.00 元
饮料生产技术	25.00 元

国家职业资格培训教程

食糖制造工（基础知识）	36.00 元
食糖制造工（澄清）	44.00 元
食糖制造工（分蜜与干燥）	25.00 元
食糖制造工（分析）	42.00 元
食糖制造工（加热蒸发）	28.00 元
食糖制造工（结晶）	59.00 元
食糖制造工（提汁）	75.00 元
饮料制造工（初级、中级、高级、技师、高级技师）	70.00 元
现代食品营养与安全（食品企业营养师培训教材）	48.00 元
烘培工——初级（含面包、中式糕点、西式糕点）	22.00 元
烘培工——中级（含面包、中式糕点、西式糕点）	22.00 元
烘培工——高级（含面包、中式糕点、西式糕点）	22.00 元
烘培工——基础知识（含面包、中式糕点、西式糕点）	39.00 元
烘培工——技师（含面包、中式糕点、西式糕点）	30.00 元
烘培工——高级技师（含面包、中式糕点、西式糕点）	31.00 元

购书办法：各地新华书店，本社网站（www. chlip. com. cn）、当当网（www. dangdang. com）、卓越网（www. joyo. com）、轻工书店（联系电话：010 - 65128352），我社读者服务部（联系电话：010 - 65241695）。